PROF. DR. INGO FROBÖSE

DAS TURBO STOFFWECHSEL PRINZIP

So stellen Sie den Körper
dauerhaft auf »schlank« um

35 DEN STOFFWECHSEL POSITIV BEEINFLUSSEN

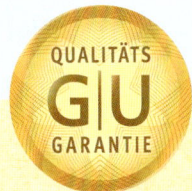

DIE GU-QUALITÄTSGARANTIE

KGS

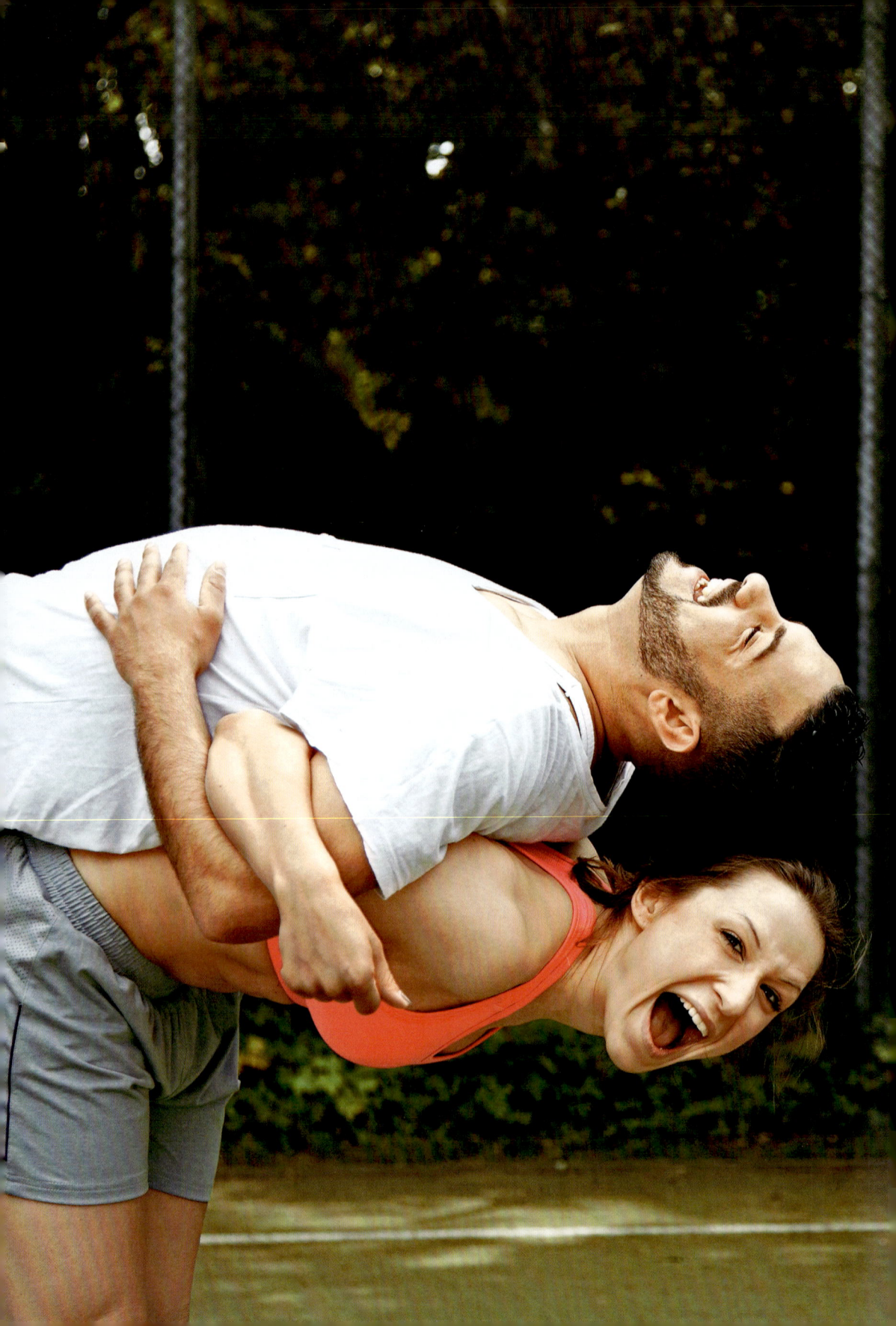

EIN WORT ZUVOR

In kurzer Zeit und ohne großen Aufwand zig Kilos verlieren, das klingt unendlich verlockend. Aber vergessen Sie die Idee lieber gleich wieder, das klappt nicht! Da bin ich mir als Leiter des Zentrums für Gesundheit der Sporthochschule Köln hundertprozentig sicher. Und wenn Sie ehrlich zu sich selbst sind: Sie wissen es genauso gut wie ich. Denn dieser Diätlüge sind Sie doch schon mehrmals erlegen, oder? Und dann wurden Sie letztlich doch wieder enttäuscht, wie bei allen vorigen Diäten auch. Denn nach kurzfristigen kleinen Erfolgen kam es noch dicker – leider im wahrsten Sinne des Wortes, denn am Ende hatten Sie noch mehr Gewicht als vorher auf den Rippen. Der berühmtberüchtigte Jo-Jo-Effekt hatte auch noch zugeschlagen. Es bleibt Ihnen ein einziger schwacher Trost: So ergeht es allen, die in die Diätfalle tappen.

An der Deutschen Sporthochschule Köln befasse ich mich seit vielen Jahren mit diesem Phänomen und mit der Frage, warum das Abnehmen so schwer ist. Wo liegen die Ursachen dafür? Und vor allem, wie kommen Sie als Betroffene endlich zu Ihrem lang ersehnten Ziel: einem niedrigeren, gesünderen Gewicht und einer schlanken Figur?

Die ganzen vergangenen Jahre mit Diäten, mit Gewichtsverlusten und -zunahmen, einem stetigen Rauf und Runter haben Ihren Stoffwechsel völlig aus dem Takt gebracht und heruntergewirtschaftet. Er liegt jetzt brach – wie im Winterschlaf. Was aber Jahre in die falsche Richtung gelaufen ist, lässt sich leider nicht von heute auf morgen umkehren. Das musste auch ich nach der Entdeckung, dass der Stoffwechsel für diesen Prozess verantwortlich ist, in unseren Studien erkennen. Aber wir haben auch herausgefunden, wie Sie Ihren Stoffwechsel wieder auf Trab bringen und seinen Turbo zünden können, wie Sie quasi aus einem tuckernden Kleinwagen einen rasanten Rennwagen machen.

Im Unterschied zu all den vergeblichen Diäten, die Sie bereits kennen, mache ich Ihnen nichts vor: Das ist nicht einfach und vor allem ist es kein Zuckerschlecken. Es geht auch nicht so fix, wie Sie es sich vielleicht vorstellen oder wünschen. Aber jetzt kommt die gute Nachricht: Sie bekommen Ihren Stoffwechsel in heute noch fast unvorstellbare Höhen und machen ihn dadurch zu einem echten Leistungsmotor, der es liebt, rund um die Uhr für Sie zu arbeiten und die überflüssigen Pfunde nach und nach zu verspeisen. Denn das ist das Geheimnis erfolgreichen Abnehmens: Es funktioniert nur, wenn der Stoffwechsel im Turbo läuft und auch dort bleibt – das ganze Leben lang.

Es wird wie so oft im Leben kein leichter Weg. Aber wenn Sie einmal erlebt haben, was passiert, wenn Sie den Stoffwechsel wieder aufgeweckt haben, dann werden Sie spüren, dass sich weit mehr verändert als nur die Anzeige auf der Waage. Sie werden eine ganz neue Lebensqualität erreichen, die Sie nie mehr werden missen wollen. Lassen Sie sich auf das Turbo-Stoffwechsel-Prinzip ein – aber bitte ganz oder gar nicht. Viele vor Ihnen sind diesen Weg schon gegangen und ich durfte sie begleiten. Es klappt. Vertrauen Sie mir!

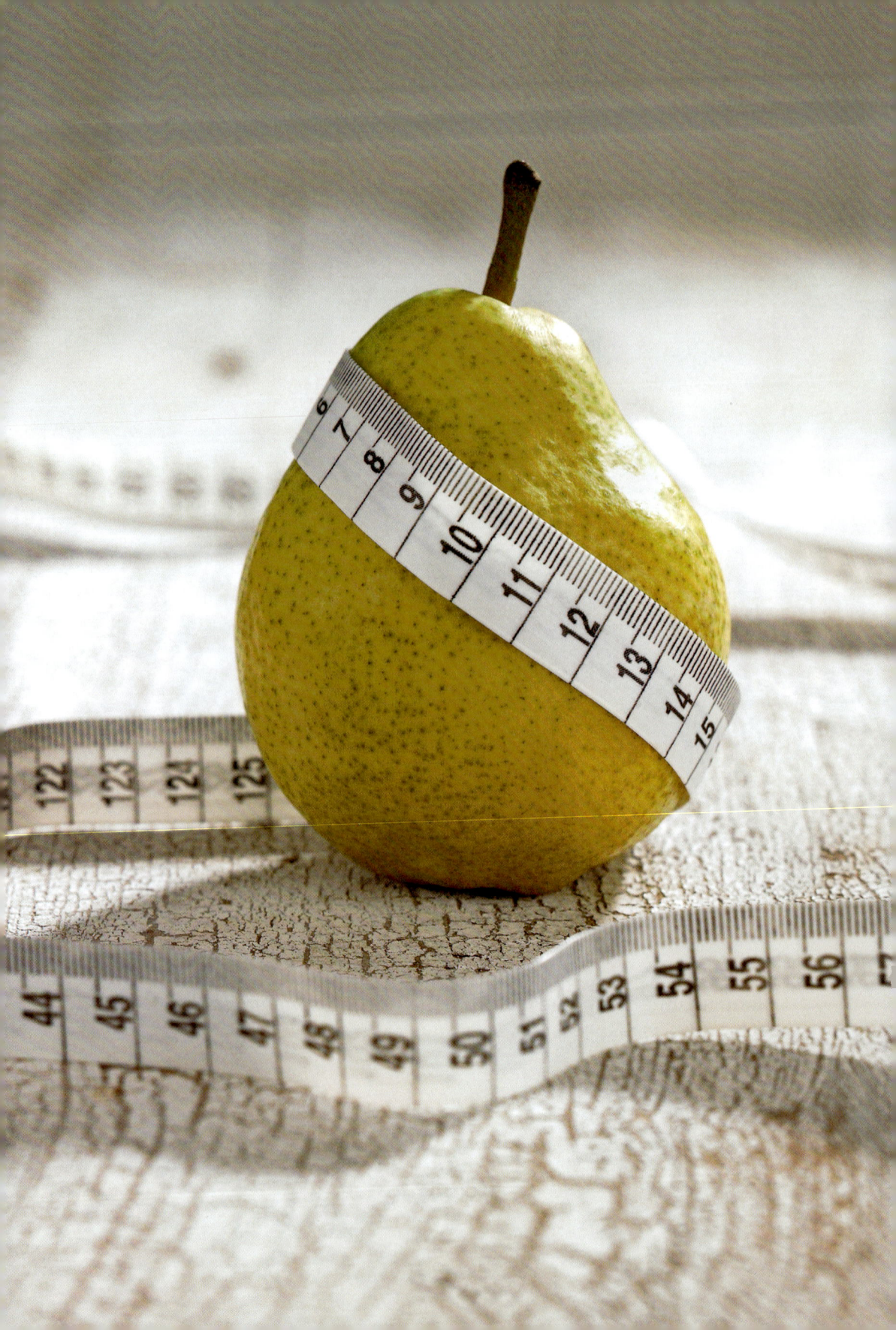

WISSENSWERTES ZUM THEMA ABNEHMEN

Einmal abnehmen und dann das Gewicht für immer behalten! Das muss kein schöner Traum bleiben, sondern klappt, wenn Sie es richtig machen. Dafür ist es gut zu wissen, wie Ihr Körper mit der Nahrung umgeht, die Sie ihm geben – oder eben auch nicht. Dann verstehen Sie auch, warum es mit Ihren Diätversuchen bis jetzt nicht funktioniert hat.

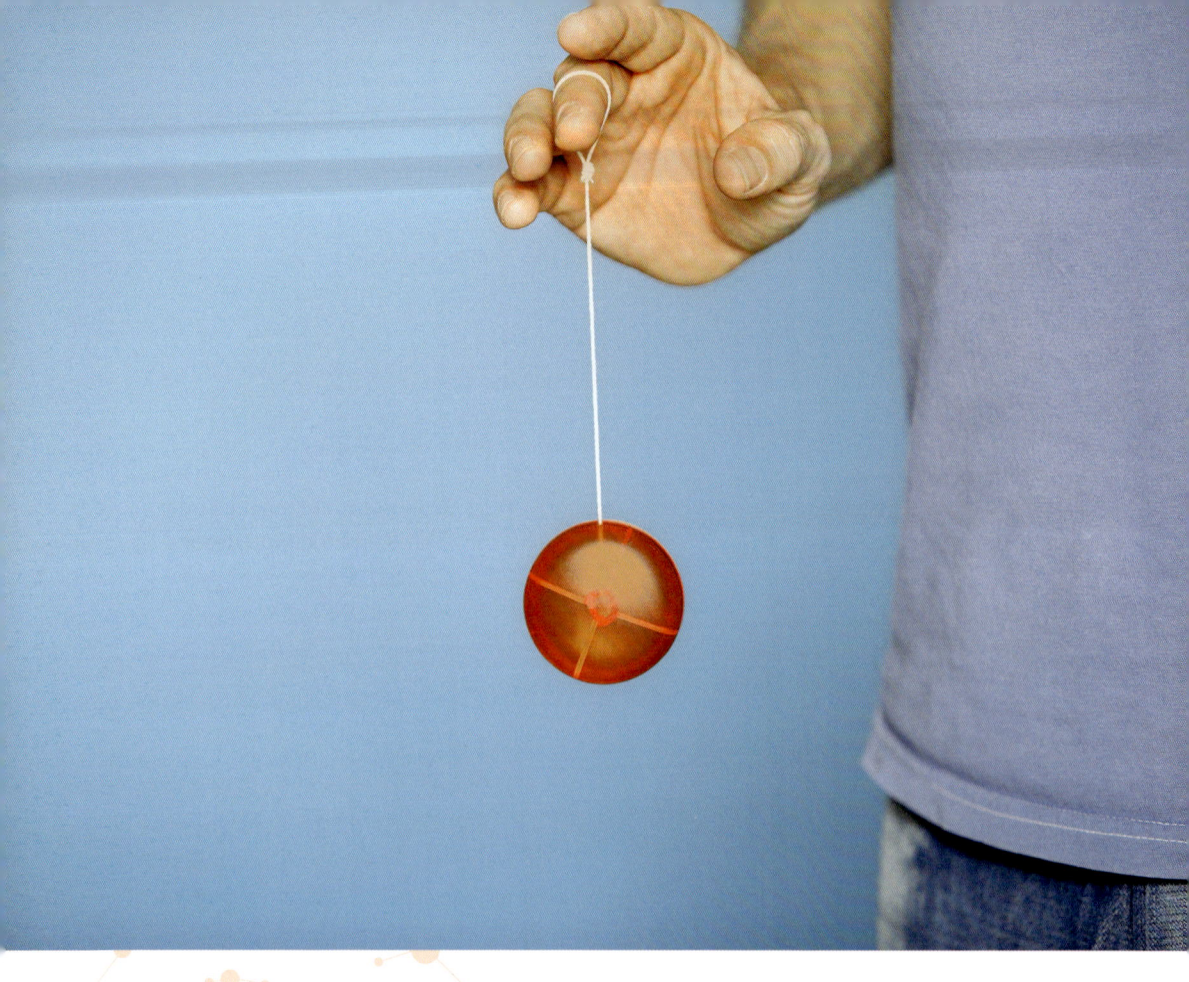

JETZT IST ENDLICH
SCHLUSS MIT DIÄTEN

Sind Sie frustriert, weil Sie schon alle möglichen Diäten und Abspeckprogramme probiert und auf viele leckere Dinge verzichtet haben, das Ganze aber, zumindest längerfristig, fast gar nichts gebracht hat? Ist Ihr Körpergewicht im Gegenteil sogar immer mehr angestiegen, weil nach jedem mühseligen Abnehmversuch auch noch der gefürchtete Jo-Jo-Effekt erbarmungslos zuschlug? Und das, obwohl Sie sich wirklich weiterhin mit dem Essen zurückhalten und alles dafür täten, wenn es nur endlich klappen würde?

Da gibt es nur eins: Ab sofort keine Diät mehr! Nie wieder! Denn Diäten sind die Hauptursache dafür, dass es mit dem Abnehmen so schlecht läuft und Sie immer mehr zunehmen. Das klingt zwar zunächst paradox. Aber Diäten mit ihren über viele Wochen oft massiven kalorienarmen Einsparungen oder einer völlig einseitigen Mangelernährung sind die Ursache dafür, dass der Körper sich so einstellt, dass Sie nie mehr abnehmen können. Denn Sie verschieben in Ihrem Körper die Regler für Hunger, Sättigung, Verbrauch, Verbrennung und Speicherung. Diäten treiben es sogar so weit, dass Ihr Erbgut, Ihre Gene, angegriffen und verändert werden, wodurch Ihre Körperzellen völlig anders ticken und die Funktionen der Zellen aus dem Ruder laufen. Denn auch Gene registrieren, was um sie herum passiert, und passen sich an – besonders dann, wenn zu wenig Nähr- und Vitalstoffe zur Verfügung stehen. So ist etwa zu wenig Eisen nicht selten hauptverantwortlich für eine Schädigung der Kraftwerke der Zellen, der Mitochondrien (siehe ab Seite 54) und deren DNA. Einige Forscher gehen sogar so weit, dass sie die Unterversorgung mit Mineralien, Vitaminen und Spurenelementen als Verstärker aller Fehlfunktionen unserer Körperzellen sehen.

Diäten sind also viel mehr als der meist vergebliche Versuch, Gewicht zu verlieren. Sie sind Verursacher und Verstärker des Problems. Und noch schlimmer: Diäten regulieren den Körper nachhaltig in eine Situation des Mangels, die man durchaus als verfahren beschreiben kann. Also Schluss damit!

SCHWERWIEGENDE FOLGEN

Ein Zuwenig an Vitamin B$_{12}$, Folsäure, Vitamin B$_6$ oder den Vitaminen C und E, wie es oft mit Diäten einhergeht, beschädigt die DNA. Das fand erst kürzlich der US-amerikanische Wissenschaftler Bruce Ames heraus.

IHRE ZELLEN WOLLEN SATT SEIN

Immer wenn Sie bei einer Diät nur sehr wenig essen und damit Ihre Kalorienaufnahme stark einschränken, reagiert Ihr Organismus massiv gegen das Abnehmen: Er fürchtet um sein Leben und tut alles, um einen Verlust an Substanz aufzuhalten oder zu erschweren. Der Körper kämpft dabei mit sämtlichen Waffen, die er besitzt, gegen den Gewichtsverlust. Er ist damit Ihr größter Gegner beim Abnehmen. Denn Ihre 60 Billionen Körperzellen und vor allem Ihre mindestens 200 Milliarden Fettzellen – je nach Gewicht sind es deutlich mehr! – haben ein Grundbedürfnis: Sie wollen satt sein. Fachleute nennen diesen Punkt, an dem die Zellen »zufrieden« sind, »set point«. Wird dieser Punkt bei Diäten unterschritten, dann alarmiert und aktiviert Ihr Organismus seine Regelkreise und Abwehrmechanismen: Er fährt den Stoffwechsel herunter und stellt den ganzen Körper auf Energiesparen ein.

Ihre Gene sind knauserig, um zu überleben

Der US-amerikanische Humangenetiker James Neel entdeckte vor 50 Jahren als Erster diesen Sparmechanismus und schuf dafür den Begriff der »knauserigen Gene« (thrifty genotype). Damit meinte er nicht einzelne Gene, sondern unser gesamtes Erbgut, also alle Zellen. Denn unsere Vorfahren brauchten für das Überleben einst ein gutes Fettspeichervermögen. Seit damals versucht der menschliche Organismus unter allen Umständen, jeden größeren Verlust an Substanz und Körpergewicht zu vermeiden, denn das konnte schnell tödlich enden. Für unsere Vorfahren gab es fast nichts Wichtigeres, als zu essen und sich auf diese Weise einen möglichst großen Vorrat an Energiereserven anzulegen. Auch sinnloses Bewegen und damit ein sinnloses Verbrauchen wertvoller Energie galt es seit Menschengedenken zu vermeiden.

Unsere geizigen Gene veranlassen unseren Stoffwechsel bis heute, Reserven für schlechte Zeiten anzulegen. Doch was früher Sinn hatte, weil Hungerzeiten nicht selten waren, tragen heute die meisten Erspartes mit sich, die sie niemals aufbrauchen können. Aktuell würden wir, zumindest in unserer westlichen Wohlstandsgesellschaft, eine gänzlich andere genetische Ausstattung benötigen. Doch unsere Gene stellen sich nicht so schnell auf ein neues Zeitalter und veränderte Lebensbedingungen ein.

Die beiden Wissenschaftler Johannes Hebebrand und Claus Peter Simon haben recht übersichtlich die Unterschiede in der menschlichen Lebensweise zusammengestellt, insbesondere mit Blick auf die körperliche Aktivität und die Ernährung früher und heute. In der Tabelle auf dieser Seite können Sie auf einen Blick sehen, dass unser Organismus auf ganz anderes eingestellt ist (F), als wir ihm heute geben (H). Dadurch wird deutlich: Unsere heutige Überschussgesellschaft passt einfach nicht zu unserer genetischen Programmierung, möglichst viel Energie aufzunehmen und möglichst jede Kalorie, die einmal »gefangen« wurde, wie einen Schatz zu hüten. Denn für den Organismus ist Körperfett tatsächlich ein wertvoller Schatz für Notzeiten. Erst in Zeiten des permanenten Überflusses kann zu viel Fett verhängnisvoll werden.

WIE SICH DIE LEBENSWEISE DES MENSCHEN VERÄNDERT HAT

	SEHR WENIG	WENIG	MITTEL	VIEL	SEHR VIEL
körperliche Aktivität	H				F
Energieaufnahme Energiedichte Qualität		F			H
KH			F		H
pflanzliches Eiweiß	F	H			
tierisches Eiweiß		H	F		
pflanzliche Fette	F			H	
tierisches Fett		F			H
Ballaststoffe		H			F

H = heute
F = früher; nicht sesshafte Vorfahren

FETT, DIE IDEALE SPEICHERFORM FÜR NAHRUNGSENERGIE

Korpulentere Menschen hatten in der Vorzeit gegenüber den Schlanken klare Vorteile: Sie hatten deutlich mehr Reserven und konnten so bei Hungersnöten viel länger überleben. Fett ist nämlich die ideale Energiequelle, weil es konzentriert auf kleinem Raum ganz viel Energie speichert. Ein Kilogramm Fett enthält etwa 7000 Kilokalorien, also 7.000.000 Kalorien. Und davon kann man ganz schön lange leben – bei einem Grundumsatz von 1750 Kilokalorien rund vier Tage!

Fettzellen nehmen überflüssige Energie aus dem Blut auf und speichern sie so lange, bis sie benötigt wird – gegebenenfalls bis zum Tod. Diese Zellen sind wahre Speichermeister, weil sie sich vergrößern und dadurch riesige Fettmengen aufnehmen können. Studien zeigen, dass Menschen bis zu 60 Tage ohne Nahrung überleben können (nicht ohne Wasser!). Der Wissenschaftler Professor Walter Siegenthaler aus Zürich geht sogar davon aus, dass Übergewichtige in unserer heutigen Zeit bis zu 200 Tage (!) ohne Nahrung überleben könnten, weil der Körper nicht selten 40 oder 50 Kilogramm Fett gespeichert hat.

Bei einem besonders großen Überangebot können sich aus Stammzellen sogar neue Fettzellen entwickeln. Das genau ist jedoch für Sie die schlechtere Lösung, denn sind die Fettzellen erst einmal da, verschwinden sie nie mehr. Haben Sie welche, dann bleiben sie Ihnen ein Leben lang erhalten und wollen nur eins: Energie speichern! Je mehr Fettzellen Sie also »gezüchtet« haben, umso mehr Gegner gegen das Abnehmen stehen Ihnen gegenüber.

Fett ist dabei nicht gleich Fett: Wir unterscheiden zwei grundsätzlich verschiedene Typen, die auch untererschiedliche Aufgaben im Körper haben.

Weißes Fettgewebe

Das weiße Fettgewebe ist das typische Fett des Menschen, das überall im Körper eingelagert werden kann. Es ist übrigens recht flüssig, wie Gel, und von einer intensiven gelben Farbe, die allerdings unter dem Mikroskop als »entleerte Zelle« weiß erscheint. Daher auch sein Name.

Weißes Fettgewebe hat drei unterschiedliche Aufgaben: Es dient als Energiespeicher, als Isolierstoff und als Schutzstoff.

Depotfett als Reserve

Damit er eine Hungersnot überstehen kann, speichert der Körper Energie in Form von weißem Fett. Diese Speicher befinden sich vor allem an Bauch und Gesäß sowie in der Bauchhöhle (= viszerales Fett).

Gerade das viszerale Fett ist gefährlich, weil es zwischen den Organen, wie Magen, Leber und Darm, eingelagert wird und hauptverantwortlich ist für die vielen Gesundheitsstörungen, die mit Übergewicht in Verbindung gebracht werden, wie zum Beispiel Diabetes, Insulinresistenz, Störungen des Immunsystems, Bluthochdruck und Fettstoffwechselstörungen. Das Bauchhöhlenfett ist darüber hinaus hormonaktiv und beeinflusst unter anderem die Produktion von Sexualhormonen.

Isolierfett als wärmender Mantel

Unsere Fettschicht speziell in der Unterhaut (= subkutanes Fett) ist ein hervorragender Isolator, weil sie schlecht Wärme leitet und uns so vor Auskühlung schützt. Das ist zunächst eine gute Nachricht. Aber diese Speckschicht sorgt auch dafür, dass wir gerade an den kühlen Tagen viel weniger Wärmeenergie produzieren müssen und somit der Stoffwechsel langsamer läuft und Energie sparen kann. Die Fettisolation ist also ein Bremspedal des Stoffwechsels. Kühlt die Körpertemperatur um etwa 1 °C ab, erhöht sich der Grundumsatz um etwa zehn bis zwölf Prozent, um den Organismus wieder auf Betriebstemperatur zu bringen. Ein wenig frieren schadet also nicht.

Baufett als Schutzschicht

Unter der Fußsohle, am Gesäß, an vielen Gelenken oder auch an einigen inneren Organen dient das Baufett als mechanischer Schutz gegen Druck. So wirkt beispielsweise das Fett unter der Ferse beim Gehen wie ein Polster. Das Baufett ist dem Körper so wichtig, dass es erst als allerletzte Energiequelle bei langdauernden Hungersnöten oder Diäten angezapft wird.

Braunes Fettgewebe

Die Aufgabe des braunen »Energiefetts« ist relativ einfach: Es soll direkt Wärme liefern und damit für eine optimale Betriebstemperatur sorgen. Es ist daher leicht verfügbar und wird recht rasch zur Wärmeproduktion verbrannt. Das braune Fett findet sich nur an wenigen Körperstellen, ganz besonders im Schulter-Nacken-Bereich, an den Ach-

WIE STEHT ES UM IHR BAUCHFETT?

Ob auch Sie zu viel gefährliches Fett im Bauchraum haben, können Sie mithilfe dieses Tests herausfinden: Messen Sie Ihren Taillenumfang. Der Mess- und Ablesepunkt liegt auf der Mitte zwischen der letzten Rippe und dem Beckenknochen, in der Regel zwei bis drei Zentimeter oberhalb des Bauchnabels. Lassen Sie das Messband recht locker aufliegen und lesen Sie den Taillenumfang ab. Im nächsten Schritt ermitteln Sie den Body-Abdomen-Index (BAI), indem Sie das Verhältnis von Taillenumfang zur Körpergröße bestimmen. Teilen Sie dazu den Taillenumfang in cm durch die Körpergröße in cm (Ein Beispiel: Ein 180 cm großer Mann mit einem Taillenumfang von 90 cm rechnet: 90 : 180 = BAI 0,5)
Risiken für die Gesundheit aus dem viszeralen Fett liegen dann vor, wenn:
- bei einem Alter unter 40 Jahren der Wert über 0,5 liegt,
- zwischen 40 und 50 Jahren der Wert über 0,53 liegt,
- über 50 Jahren der Wert über 0,55 liegt.

Einfachere Grenzwerte bietet die Messung des Bauchumfangs an der dicksten Stelle. Liegt der Wert bei Frauen über 87 cm und bei Männern über 100 cm, besteht ein erhöhtes gesundheitliches Risiko durch das viszerale Bauchfett. Doch dagegen können Sie etwas unternehmen.

seln und im Umfeld der Nieren. Es ist im Gegensatz zum weißen Fettgewebe recht gut durchblutet und direkt an das Nervensystem angeschlossen. Eigens in den Geweben eingelagerte Kraftwerke (Mitochondrien, siehe ab Seite 54) sorgen dafür, dass bei Wärmebedarf sofort reagiert und produziert werden kann. Neugeborene Babys und Tiere, die Winterschlaf halten, haben relativ viel braunes Fett.

DAS GEHIRN ENTSCHEIDET, WIE VIEL WIR ESSEN

Wenn Sie sich nun fragen, wer oder was eigentlich Ihr Gewicht reguliert, ist die Antwort: Sie selbst! Wobei es manchmal ganz schön schwer ist. Zusätzliches Gewicht ist so leicht drauf, aber so unendlich schwer wieder zu verlieren. Eine ganz wichtige Rolle im Kontext der Gewichtsregulation spielt unser Gehirn. Es lässt uns Dinge tun, die wir gar nicht so richtig wollen, zum Beispiel beim Fernsehen die ganze Tüte Chips leer essen anstatt nur ein paar zu naschen. Es ist auch das Gehirn, das entscheidet, noch ein zweites oder drittes Stück Torte zu holen, obwohl wir nur eines essen wollten. Das Gehirn und sein Energiebedarf stehen bei der Gewichtsregulation immer an oberster Stelle. Wird dem Gehirn zu wenig Energie zugeteilt, dann schreit es nach Nahrung und stellt seine Energieversorgung sicher. Es befiehlt uns nachts Dinge, wie auf leisen Sohlen an den Kühlschrank zu schleichen. Und wenn wir ganz stark bleiben, frisst es einfach andere Strukturen wie die Muskeln auf (siehe ab Seite 36), um seinen Energiebedarf zu befriedigen. Das Gehirn lässt sich eben nicht überrumpeln, schon gar nicht,

UND WAS IST MIT DEM BMI?

Ich habe mich bewusst von der üblichen Messung des BMI, des sogenannten Body-Mass-Index, entfernt. Denn das viszerale Bauchfett hat für den Stoffwechsel und die Gesundheit eine viel größere Bedeutung als das Verhältnis von Körpergröße zu Gewicht. Der BAI berücksichtigt neben der Körpergröße nämlich auch die für den Stoffwechsel so bedeutsame Muskelmasse, was gerade für die Entwicklung des Turbo-Stoffwechsels bedeutsamer und exakter ist. Beim BMI dagegen kommen Menschen mit viel Muskulatur schlecht weg, weil Muskeln mehr wiegen. Um zu vermeiden, dass fitte, muskulöse Sportler per BMI als übergewichtig oder gar fett eingestuft werden, ist der BAI die bessere Alternative.

wenn es ums Essen geht. Deswegen müssen wir auch immer so viel essen, dass unser Gehirn zufrieden und glücklich ist. Das bedeutet: Eine Unterversorgung des Gehirns führt fast immer ins Übergewicht. Aber auch die einzelnen Zellen unseres Körpers spielen eine wichtige Rolle bei der Regelung des Körpergewichts. Jeder von uns hat nämlich Messfühler, die individuell durch zu viel oder zu wenig Essen geprägt sind. Deren Wahrnehmung bestimmt den jeweiligen Nahrungszustand der Zellen und meldet ihn ans Gehirn. Beispielsweise wird kontinuierlich der Zuckerspiegel gemessen und dadurch die Glukoseaufnahme reguliert. Das Gleiche gilt für den Fetthaushalt, wodurch dem Gehirn signalisiert wird, ob ausreichend Energie vorhanden ist. Hinzu kommen auch Kenntnisse über den Füllzustand des Magens. So regelt ein komplexes Kommunikationssystem im Körper, ob durch Hunger eine Energieaufnahme ausgelöst wird oder Sättigung angesagt ist. Das sollten Sie nutzen!

100 KILOKALORIEN MEHR GRUNDUMSATZ

Wenn es Ihnen gelingt, Ihren Grundumsatz, also den Energieverbrauch, den der Körper in Ruhe für alle lebenswichtigen Funktionen benötigt, zu steigern, nehmen Sie allein dadurch schon ab. Denn Ihr Körper verbrennt dann nicht nur bei Bewegung, sondern den ganzen Tag über mehr Kalorien. Schon 100 zusätzlich am Tag verbrauchte Kilokalorien bringen aufs Jahr gesehen einen Mehrverbrauch von 36.500 Kilokalorien. Dies entspricht einer Gesamtmenge von 5,2 Kilo Fett. Und es geht noch mehr. 200 Kilokalorien, was mit dem 8-Wochen-Programm ab Seite 98 durchaus schnell zu realisieren ist, bringen aufs Jahr hochgerechnet eine negative Energiebilanz von 73.000 Kilokalorien. Das sind, besser gesagt waren dann 10 Kilo Körperfett.

Wenn sich die Regler verschieben

Was gerne vergessen wird: All diese Regelkreise und vor allem die Höhe des Bedarfs sind keine lebenslange stabile Größe. Durch falsche oder durch zu viele Energiestoffe verschieben sich die Regler. Die Zellen lernen den Überfluss zu genießen und zu schätzen und alle Systeme zusammen rufen umso mehr nach Nahrung, je mehr sie vorher bekommen haben. Durch unser Essverhalten und besonders durch die Menge der zugeführten Nahrung verschieben wir also die Regler für die Nahrungsaufnahme. Sowohl nach oben als auch – und das ist das Gute – nach unten.

Leptin und Ghrelin machen hungrig

Auch das Hormon Leptin spielt eine wichtige Rolle. Dieses Protein wird vom Fettgewebe produziert und ins Blut abgegeben. Je mehr Fettgewebe man also hat, umso mehr Leptin ist im Blut vorhanden. Lange Zeit gingen Forscher davon aus, dass ein Leptinmangel das Phänomen Übergewicht verstärkt. Doch diese These hat sich als wissenschaftliche Sackgasse erwiesen. Heute wissen wir, dass Leptin eben nicht vor Übergewicht schützt, sondern ganz im Gegenteil, einen Nahrungsmangel verhindern will und bei Diäten ein echtes Problem darstellt. Ein anderes Problemhormon ist das sogenannte Ghrelin, das vom Magen in die Blutbahn abgegeben wird. Man nennt es auch Hungerhormon, denn es stimuliert das Gehirn und signalisiert dem Körper ein Energiedefizit. Ghrelin macht also Hunger. Mit Ausdauertraining können Sie diesem übrigens äußerst effektiv ein Schnippchen schlagen. Wenn Sie nicht übertreiben, unterdrückt die Bewegung die Hungerhormone, sodass Sie nach dem Training keinen Hunger verspüren.

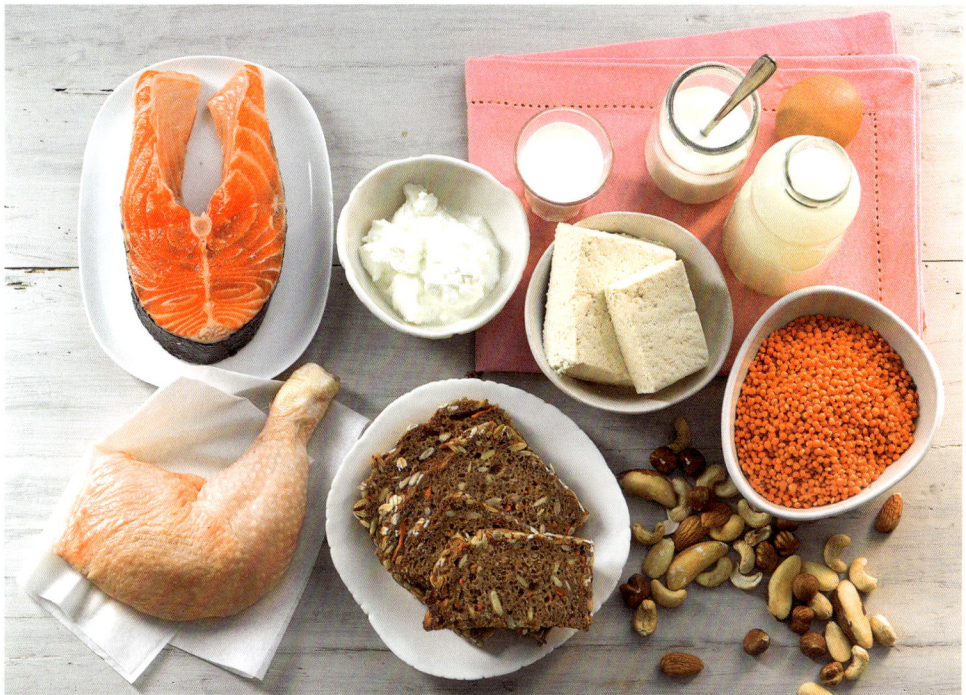

Eiweiß und komplexe Kohlenhydrate sind der beste Treibstoff für den Turbo-Stoffwechsel.

Kohlenhydrate und Eiweiß machen satt

Zum Glück gibt es viele ausgleichende Prozesse des Stoffwechsels, die gefördert werden können, um die Ausschüttung von Leptin und Ghrelin und damit zusätzlichen Hunger zu vermeiden. So ruft zum Beispiel die Verstoffwechselung von Kohlenhydraten, Fetten und Eiweiß Sättigung hervor.

- **Gerade Zucker** wird recht rasch verstoffwechselt und macht daher auch schnell satt. Dabei gilt es jedoch, überschießende Reaktionen des Hormons Insulin zu vermeiden, das verantwortlich für die Aufnahme der Nahrung und die Einleitung des Zuckerstoffwechsels in den Zellen ist. Essen Sie also, wenn Sie Hunger haben, lieber ein hart gekochtes Ei anstatt eines Schokoriegels. Denn sonst lässt das Sättigungsgefühl recht schnell wieder nach, weil der starke Abfall des Hormons Insulin neuen Appetit anregt.

- **Der Fettstoffwechsel** hat dagegen weitaus weniger einen direkten Einfluss auf den Sättigungsgrad. Denn der Körper verarbeitet Fette viel langsamer. Dafür aber werden sie wie bereits erwähnt in größerem Maß gespeichert.

- **Eiweiße** wiederum machen sehr schnell satt, was vermutlich durch die Hormone des Verdauungsapparats ausgelöst wird. Genau deswegen konzentriert sich das Turbo-Stoffwechsel-Programm auch auf eiweißorientierte Stoffwechselprozesse, ohne jedoch den Zucker- und Fettstoffwechsel zu vergessen. Denn das Niveau dieser Energieträger trägt maßgeblich dazu bei, ob neuer Hunger entsteht oder eben nicht.

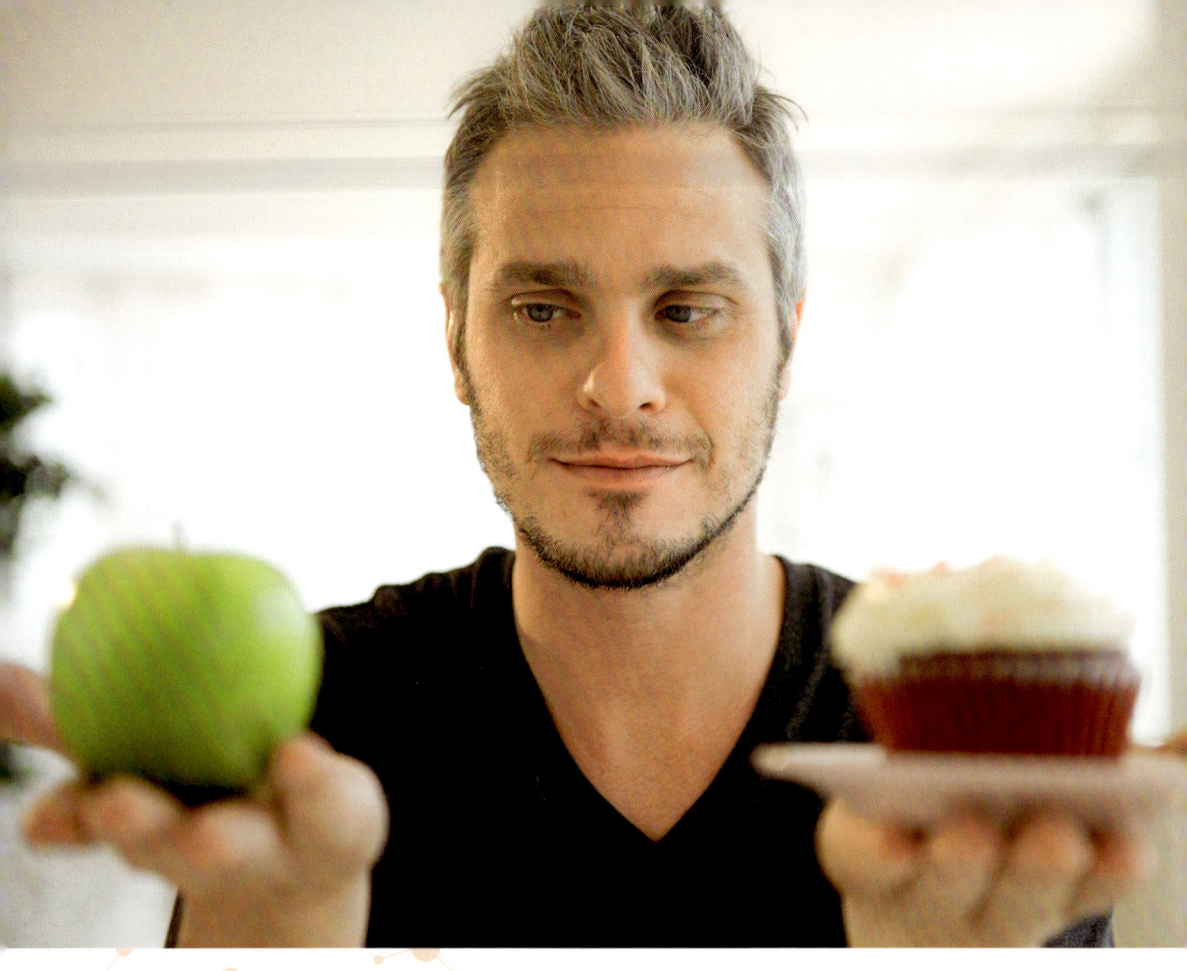

WIE IHR KÖRPER SICH GEGEN
DAS ABNEHMEN WEHRT

Ich erlebe viele verzweifelte Menschen, die zu mir ins Zentrum für Gesundheit der Deutschen Sporthochschule Köln kommen und eine Odyssee an Abnehmversuchen hinter sich haben. Diese Menschen sehen äußerlich zwar gut, ja zu gut genährt aus, innerlich sind sie aber hungerkrank. Wenn ich die tausende Untersuchungen mit unseren übergewichtigen Kunden auf einen Nenner bringe, dann wird durchgängig eins deutlich: Bei allen liegt das Problem im Stoffwechsel. Ihr Metabolismus, wie wir Wissenschaftler dazu sagen, läuft bei allen Betroffenen viel zu langsam, was dazu führt, dass vom Organismus fast nichts mehr verbrannt wird: Die Energie, die mit der Nahrung zugeführt wird, landet also ohne Verwertung auf den Hüften und bildet dort die ungeliebten Fettpolster. Auch wenn es Ihnen schwerfällt, das zu glauben: Die Ursache dafür sind die Diäten, die den Stoffwechsel im wahrsten Sinne des Wortes abgewirtschaftet haben. Und das betrifft nicht nur den Stoffwechsel der Leber, des Gehirns oder der Muskeln, sondern den Stoffwechsel jeder einzelnen unserer 60 Billionen Körperzellen.

EIN KOMPLEXES SYSTEM GERÄT AUS DER BALANCE

Jede einzelne Zelle unseres Körpers arbeitet autonom wie eine biochemische Fabrik. Ihre Einzelergebnisse münden im Gesamt-Körper-Stoffwechsel, der die Summe aller Prozesse darstellt. Dabei handelt es sich um eine bis ins Kleinste koordinierte Aktivität, die darauf abzielt, jederzeit ein ständiges Gleichgewicht (Homöostase) des inneren Milieus aller Körperzellen herzustellen: Speziell entwickelte Membranen lassen genauso viele Nähr- und Vitalstoffe in die Zelle hinein, wie benötigt werden. Transportproteine schaffen alles heran und wieder weg, Kraftwerke (Mitochondrien, siehe ab Seite 54) verarbeiten die Nährstoffe, Enzyme leiten bestimmte Prozesse ein und beschleunigen sie, Hormone und hormonähnliche Substanzen (Myokine, siehe ab Seite 48) regen bestimmte Stoffwechselprozesse erst an, Rezeptoren registrieren, ob Überfluss oder Bedarf in der Zelle besteht, und regeln so die biochemische Grundsituation und Balance. Alles was den Stoffwechsel aus der Bahn bringt, und das geht relativ schnell, indem man zu viel oder zu wenig Nährstoffe beziehungsweise Vitalstoffe bereitstellt oder auch zu wenig Bewegungsreize setzt, zieht massive und oft auch langfristige Veränderungen nach sich. Eine davon ist zum Beispiel das Übergewicht, dessen erste Basis meist schon viele Jahre zuvor entsteht – nicht selten durch eine Radikaldiät.

HUNGER: DIE GRÖSSTE GEFAHR FÜR DEN KÖRPER!

Wenn der Organismus über einige Tage – mehr muss es wirklich nicht sein – in eine Unterversorgung durch Hunger gerät, dann wehrt er sich. Besonders unser Gehirn, aber auch die anderen lebenswichtigen Organe leiden massiv und müssen sich helfen, damit sie überhaupt weiter funktionieren können. Dafür hat der Organismus sich in der Evolution zwei wunderbare Strategien ausgedacht: das Energiesparen und das Abbauen von Energieverschwendern. Beides war vor 100.000 Jahren, als das Nahrungsangebot mit den Jahreszeiten wechselte und oft knapp wurde, durchaus sinnvoll und hat mit Sicherheit das Überleben der Menschheit erst ermöglicht. Heute aber wirken diese Strategien noch genauso. Und das hat in unserer Wohlstandsgesellschaft fatale Folgen für das Körpergewicht.

Strategie 1: Energiesparen

Wenn nicht genug Nahrung zur Verfügung steht, wird die Stoffwechselaktivität der inneren Organe heruntergefahren, sodass sie nur noch im Sparmodus laufen. Dieser Selbstschutzmechanismus befähigt die Organe weiterzuarbeiten, aber eben auf einem deutlich niedrigeren Niveau. Leistung können Sie nun gar nicht mehr oder zumindest nur sehr kurzfristig erbringen. Dafür wird kaum noch Energie benötigt und verbrannt. Es ist fast wie bei Tieren, die Winterschlaf halten. Dank der Ruhephase kann Ihr Organismus die kalte Jahreszeit trotz wenig Nahrung überstehen.
Für ein paar Tage wäre diese »Notbremse« nicht weiter tragisch. Aber das Schlimme ist,

dass der »Schlafzustand« des Stoffwechsels und das niedrige Niveau der Organfunktionen nicht nur für die Dauer der Hungersnot oder der Diät anhalten. Nein! Studien des Zentrums für Gesundheit aus Köln zeigen, dass der Energiesparmodus nach massiven oder langfristigen Diäten bis zu zwölf Monate andauern kann. Bei einigen Menschen kommt er von allein sogar nicht mehr aus dem »Winterschlaf« heraus. Denn jede einzelne Zelle kämpft danach weiterhin um ihr Überleben. Sie hat Panik, dass der Zustand des Hungers weitergeht.

Mittelfristig führt eine Unterversorgung der Zelle sogar zu ihrem vorzeitigen Tod. Um das zu verhindern, verbünden sich alle Zellen: Sie werden es von nun an nie mehr zulassen, dass es noch schlimmer wird und dass sie irgendwann wieder weniger Nahrungs- und Vitalstoffe bekommen.

Ihre eigenen Körperzellen werden somit zu Ihrem größten Gegner beim Abnehmen. Und wenn Ihr Stoffwechsel das erwähnte Stadium erst einmal erreicht hat, werden Sie den Kampf leider verlieren. Warum ich mir da so sicher bin? 60 Billionen Zellen – aus so vielen setzt sich Ihr Körper zusammen – sind stärker als Sie. Selbst wenn Sie es wirklich wollen, Ihr Gehirn Ihnen meistens folgt und Sie einen perfekt ausgearbeiteten Diätplan haben, werden Ihre Körperzellen und der Stoffwechsel immer gegen Sie arbeiten. Mutter Natur hat den Körper einfach darauf programmiert.

Kapitulieren Sie am besten jetzt sofort und fahren Sie eine andere Strategie: Machen Sie die Zellen wieder zu Ihren Freunden, statt mit immer neuen Diäten gegen sie anzukämpfen. Dann klappt es auch mit dem Turbo-Stoffwechsel.

STOFFWECHSELSTÖRUNGEN UND IHRE FOLGEN

Dazu führen die Störungen ...

... im Kohlenhydratstoffwechsel:

- Verlangsamung der Aufnahme von Kohlenhydraten im Darm
- Verminderung der Glukoneogenese, also der Neubildung von Glukose (Zucker) aus anderen Stoffen als Kohlenhydraten im Körper
- verschlechterter Abbau der Kohlenhydrate

... im Fettstoffwechsel:

- Verminderung der Bereitstellung von Fettsäuren zur Energiegewinnung aus den körpereigenen Fettzellen
- verminderter Abbau des Speicherfetts
- Erhöhung des Cholesterinspiegels

... im Proteinstoffwechsel:

- verschlechterter Eiweißabbau und vermehrter Muskelabbau
- Störung der Reparatur- und Regenerationsprozesse im Organismus
- gestörte Aufbauprozesse

... bei Verdauung und Verarbeitung:

- schlechtere Verwertung und Nutzung der Nährstoffe
- gestörte Verdauungsprozesse
- verminderte Leistungsbereitschaft
- Unterversorgung der Körperzellen

Strategie 2: Energieverbraucher abbauen

Der Organismus kämpft noch an einer anderen Stelle gegen Sie und verlässt sich in Hungerphasen nicht allein auf das Energiesparen. Um wenigstens den Notbedarf für die lebenswichtigen Funktionen zu garantieren, baut der Körper Strukturen ab, die viel Energie verbrauchen, und bildet sich daraus seine dringend benötigten Kohlenhydrate. Die Wissenschaft bezeichnet diesen Vorgang, bei dem sich der Körper aus eigenen Substanzen neue Glukose (Zucker) herstellt, als Glukoneogenese.

Die dringend benötigte Energie holen sich die inneren Organe aus den Muskeln. Diese haben einen extremen Energiebedarf, zum einen, weil sie warm gehalten und gut durchblutet werden müssen, zum anderen, weil in ihnen eine Vielzahl biochemischer Stoffwechselprozesse ablaufen. Weil die »Energieverschwender« für die wichtigsten Vitalfunktionen Atmung, Herzschlag, Transport von Nährstoffen, Entgiftung und Verdauung jedoch zunächst keine Rolle spielen, werden sie einfach geopfert.

So werden Muskeln abgebaut

Muskeln werden durch den Abbau der Eiweiße Myosin und Aktin vernichtet. Aus ihnen ist die kleinste Einheit einer Muskelfaser, das Sarkomer, aufgebaut. Aus den abgebauten Proteinen bildet der Stoffwechsel über komplexe biochemische Prozesse neue energiereiche Kohlenhydrate, die den inneren Organen zugeführt und dort verbraucht werden. Die Sarkomere verlieren durch den Eiweißabbau schnell an Volumen und verschwinden schließlich komplett. Die Muskelfasern werden mit der Zeit immer dünner und schließlich sind ganze Muskelstränge kaum noch auszumachen.

Dieses Phänomen sieht man sehr oft an abnehmwilligen Menschen: Während der Diät bleibt das Fett an Bauch und Oberschenkeln, die Beine und Arme aber werden immer dünner. Gerade bei jungen Mädchen beobachten wir dies mit großer Sorge.

Besonders stark betroffen vom Muskelabbau sind die weißen Muskelfasern (siehe ab Seite 37), die im Verhältnis zu den roten Fasern viel Energie fressen, wenn sie gebraucht werden. Die weißen Fasern sind in der Lage, ohne Sauerstoffzufuhr große Kräfte zu entfalten, wobei allerdings viel Energie verpulvert werden muss. Genau deswegen werden diese Fasern recht früh nach Beginn einer Diät abgebaut. Der Prozess fängt bereits nach wenigen Tagen an und ist nur noch schwer umkehrbar, es sei denn Sie setzen auf ein gezieltes Muskelprogramm wie unser 8-Wochen-Programm ab Seite 98.

Durch den Abbau der Muskeln bleibt der Stoffwechsel langfristig im Winterschlaf und der Kalorienbedarf für den Organismus kann sich um bis zu 50 Prozent reduzieren. Zudem bieten die »Abbauzonen« dem Fett neuen Speicherplatz. Dort, wo früher noch aktive Muskeln waren, tummeln sich dann Fettzellen. Man denke nur an die »Puddingarme« beim Wasserkastentragen.

Das Heimtückische: Muskelschwund ist ein unauffälliger Prozess. Keiner bemerkt ihn so richtig, weil sich alles tief im Innern des Körpers abspielt. Der durch den Muskelabbau aus den Fugen geratene Stoffwechsel lässt sich so einfach nicht mehr umkehren und jede weitere Diät wird das Problem nur noch verschärfen. Aber nichts ist unmöglich. Nur: Von alleine geschieht leider nichts. Sie müssen es schon selbst tun. Ihre Muskeln brauchen Sie jetzt ganz besonders. Das 8-Wochen-Muskelprogramm bereitet dem Teufelskreis ein Ende.

DIE FOLGEN DES MUSKELABBAUS

US-amerikanische Wissenschaftler konnten vor einigen Jahren zeigen, dass bei 50-Jährigen fast 50 Prozent des Volumens, das durch den Verlust an Muskelmasse verloren ging, durch reines Fett ersetzt wird. Kein Wunder, dass die Leistungsfähigkeit rasch schwindet. Der Muskelschwund wirkt sich aber nicht nur auf die Kraft aus. Wenn Muskeln hungern müssen, nimmt auch die Geschwindigkeit der Informationsverarbeitung in den Muskelzellen deutlich ab. Dies führt zu schlechteren Reaktionen, wie Studien an der Universität Porto (Portugal) zeigen konnten. Im normalen Alltag kann dies ein höheres Unfallrisiko bedeuten. Der wohl bekannteste deutsche Immunologe, Professor Gerd Uhlenbruck aus Köln, konnte zudem bereits vor 20 Jahren zeigen, dass Fettansammlungen im Körper durch Muskelverlust eine regelrechte Abfalldeponie für Umweltgifte werden. Speziell fettlösliche Umweltgifte wie Dioxin, Formaldehyd, Pflanzen- und Holzschutzmittel sowie DDT, die wir mit der Nahrung zu uns nehmen, lagern sich in den Fettspeichern ab. Das heißt: Je mehr Muskeln Sie verlieren, umso größer ist auch die Menge an Giftstoffen, die sich in den neuen Fettdepots ansammelt. Deswegen sollten Sie Ihr Muskeltrainingsprogramm auch unbedingt mit einer Entgiftungskur verbinden (siehe Seite 95) und viel trinken, um den »Müll« schnell loszuwerden.

Nicht zuletzt wissen wir seit einiger Zeit auch, dass Fettzellen stark hormonaktiv ist. Sie verändern den Stoffwechsel grundlegend, da sie den Insulinabbau negativ beeinflussen und direkt die Entstehung von Diabetes fördern. Stresshormone werden durch fehlende Muskeln viel langsamer abgebaut, die Produktion der Sexualhormone wird massiv verringert und die Ausschüttung der wichtigen muskulären Botenstoffe (Myokine, siehe ab Seite 48), wird drastisch reduziert. Auch die Produktion der Wachstumshormone wird eingeschränkt. Vor allem das BDNF (siehe Seite 53) und das MGF (Mechano Growth Factor), das für den Wiederaufbau und die Reparatur der Muskeln verantwortlich ist, fehlen dann. Mechanische Schäden durch Belastungen wie Zerrungen, Quetschungen, Blutergüsse können nicht mehr so schnell behoben werden. Reparaturen bleiben, so wie im Straßenbau, auf der Strecke, weil bestimmte Botenstoffe aus den Muskeln fehlen. Und all das nur, weil die Fettzellen die Muskelzellen verdrängt haben.

WEITERE ERKRANKUNGEN DURCH DEN SCHLAFENDEN STOFFWECHSEL

Wenn der Stoffwechsel dauerhaft niedrig ist, kann er sich nachhaltig und langfristig verändern und dann für zahlreiche Probleme oder Erkrankungen verantwortlich sein.

Schilddrüsenerkrankungen

Die Schilddrüse spielt eine wesentliche Rolle im Stoffwechsel, denn sie ist die zentrale Energieverwaltung unseres Körpers. Das kleine schmetterlingsförmige Organ liegt unterhalb des Schildknorpels vor der Luftröhre. In Verbindung mit Jod bildet es die beiden Hormone T3 und T4, die den gesamten Stoffwechsel stimulieren und auf praktisch alle Organe einwirken. Die Schilddrüsenhormone steigern den Energieumsatz sowie die Wärmeproduktion des Körpers, sie regen Auf- und Umbau von Fetten und

Kohlenhydraten an und steigern die Fähigkeit des Herzens, sich zusammenzuziehen. Wenn die Schilddrüse nicht mehr anständig arbeitet, bringt das den Stoffwechsel völlig aus dem Takt. Nach Studien der Deutschen Gesellschaft für Endokrinologie leidet fast jeder dritte Deutsche an Problemen mit der Schilddrüse. Die häufigste Ursache dafür ist wohl ein Mangel an Jod, besonders bei der Schilddrüsenvergrößerung.

Als Grund für eine Schildrüsenunterfunktion wird derzeit eine Autoimmunerkrankung vermutet: Der eigene Organismus bildet Antikörper, die die Schilddrüse angreifen und schädigen – mit katastrophalen Folgen für den Stoffwechsel. Die Medizin nennt diese Erkrankung, die vor allem Frauen ab dem 40. Lebensjahr betrifft, Hashimoto-Thyreoiditis. Es kommt zu einer äußerst komplexen Störung aller Schilddrüsenfunktionen, die sich unter anderem in einem ständigen Wechsel von Über- und Unterfunktion äußert. Seit vielen Jahren stehen radikale Diäten als Mitverursacher dieser Erkrankung unter Verdacht. Denn bei den Diäten reduziert sich gleichzeitig auch die Menge der Transportproteine für die Hormone, sodass sich der Gesamthormonhaushalt drastisch verändert. Und das hat gerade für die Schilddrüse als »Gaspedal« des Stoffwechsels zerstörerische Folgen.

Das metabolische Syndrom

Das metabolische Syndrom, das nicht selten gravierende Folgen wie Herz-Kreislauf-Erkrankungen nach sich zieht, ist im Gegensatz zu den Schilddrüsenerkrankungen eher ein Männerproblem. Fettleibigkeit, Bluthochdruck, Typ-2-Diabetes und Fettstoffwechselstörung sind die typischen Anzeichen dieser Erkrankung. Ausgangspunkt

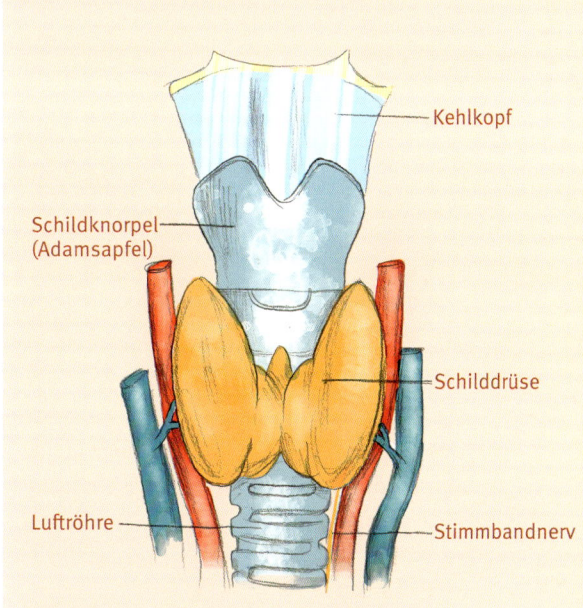

Die Flügel der Schilddrüse produzieren Hormone, die den Energiehaushalt regulieren.

dafür ist nicht selten eine weitere Hormondrüse: die Bauchspeicheldrüse (Pankreas). Dort wird in zahlreichen kleinen Drüsen der Bauchspeichel mit seinen vielen Verdauungsenzymen produziert. Zwischen den Drüsen liegen etwa ein bis zwei Millionen »Langerhans-Inseln«, die die Hormone Insulin und Glukagon bilden. Deren Aufgabe ist es, den Blutzuckerspiegel konstant zwischen 60 und 110 Milligramm pro Deziliter zu halten. Ist der Blutzucker hoch, sorgt Insulin dafür, dass die Körperzellen den Zucker aus dem Blut aufnehmen. Ist er zu niedrig, veranlasst das Glukagon die Leber, ein körpereigenes Kohlenhydrat (Glykogen) ins Blut abzugeben. Ist die Ausschüttung der Hormone beeinträchtigt, etwa durch Diäten oder auch eine Überernährung mit Zucker, kommt es zu massiven Störungen des fein abgestimmten Regelkreises bis hin zum Diabetes. Dieser wiederum ist meist Ausgangspunkt für das metabolische Syndrom.

IST IHR
TEST: STOFFWECHSEL
GESTÖRT?

Kreuzen Sie bei jeder der folgenden Fragen diejenige Antwort an, die am ehesten auf Sie zutrifft. Zählen Sie dann die Punkte entsprechend der Auswertung auf der rechten Seite zusammen und lesen Sie nach, wie es um Ihren Stoffwechsel steht.

1. Leiden Sie häufig unter Verstopfung oder unregelmäßigem Stuhlgang?

Ⓐ Nein, ich kann fast täglich ohne Probleme zur Toilette gehen.

Ⓑ Ja, recht häufig geht bei mir tagelang überhaupt nichts.

Ⓒ Ab und zu, vor allem wenn ich mal wieder »gesündigt« habe, kann es schon sein, dass ich zwei bis drei Tage hintereinander nicht kann.

2. Leiden Sie, wenn Sie Stuhlgang haben, recht häufig unter Durchfall?

Ⓐ Nein, Durchfall habe ich fast nie.

Ⓑ Durchfall zwar nicht, aber der Stuhl ist sehr breiig und weich.

Ⓒ Ja, Durchfall habe ich des Öfteren.

3. Nehmen Sie Abführmittel?

Ⓐ Nein, solche »Hilfsmittel« kommen mir nicht ins Haus.

Ⓑ Ja, sonst geht gar nichts.

Ⓒ Manchmal muss ich nachhelfen, ich versuche den Einsatz von Medikamenten jedoch zu vermeiden.

4. Kennen Sie längere Zeiten chronischer oder lang anhaltender Müdigkeit?

Ⓐ Nein, ich fühle mich eigentlich immer fit und ausgeglichen.

Ⓑ Ja, es gibt regelmäßig Phasen, in denen ich unter unerklärlichen Müdigkeitsattacken leide.

Ⓒ Es kommt vor, dass ich in Zeiten besonderer Belastung nicht immer gut schlafe.

5. Leiden Sie nach dem Essen häufig an intensiven Blähungen und auch an Sodbrennen?

Ⓐ Nein, ich habe keinerlei derartige Probleme, alles läuft völlig normal.

Ⓑ Ja, nach jedem Essen verspüre ich oft stundenlang ein Völlegefühl. Ich habe auch regelmäßig nach den Mahlzeiten starke Blähungen und auch Sodbrennen.

Ⓒ Manchmal schon. Das hängt natürlich davon ab, was ich gegessen habe. Wenn es so weit ist, dann trinke ich einen Magenschnaps und die Beschwerden lassen rasch wieder nach.

6. Essen Sie mehrmals in der Woche Fast Food?

Ⓐ Ja, während der Woche esse ich täglich in der Mittagspause oder abends Fast Food. Das spart Zeit und Geld.

Ⓑ So ein- bis zweimal pro Woche gönne ich mir das schon.

Ⓒ Nein, Fast Food schmeckt mir nicht. Ich esse es nur, wenn es nicht anders geht – also nur etwa einmal im Monat.

7. Trinken Sie tagsüber viel Wasser oder andere kohlensäurefreie Getränke?

Ⓐ Nein, ich trinke eher zu wenig, und wenn, dann tagsüber meist Kaffee oder Cola.

Ⓑ Ja, ich nehme mir immer eine Wasserflasche mit und komme so tagsüber leicht auf zwei Liter.

Ⓒ Ich muss mich schon zwingen, viel zu trinken. Oft schaffe ich es auch nicht. Aber ich versuche es zumindest.

AUSWERTUNG

Frage	1			2			3			4			5			6			7		
Antwort	A	B	C	A	B	C	A	B	C	A	B	C	A	B	C	A	B	C	A	B	C
Punkte	2	0	1	2	1	0	2	0	1	2	0	1	2	0	1	0	1	2	0	2	1

Ihre Gesamtpunkte:

Über zehn Punkte

Sie machen wohl alles richtig! Ihre Zellen. können sich auf ausreichend Nährstoffe freuen und werden Sie dafür mit einem langen Leben und Wohlbefinden belohnen. Achten Sie aber darauf, dass es auch so bleibt. Kleine Sünden dürfen und müssen gelegentlich sein, sollten aber nicht zur Regel werden. Behalten Sie also auch in Zukunft Ihre gewohnte Lebensweise mit reichlich körperlicher Bewegung, genügend Entspannungsphasen und einer ausgewogenen Ernährung bei.

Zehn bis acht Punkte

Bei Ihnen scheinen sich Phasen des Wohlbefindens und Phasen mit Magen-Darm-Problemen abzuwechseln, auch wenn Sie das noch nicht so richtig bemerken. Versuchen Sie, sich öfter einige der Ratschläge im 8-Wochen-Programm ab Seite 98 zu Herzen zu nehmen und besonders auf säurehaltige Lebensmittel wie viel Kaffee und Alkohol sowie Nikotin weitgehend zu vermeiden. Sie können die Magen-Darm-Beschwerden um einiges verschlimmern. Auch ein aktiver Lebensstil und genug Flüssigkeit unterstützen Ihre Verdauung erheblich! Essen Sie langsam, genussvoll und gesund mit vielen Ballaststoffen.

Weniger als acht Punkte

Passen Sie bitte ab sofort besser auf Ihre Verdauung auf. Kontrollieren Sie, was Sie essen, und geben Sie Ihrem Magen und Darm das, was sie brauchen. Trinken Sie viel mehr und gehen Sie auf jeden Fall einmal zu Ihrem Arzt. Meist sind die Probleme harmlos. Aber die Zellen werden geschädigt. Die Folge: Sie altern schneller und das Risiko für Erkrankungen steigt deutlich an. Das muss nicht sein. Werden Sie aktiv, folgen Sie unserem 8-Wochen-Programm ab Seite 98!

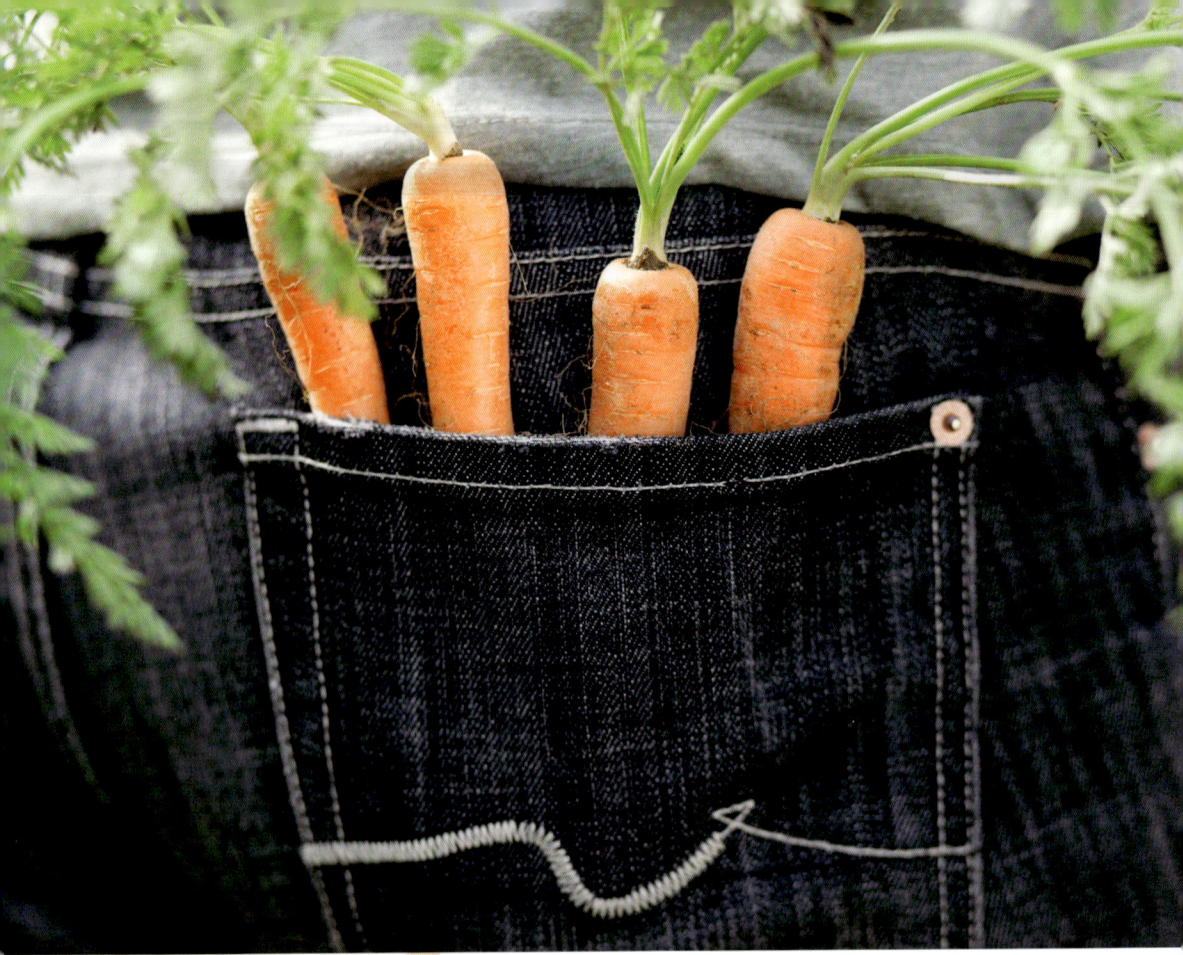

DER WEG ZUM TURBO-STOFFWECHSEL

Alles, was wir essen und trinken, wird von unserem Körper verarbeitet, indem er daraus das bildet, was er gerade benötigt: neue Baustoffe für Zellen, feste Knochen oder rote Blutkörperchen, für Wimpern und Haare, für Hormone oder für Abwehrzellen. Natürlich nutzt der Körper die Nährstoffe auch »nur« als Brennstoff für Energie, damit wir uns überhaupt bewegen können. Im Zuge dessen schafft er das, was er nicht mehr benötigt oder verbraucht, wieder nach draußen. Auch das ist Teil des Stoffwechselprozesses. Stoffwechsel umfasst also alle Vorgänge von der Aufnahme, dem Transport bis hin zur chemischen Verarbeitung und Entsorgung von Nähr- und Vitalstoffen. Schon dieses weite Feld verrät, dass es sich beim Stoffwechsel um einen hochkomplexen Vorgang handelt, der nur funktionieren kann, wenn sämtliche beteiligten Prozesse optimal aufeinander abgestimmt sind und untereinander harmonieren.

Die geordnete Abfolge und Regelung aller Stoffwechselprozesse wird erst durch das Vorhandensein spezieller Hormone und Enzyme möglich. Hormone sind körpereigene Botenstoffe, die in bestimmten Organen spezifische Reaktionen auslösen und ihre Funktion regulieren. Beide sind Beschleuniger des Stoffwechsels, sogenannte Katalysatoren, die alles steuern.

DIE ZWEI GESICHTER DES STOFFWECHSELS

Sämtliche biochemischen Vorgänge des Körpers dienen dem Aufbau, dem Umbau und der Erhaltung der Körpersubstanz. Wir können daher zurecht vom Baustoffwechsel sprechen. Die mit der Nahrung aufgenommenen körperfremden Stoffe werden in körpereigene, organische Stoffe umgebaut, die der Neubildung von Zellsubstanz und damit dem Wachstum oder der Reparatur dienen. Dabei »wechseln« die Stoffe tatsächlich: Das Kalzium aus der Milch zum Beispiel »wandert« in die Knochen, wo es für Stabilität sorgt. Das Jod aus Seefischen »schwimmt« zur Schilddrüse, wo es zur Bildung der Schildrüsenhormone dringend benötigt wird. Kohlenhydrate aus Nudeln, Brot, Reis oder Kartoffeln werden ins Gehirn transportiert, wo sie verbrannt werden. Das Protein aus Fleisch, Ei oder anderen Eiweißquellen dient als Baustoff in den Muskeln. Genauso geschieht es mit allen Nähr- und Vitalstoffen, die wir essen und trinken. Aber Stoffwechsel ist mehr: Für den Aufbau körpereigener Stoffe, besonders aber für alle Lebensvorgänge und unsere Bewegungen, benötigt der Organismus ständig Energie. Dazu werden im sogenannten Energiestoffwechsel energiereiche Nährstoffe wie Kohlenhydrate und Fette, seltener auch Eiweiße, abgebaut, um die in ihnen enthaltene Energie freizusetzen.

ENZYME – UNVERZICHTBARE HELFER IM STOFFWECHSEL

Sämtliche Auf- und Abbauprozesse im Körper werden durch Enzyme gesteuert. Enzyme sind Biokatalysatoren, die chemische Reaktionen innerhalb des Stoffwechsels überhaupt erst ermöglichen. Alle Stoffwechselprozesse können nur ablaufen, weil jede Zelle über eine festgelegte, spezialisierte Enzymausstattung verfügt. Dadurch wird jede Zelle zu einer winzigen Chemiefabrik, die sich selbst reguliert und somit pausenlos für eine größtmögliche Effizienz des Stoffwechsels sorgt.

Die Thermogenese

Bei allen Prozessen des Stoffwechsels wird ein Teil der nutzbaren Energie direkt in Wärme umgewandelt. Die kontinuierliche Wärmeproduktion ist für den reibungslosen Ablauf des Stoffwechsels unverzichtbar. Allerdings steht die Energie, die für die sogenannte Thermogenese verbraucht wird, dem Bau- und Energiestoffwechsel nicht mehr zur Verfügung. Um das Defizit auszugleichen, muss der Organismus etwa ein Zehntel mehr an Nahrung aufnehmen, als er tatsächlich für Bau- und Energiestoffwechsel benötigt.

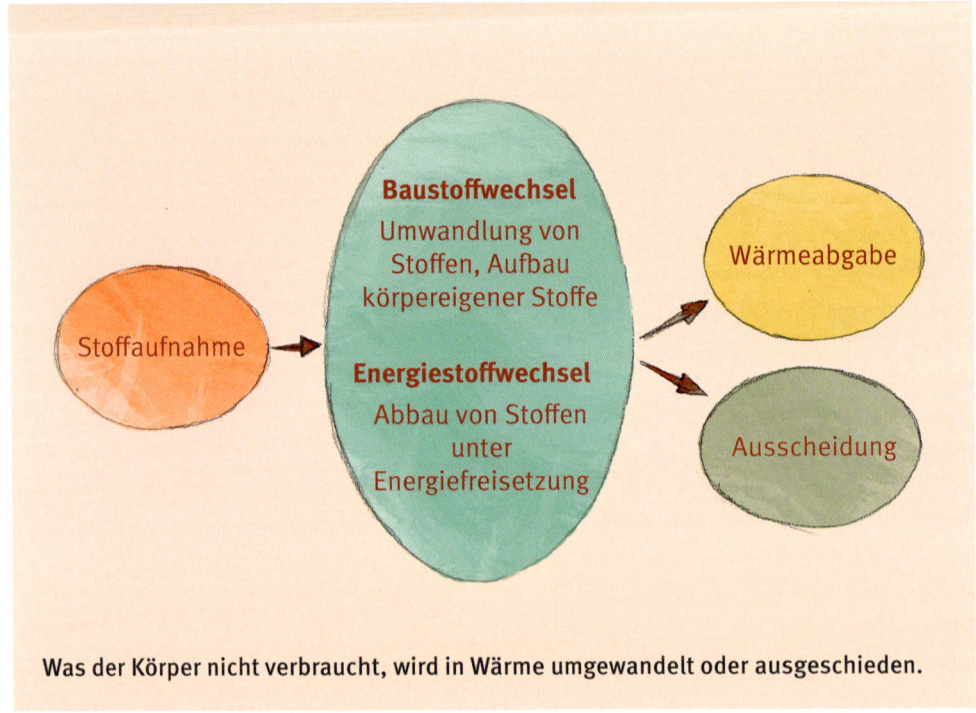

Stoffaufnahme

Baustoffwechsel
Umwandlung von
Stoffen, Aufbau
körpereigener Stoffe

Energiestoffwechsel
Abbau von Stoffen
unter
Energiefreisetzung

Wärmeabgabe

Ausscheidung

Was der Körper nicht verbraucht, wird in Wärme umgewandelt oder ausgeschieden.

DER ENERGIEBEDARF DES STOFFWECHSELS

Was aber macht der Organismus mit der Energie, die wir ihm zuführen? Wofür benötigt er sie? Dies ist durchaus unterschiedlich, aber ganz oben auf der Liste des Verbrauchs stehen nicht Sport oder schwere körperliche Arbeit. Die meiste Energie verbraucht der Körper nämlich, ohne dass Sie es bemerken, quasi beim Nichtstun.

Mehr als die Hälfte der Energie geht für den Grundumsatz drauf. Dagegen sind nur etwa 30 bis 40 Prozent für den Rest, also für das Sporttreiben oder die Wärmeabgabe, gedacht. Die Gesamt-Stoffwechsel-Umsatzrate setzt sich im Detail folgendermaßen zusammen:

- **60 bis 70 Prozent:** Grundumsatz, also für die vitalen Grundfunktionen des Körpers wie Atmung und Herzschlag
- **20 bis 30 Prozent:** Leistungsumsatz, also für körperliche Arbeit, Bewegung, Sport
- **10 Prozent:** Thermogenese, also die Wärmeabgabe

Der Grundumsatz

Der Grundumsatz dient der Aufrechterhaltung aller lebenswichtigen Körperfunktionen des Herzens, der Lunge und anderer innerer Organe. Atmung, Herzschlag, Wärmeproduktion, Durchblutung und Muskeln brauchen ununterbrochen Energie, auch wenn Sie gerade nichts tun. Nehmen Sie weniger als die notwendigen Grundumsatz-Kalorien zu sich, wird Ihr Stoffwechsel nicht ausreichend versorgt: Er empfindet das als Hungersnot und damit ist der normale Stoffwechsel komplett ausgeschaltet, an Turbo ist gar nicht erst zu denken.

Wissenschaftlich betrachtet bezeichnet der Grundumsatz den Energieverbrauch des Körpers unter thermoneutralen Bedingungen nach zwölfstündiger Nahrungskarenz und maximaler mentaler Ruhe. Da dieser sich aber in der Realität verständlicherweise kaum messen lässt, hat sich in der Praxis der Ruhe-Energieumsatz als bestes Charakteristikum unseres Stoffwechsels etabliert. Darunter verstehen wir eine Bestimmung der Stoffwechselrate nach mindestens achtstündiger Nahrungskarenz in Ruhelage. Der Ruheumsatz ist etwa fünf Prozent höher als der klassische Grundumsatz.

Grund- und Ruheumsatz lassen sich berechnen. Jedoch sind Formeln naturgemäß immer nur mathematische Annäherungen. Viel exakter ist es daher, wenn Sie den Grundumsatz mittels Spirometrie in einer guten Fitnesseinrichtung oder einem sportmedizinischen oder leistungsdiagnostischen Zentrum exakt messen lassen. Dies empfiehlt sich vor allem dann, wenn Sie, nach allem, was Sie bisher gelesen haben, den Verdacht haben, dass Ihr Stoffwechsel im Winterschlaf-Modus läuft. Denn nach so einer Messung wissen Sie es ganz genau und können mit den Daten arbeiten.

Den Grundumsatz messen

Ihren persönlichen Grundumsatz (GU) können Sie mithilfe unserer »Anti-Jojo-Formel« berechnen: Er richtet sich immer nach dem Normalgewicht, nicht nach dem aktuellen Körpergewicht und ist deshalb auch bei übergewichtigen Menschen nicht höher als bei schlanken. Ihr Normalgewicht ermitteln Sie, indem Sie von Ihrer Körpergröße in Zentimeter die Zahl 100 abziehen. Die »Anti-Jo-Jo-Formel« lautet:

- **für Frauen:** 1,0 x Normalgewicht in Kilogramm x 24 = GU
- **für Männer:** 1,1 x Normalgewicht in Kilogramm x 24 = GU

Alternativ lässt sich der Wert auch anhand einer Messung ermitteln, die man Spirometrie nennt. Dabei wird mithilfe einer Atemmaske aus derjenigen Menge des Sauerstoffs, die der Organismus während einer etwa 20 bis 30 Minuten dauernden Ruhemessung verbraucht, errechnet, wie viel Energie der Körper verbrennt und wie hoch seine Stoffwechselrate, also der Grundumsatz, ist.

Eine dritte Möglichkeit zur Ermittlung des Grundumsatzes ist die Bioimpedanzanalyse (BIA), die direkt die Körperzusammensetzung wie Körperfettanteil, Zellmasse und extrazelluläre, also zwischen den Zellen liegende Masse bestimmt. Auf dieser Basis

UNTERSCHIEDLICHER ENERGIEBEDARF

Männer haben aufgrund ihres höheren Anteils an Muskelmasse einen um etwa zehn Prozent höheren Ruheenergieverbrauch und Grundumsatz als Frauen. Im Alter sinkt bei den meisten Männern und Frauen der Stoffwechselbedarf, besonders durch den Verlust an Muskelmasse bei gleichzeitigem Anstieg an metabolisch inaktiver Fettmasse. Messungen des Körperfettanteils bei Sportlern zeigen, dass regelmäßiges Training dem entgegenwirkt. Steigendes Gewicht mit zunehmendem Alter muss also nicht sein.

8-WOCHEN-STOFFWECHSEL-FORMEL

WOCHE	FRAUEN	MÄNNER
1.–2.	0,8 x kg x 24	0,9 x kg x 24
3.–5.	0,85 x kg x 24	0,95 x kg x 24
6.–8.	0,9 x kg x 24	1,0 x kg x 24
› 9.	1,0 x kg x 24	1,1 x kg x 24

kg = Normalgewicht

können anschließend weitere Berechnungen durchgeführt und letztlich auch der Grundumsatz festgelegt werden. In der Qualität der Aussage bleibt diese Methode jedoch hinter der Spirometrie zurück.

Die 8-Wochen-Stoffwechsel-Formel

Für unser 8-Wochen-Programm ab Seite 98 gilt eine noch differenziertere Berechnungsformel. Denn wahrscheinlich muss Ihr Stoffwechsel erst aus dem Winterschlaf geholt werden, in den ihn der Hunger vieler Diäten getrieben hat. Denn wenn der Stoffwechsel erst mal im Keller ist, ist es, als hätten Sie bei einem Rennwagen den Rennmotor gegen den eines Kleinwagens eingetauscht: Sie füllen weiterhin das energiereiche, teure Benzin ein, aber der Motor tuckert nur müde vor sich hin und verqualmt die meiste Energie zum Auspuff hinaus. Erst wenn Sie den Motor zum Turbo getunt haben, wird das gute Benzin in Energie und Power umgewandelt. Erst dann bringt die Maschine ihre volle Leistung.

So ein »Kleinwagen-Stoffwechsel« wäre mit einer »großen« Portion an Kalorien anfangs total überfordert. Erst nach acht Wochen hat sich der Grundumsatz eingependelt und

Sie gehen zur lebenslangen »Stoffwechsel-Formel« über.

Hoher Grundumsatz bedeutet fitter Stoffwechsel

Gerade inaktive oder übergewichtige Menschen haben oft einen viel zu langsamen und damit sparsamen Grundumsatz. Nicht selten liegt er bei nur 1000 Kilokalorien, sodass sich ein maximaler Tagesbedarf von 1400 Kilokalorien ergibt. Normal wären je nach Größe und Gewicht ein Grundumsatz von durchschnittlich 1200 bis 1600 Kilokalorien und ein entsprechender Tagesbedarf von 1600 bis 2000 Kilokalorien.

Das Turbo-Stoffwechsel-Programm zielt darauf ab, den Grundumsatz wieder nach oben zu schieben. Stellen Sie sich vor, Sie schaffen es, den Bedarf an Kalorien Ihres Körpers täglich um nur 100 Kilokalorien zu erhöhen, was mit unserem Programm gar nicht so schwierig ist. Die Zellen müssen lediglich so umprogrammiert werden, dass sie wieder lernen, Energie zu verbrauchen. Enzyme und Hormone müssen den Organismus aktivieren und zu einer echten Verbrennungsmaschine machen. Dann verbrauchen Sie, ohne mehr zu tun, ein Plus von 36.500 Kilokalorien pro Jahr. Das entspricht ziemlich genau 5,2 Kilo Fett, die einfach so verschwinden, nur weil Ihr Motor schneller tickt. Schöne Perspektive, oder?

Aktivitätsabhängiger Energieverbrauch

Für eine erfolgreiche, sprich dauerhafte Gewichtsreduktion ist es wichtig zu verstehen, dass es nicht darum geht, während des Trainigs oder bei körperlicher Aktivität möglichst viel Energie zu verbrennen. Sport hat lediglich die Funktion, den Körper so zu »tunen«, dass er zukünftig rund um die Uhr mehr verbrennt als bisher, also auch in den Ruhephasen nach und zwischen den Trainingseinheiten.

Vergessen Sie also die vielzitierten Tabellen, die Ihnen weismachen wollen, wie viele Kalorien Sie mit welcher Sportart verbrennen können. Mehr als 30 Prozent des Energieverbrauchs können Sie beim Sport kaum erreichen, selbst wenn Sie noch so viel tun. Viel entscheidender ist die Wirkung der Bewegung auf den Stoffwechsel. Dazu hat die Wissenschaft eine neue »Einheit« entwickelt: das metabolische Äquivalent, kurz MET. Die Tabelle auf der nachfolgenden Doppelseite zeigt, wie sich unterschiedliche Sportarten auf den Stoffwechsel auswirken. Den größten Einfluss haben Muskeltraining und Ausdauertraining, weil beide den Stoffwechsel direkt und nachhaltig beeinflussen. Aber auch spontane Alltagsaktivitäten sind grundsätzlich nicht zu unterschätzen. So können sehr alltagsaktive oder körperlich hart arbeitende Menschen durchaus schon mal auf 600 bis 700 Kilokalorien täglich kommen. Das beeinflusst den Stoffwechsel zwar nur bedingt nachhaltig, leistet aber einen großen Beitrag beim Energieverbrauch. Und genau deswegen

sollten Sie versuchen, auch Ihren Alltag so aktiv wie möglich zu gestalten und lange Phasen der Inaktivität und des Sitzens zu vermeiden.

Wieder rauf mit dem Stoffwechsel

Der Stoffwechsel ist zum Glück so dynamisch, dass wir ihn nicht nur nach unten, sondern auch wieder nach oben verschieben können. Gut trainierte Menschen können ihren Grundumsatz kurzfristig für Minuten um das 20-Fache und für Stunden immer noch um das 10-Fache steigern – zum Beispiel bei einem Triathlon. Doch auch wenn sich das ungeheuerlich anhört: Damit sind wir bei den Säugetieren im Mittelfeld. Wie der Biologe Dick Taylor aus Boston ermittelte, schaffen Pferde leicht ebenfalls das 20-Fache, bei Hunden und Wölfen ist sogar eine kurzfristige Steigerung des Stoffwechsels um das 30-Fache keine Seltenheit.

Die wichtigsten Merkmale für einen dynamischen Turbo-Stoffwechsel sind nämlich:
- der Umfang der Sauerstoffaufnahme
- die Anzahl der weißen und roten Muskelfasern
- die Zahl Energiespeicher in den Muskeln
- und die Anzahl der Mitochondrien

Je mehr ein Säugetier von all dem besitzt, umso stärker kann die Stoffwechselaktivität nach oben reguliert werden und umso höher ist der tägliche Grundumsatz.

Genau an diesen Punkten setzt auch das 8-Wochen-Programm ab Seite 98 an. Und das nicht, damit Sie so schnell laufen können wie ein Pferd, ein Hund oder ein Wolf. Das Ziel ist vielmehr, Ihren Stoffwechsel wieder in seine natürlichen Bahnen zu lenken. Gehen Sie diesen Weg mit, denn der Turbo-Stoffwechsel ist der einzige Garant für ein dauerhaft schlankes und genussvolles Leben mit ganz viel Wohlbefinden und ohne Reue.

SO WIRKT SPORT AUF DEN STOFFWECHSEL

BEWEGUNGSART	INTENSITÄT	MET
Aerobic, Step-	15–20 cm Steps	7,5
Aerobic, Step-	25–30 cm Steps	9,5
Aqua-Fitness	Wasser-Aerobic/Freiübungen	5,5
Aqua-Fitness	Wasser-Jogging	9,8
Badminton	Freizeit	5,5
Badminton	wettkampforientiert	7
Ballett	Probe, Tanzkurs	5
Basketball	Wettkampf	8
Beachvolleyball		8
Bergwandern	ohne Gepäck	7
Bergwandern	mit Gepäck ab 10 kg	8 bis 9
Bergsteigen		ab 7
Bogenschießen		4,3
Boxen	Punching Ball	5,5
Boxen	wettkampforientiert	12,8
Eishockey		8
Fechten		6
Fußball	leichtes »Kicken«	7
Fußball	wettkampforientiert	10
Golf		4,8
Gymnastik	Standardgymnastik	3,8
Handball		12
Inlineskating		7,5
Jazzdance		5
Joggen		7
Judo		10,3
Kanu fahren	Camping/Freizeit	4
Kanu fahren	mit Ballast	7
Karate		10,3
Kegeln/Bowling		3
Klettern	am Felsen	7,5
Krafttraining	Freihantel, an Geräten, Bodybuilding	6
Laufen	querfeldein	9
Laufen	17,5 km/h	16
Minigolf		3
Mountainbiken		8,5
Nordic Walking	8 km/h	9,5
Pilates		3

BEWEGUNGSART	INTENSITÄT	MET
Radfahren, Ergometer	50 W	3,5
Radfahren, Ergometer	150 W	8,8
Radfahren, Ergometer	250 W	14
Radfahren	15 km/h	5,8
Radfahren	25 km/h	10
Radfahren	› 32 km/h	15,8
Reiten, Schritt		3,8
Reiten, Trab		5,8
Reiten, Galopp		7,3
Rodeln		7
Rudern	100 W, normale Intensität	7
Rudern	200 W, hohe Intensität	12
Schlittschuhlaufen	‹ 15 km/h	5,5
Schlittschuhlaufen	› 15 km/h, schnell	9
Schwimmen (Brust)	Freizeit	10
Schwimmen (Kraulen)	55 m/min, moderat	8,3
Schwimmen (Kraulen)	80 m/min	10
Seilspringen	langsam	8
Seilspringen	moderat	10
Seilspringen	schnell	12
Skateboard, Wettkampf		6
Ski alpin	leicht	4,3
Skilanglauf	4 km/h	6,8
Skilanglauf	8–12,6 km/h	12,5
Snowboard	leicht	4,3
Squash, Wettkampf		12
Streetball		8
Taekwondo		10
Tai Chi		3
Tanzen	allgemein/Flamenco, Bauchtanz usw.	4,5
Tanzen, klassisch		3
Tauchen		7
Tennis		7,3
Tischtennis		4
Volleyball		4
Volleyball	wettkampforientiert	6
Walking	4 km/h	3
Walking	8 km/h	8,3
Wandern		7
Yoga		2,5
Zirkeltraing		8

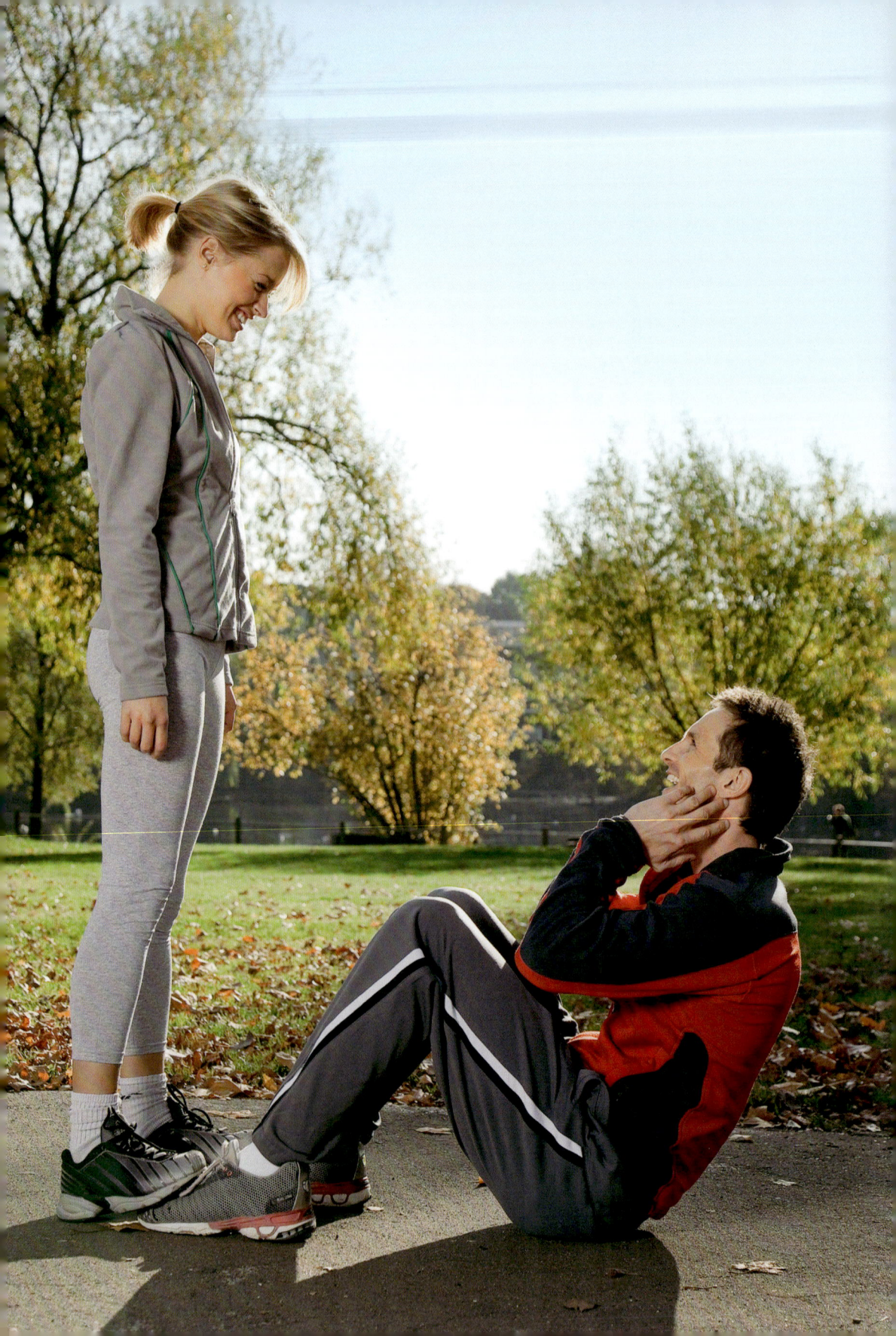

DEN STOFFWECHSEL POSITIV BEEINFLUSSEN

Muskeln, Myokine, Mitochondrien: Das sind die »Zauberworte«, die Sie kennen sollten, wenn Sie Ihren Stoffwechsel auf Trab bringen wollen. Lernen Sie die Funktionen dieser wichtigen Stellschrauben kennen und nutzen Sie sie auf Ihrem Weg zum Turbo-Stoffwechsel.

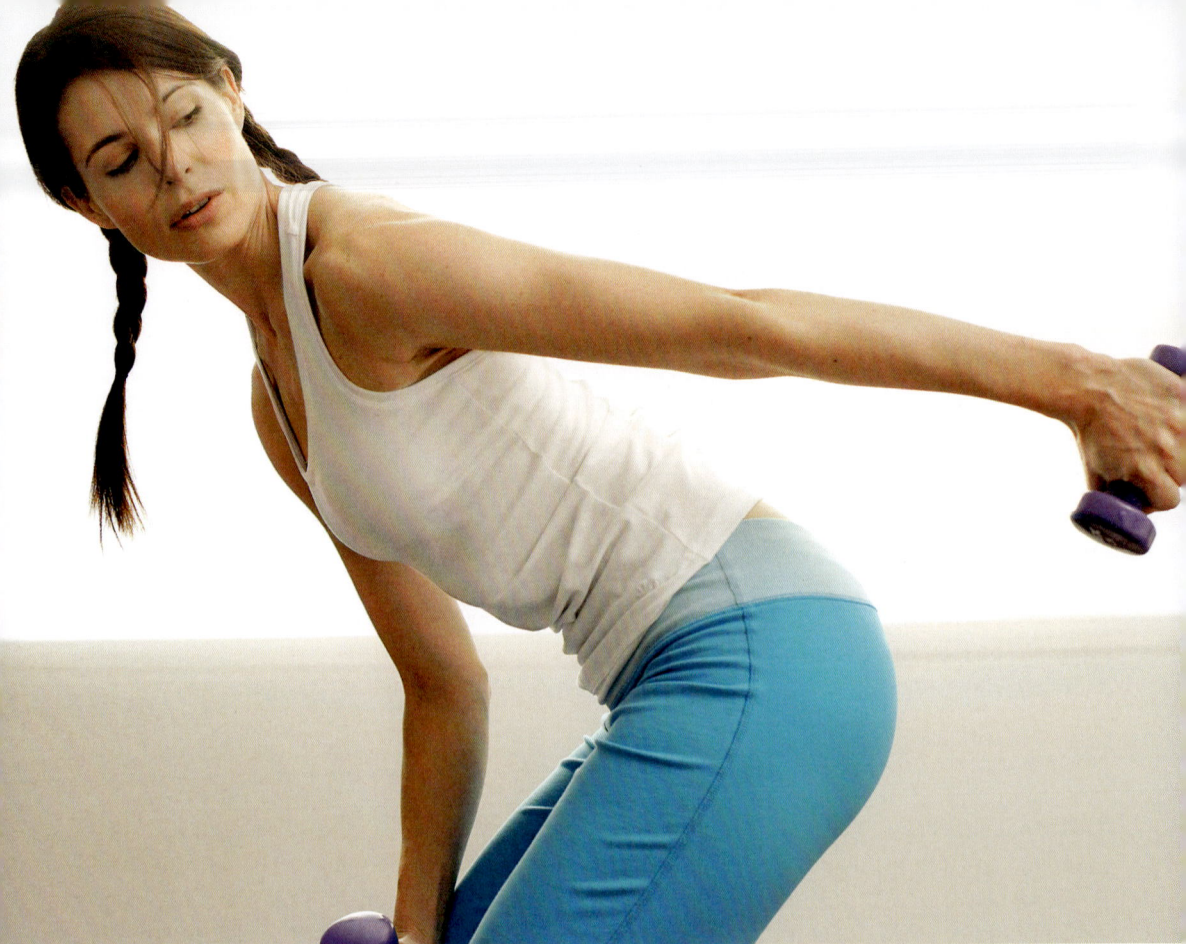

MUSKULATUR – WICHTIGSTES ORGAN DES STOFFWECHSELS

Vielleicht sind Sie überrascht, dass die Muskulatur als Organ bezeichnet wird, und dann auch noch als Organ des Stoffwechsels. Muskeln sind doch für die Bewegung zuständig? Das stimmt, aber Muskeln können eben noch viel mehr. Sie verbrennen auch dann Energie, wenn Sie in Ruhe auf der Couch liegen. Denn Muskeln sind stoffwechselaktiv. Das bedeutet, dass im Inneren der Muskelzellen der Stoffwechsel ständig auf Touren läuft. Fette werden ver-

brannt und dem Körper für seine grundlegenden Funktionen zur Verfügung gestellt, etwa fürs Atmen und Verdauen. Das funktioniert aber nur, wenn überhaupt Muskeln vorhanden sind.

Unsere Muskulatur verbraucht in Ruhe etwa 30-mal mehr Energie als unser Fettgewebe. Nur ein Kilogramm »neue« Muskelmasse würde daher genügen, den Verbrauch des Stoffwechsels, also den Grundumsatz (siehe ab Seite 28), um mindestens 50 bis 70 Kilokalorien pro Tag zu erhöhen. Das hört sich zunächst nicht viel an. Im Laufe eines Jahres summiert sich das aber auf etwa drei Kilo Körperfett. Sie verschwinden, ohne dass Sie mehr dafür tun müssen, einfach nur beim Rumliegen. Wenn Sie sich dazu noch mehr bewegen, sind auch deutlich mehr als diese drei Kilo drin.

Vielleicht ist Ihnen ja auch schon aufgefallen, dass Menschen mit mehr Muskeln weniger frieren? Spätestens beim Vergleich von Männern und Frauen wird uns das deutlich vor Augen geführt. Frauen frieren einfach deswegen schneller, weil ihnen im Vergleich zu Männern im Mittel 15 Prozent Muskelmasse fehlen. Diese Muskeln fehlen bei der Wärmeentwicklung im Körper, denn Muskeln sind dauerhaft warm. Ihnen geht es nur bei 36 bis 38 °C richtig gut. Menschen mit mehr Muskeln haben eine höhere Körpertemperatur, weil dies ein aktiver Stoffwechsel mit sich bringt. Selbst im Schlaf wird dann mehr Energie verbrannt und weniger gefroren. Und ein Grad mehr Körpertemperatur verbraucht sogar mehr Energie als eine abendliche Walkingrunde von 45 Minten Dauer – den Muskeln sei Dank! Doch schauen wir einmal genauer hin, was die Muskeln zu diesem wichtigsten Organ des Stoffwechsels macht.

MUSKELN HABEN GANZ UNTERSCHIEDLICHE AUFGABEN

Der menschliche Körper ist mit 656 Muskeln ausgestattet, die uns fast alles machen lassen, was wir wollen. Das mag recht viel erscheinen, ist es aber nicht. Ein Elefant besitzt alleine in seinem Rüssel etwa 40.000 Muskeln. Um feine, abgestimmte Muskelkontraktionen auszuführen, sind nämlich viele Muskeln von Vorteil, die separat angesteuert werden können und dadurch filigrane Bewegungen ermöglichen. Deshalb hat der Mensch zum Beispiel ganz viele Muskeln im Gesicht, um seine Mimik so richtig auszuleben – was viele andere Säugetiere gar nicht können. Allein 40 Muskeln sind nötig, wenn wir die Stirn runzeln.

Überhaupt sind die menschlichen Muskeln gar nicht so sehr auf große Kraftentfaltung angelegt. Wir wollen und müssen mit unseren relativ wenigen Muskeln sowohl feinfühlig als auch grob vorgehen. Dabei bleibt die Kraft auf der Strecke, weshalb wir im Vergleich vielen anderen Säugetieren in dieser Hinsicht deutlich unterlegen sind. Affen, insbesondere die Familie der Menschenaffen, sind zum Beispiel viel kräftiger: Ein Schimpanse ist viermal stärker als ein Mensch. Unser Nervensystem und unsere Muskeln sind eher auf »Feinmechanik« getrimmt. Verantwortlich dafür ist ihr spezieller Aufbau. Die Muskelfasern, aus denen die einzelnen Muskeln zusammengesetzt sind, haben eine charakteristische Farbe und diese teilt die Muskulatur in zwei Gruppen:

- **die roten Muskelfasern,** die gut durchblutet sind und vor allem bei allen ausdauernden und feinmotorischen Aktivitäten gebraucht werden, etwa beim Einfädeln eines Fadens in eine Nadel;
- **die weißen,** meist recht großen und weniger gut durchbluteten Muskelfasern, die besonders dann aktiv sind, wenn kräftiger zugepackt werden muss oder schwere Gegenstände bewegt werden. Auch bei schnellen Reaktionen oder Sprints sind gerade diese »schnellen« Fasern aktiv.

Wie viele weiße und rote Muskelfasern jeder Mensch besitzt, ist im Wesentlichen genetisch festgelegt. Auch zwischen den einzelnen Muskeln in Ihrem Körper ist die

Rot-Weiß-Verteilung nie gleich. So gibt es etwa im Bereich des Oberkörpers mehr »ausdauernde« Muskelgruppen und beispielsweise in den Beinen mehr »kräftige« Muskeln. Das Ausdauer- oder das Muskelprogramm für den Turbo-Stoffwechsel werden natürlich nicht Ihr genetisches Muster verändern. Aber wir müssen, um den Stoffwechsel zu aktivieren, immer beide Fasertypen im Blick haben. Denn beide, die roten und die weißen Fasern, brauchen Reize, die speziell auf sie und ihre Bedürfnisse ausgerichtet sind.

WIE SICH DIE MUSKULATUR IM LAUF DES LEBENS VERÄNDERT

Wenn wir auf die Welt kommen, dann machen die Muskeln nur etwa 20 Prozent unseres Körpergewichts aus. Mehr als 20 bis 25 Prozent sind zu dem Zeitpunkt Fettmasse,

der Rest Knochen und Wasser. Das Wachstum verändert dieses Verhältnis in Richtung Muskelmasse, sodass sich nach der Pubertät bei Männern 45 bis 55 und bei Frauen etwa 35 bis 45 Prozent Muskelmasse messen lassen. Dies zeigt, dass wir die Muskelmasse beim Erwachsenwerden um das 30-Fache erhöhen, während sich die Gesamtkörpermasse nur um das 20-Fache verändert. Wenn wir älter werden, nimmt bei den meisten Menschen die Muskulatur wieder ab und der Anteil des Körperfetts steigt. Das muss aber nicht zwangsläufig in Übergewicht münden, wie der Vergleich mit Menschen zeigt, die ihr ganzes Leben lang Sport treiben: Auch bei ihnen nimmt das Fettgewebe im Laufe der Jahre zwar zu, aber es liegt mit über 60 Jahren gerade mal im Bereich der etwa 30-jährigen Durchschnittsmenschen. Der Grund dafür: Der Stoffwechsel eines Sportlers ist einfach schneller und verbrennt die zugeführten Nahrungsnährstoffe effektiver.

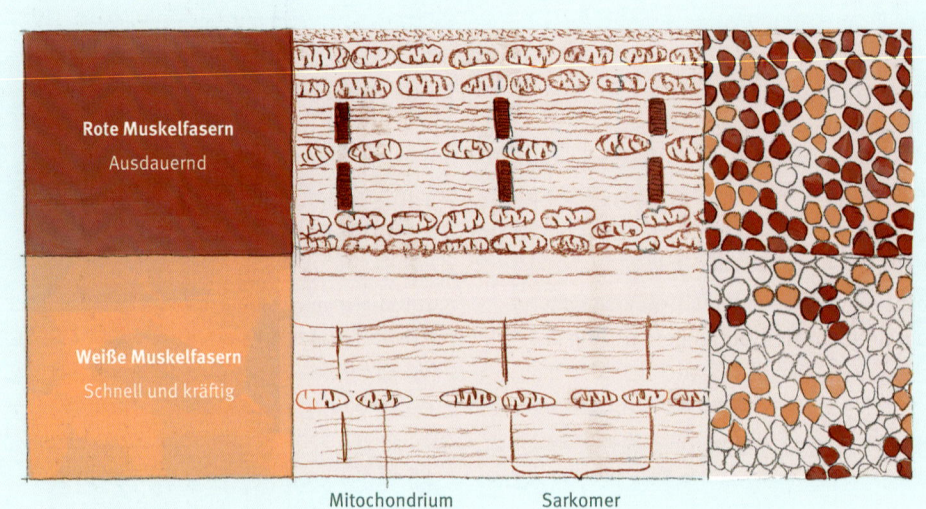

Rote Muskelfasern
Ausdauernd

Weiße Muskelfasern
Schnell und kräftig

Mitochondrium   Sarkomer

Damit der Stoffwechsel auf Turbo schalten kann, brauchen weiße und rote Fasern gezielte Reize durch Ausdauer- und Krafttraining.

Männer und Frauen sind nicht gleich

Auch wenn wir uns im Laufe der Jahre zu einem »Muskelpaket« entwickeln, liegen Frauen immer etwa 10 bis 15 Prozent hinter der Muskelmasse der Männer zurück. Das hat die Natur so eingerichtet, damit Frauen ihren erhöhten Energiebedarf während der Schwangerschaft und in der Zeit des Stillens notfalls aus den eigenen Fettdepots an Bauch, Oberschenkeln und Gesäß decken können. Männer sind also mit einem deutlich besseren Motor ausgestattet, der auch den Stoffwechsel-Turbo intensiver antreiben kann. Denn Muskeln sind der größte Energieverwerter unseres Stoffwechsels und damit hauptverantwortlich dafür, wie viel Energie wir tagein, tagaus brauchen und vor allem verbrennen. Ohne Muskeln also keine Verbrennung und ein »lahmer« Stoffwechsel.

SO KOMMEN UNSERE MUSKELN AN DIE ENERGIE

Damit der Muskel sowohl schnelle, intensive Aktivitäten und Kontraktionen als auch lang andauernde Belastungen durchführen kann, hat die Natur sich völlig unterschiedliche Stoffwechselarten ausgedacht. Welchen Weg der Energiebereitstellung der Stoffwechsel geht, hängt dabei davon ab, ob ausreichend Sauerstoff für die Energiegewinnung aus Kohlenhydraten oder Fetten zur Verfügung steht – das nennen wir dann den »aeroben« (= sauerstoffreichen) Stoffwechsel – oder ob er unter Sauerstoffmangel die Energiebereitstellung garantieren muss. Wenn wir schnell die Treppe hochlaufen, lässt der »anaerobe« (= sauerstoffarme) Stoffwechsel uns hecheln und unsere Beine brennen. Gehen wir dagegen spazieren und unterhalten uns angeregt, ohne dass wir nach Luft schnappen müssen, arbeitet gerade der aerobe Stoffwechsel. Am Berg kann sich das dann unter Umständen ändern, wenn es anstrengend ist. Genau das ist eine der Meisterleistungen unseres Organismus: Er lässt uns nicht hängen, sondern schaltet stattdessen einfach einen anderen Motor an. Der aerobe Stoffwechsel läuft dabei in den Kraftwerken der Zelle ab, in den Mitochondrien (siehe ab Seite 54), während der anaerobe Prozess im sogenannten Zytoplasma stattfindet, der Grundbausubstanz jeder einzelnen Zelle. Innerhalb einer Zelle haben Sie also zwei völlig getrennt laufende Stoffwechselprozesse etabliert. Allerdings müssen Sie für die Entwicklung des Turbo-Stoffwechsels auch beide unanbhängig voneinander betrachten.

Wie der oxidative oder aerobe Stoffwechsel funktioniert, erfahren Sie später noch einmal gesondert. Denn die Mitochondrien, die wichtigen Kraftwerke der Muskelzelle, haben es verdient, dass wir uns den Kohlenhydrat- und Fettstoffwechsel genauer ansehen. Was beim anaeroben, sauerstoffarmen Stoffwechsel passiert, lesen Sie im Folgenden.

Der anaerobe Energieverbrauch im Zytoplasma

Innerhalb des Zytoplasmas werden die gesamten Stoffwechselprozesse der Zelle über bestimmte Enzyme gesteuert. Das Zytoplasma besteht zu 80 bis 85 Prozent aus Wasser, zu 10 bis 15 Prozent aus Proteinen und den Rest machen andere gelöste Substanzen wie Zucker, Fette und unser Erbgut aus. Dies dokumentiert eindrucksvoll die Bedeutung des Wassers sowie der Proteine für den Stoffwechsel. Deshalb spielt sowohl die ausreichende Versorgung mit Flüssigkeit (siehe ab

Seite 82) als auch eine eiweißreiche Ernährung (siehe ab Seite 69) beim Turbo-Stoffwechsel-Prinzip eine wichtige Rolle.

Für alle biochemischen Prozesse im Zytoplasma benötigen die Zellen ständig neue, frische Energie und Vitalstoffe. Hinzu kommen für die zellspezifischen Aufgaben (Leberzellen haben zum Beispiel andere Aufgaben als Muskelzellen) Stoffe, die unter anderem das Wachstum, den Auf- und Abbau, den Transport oder die Speicherung bestimmter lebenswichtiger Prozesse garantieren.

Das Zytoplasma ist dabei aufgebaut wie eine große Wohnung. Unterschiedliche Zimmer entstehen durch sogenannte Biomembranen, die die Räume in der Zelle voneinander abtrennen. In diesen winzigen Räumen, den Zellorganellen, laufen zum Teil sehr unterschiedliche Zellstoffwechsel ab. Dadurch

---

DIE ATP-PRODUKTION

Beim Erwachsenen entspricht die täglich auf- und abgebaute Menge an Adenosintriphosphat in etwa seiner Körpermasse. Eine 70 Kilo schwere Frau produziert ungefähr 35 Kilo ATP am Tag und verbrennt auch ungefähr diese Menge. Beim Training zum Turbo-Stoffwechsel kann diese Rate auf 0,5 Kilo ATP pro Minute ansteigen. Im Rahmen des 9-Minuten-Programms ab Seite 134 werden also 4,5 Kilo ATP produziert. Eine unvorstellbare Leistung, die selbstverständlich nur von einem intakten Stoffwechsel erbracht werden kann.

---

kann der Abbau der Kohlenhydrate für die anaerobe Energiegewinnung des Muskels parallel zu Wachstumsaufgaben ablaufen. Der im Zytoplasma ablaufende sauerstoffarme Stoffwechsel findet besonders in den weißen großen Muskelfasern statt, weshalb wir gerade diesen Fasern und deren Stoffwechselansprüchen mit unserem Muskeltrainingsprogramm gerecht werden können. Dies bedeutet, dass besonders zur Förderung dieser Stoffwechselqualität die Muskeln unbedingt auch sauerstoffarm trainiert werden müssen. Wie Sie das schaffen, erfahren Sie am Ende dieses Kapitels ab Seite 46.

Ohne Stoffwechsel kein Muskeltreibstoff

Der Stoffwechsel der Muskeln bringt den Muskelfasern den für die Kontraktion benötigten Treibstoff, die Energie. Sie besteht aus Kohlenhydraten (Glukose), Fettsäuren oder in kleinen Mengen auch Eiweiß. Die vom Blut gelieferten Nährstoffe enthalten zwar Energie (ein Gramm Fett zum Beispiel hat etwa sieben Kilokalorien), aber diese Energie ist chemisch noch nicht von den Zellen nutzbar. Kohlenhydrate oder Fette müssen also zunächst verbrannt werden, bevor der eigentliche Sprit für die Muskelzellen entstehen kann. Die bei der Verbrennung entstehende Energie – egal ob sie aus Zucker oder aus einer Fettsäure stammt oder ob sie mit oder ohne Sauerstoff in den Mitochondrien oder im Zytoplasma produziert wurde – bildet nämlich immer einen besonderen Treibstoff: das Adenosintriphosphat, allgemein nur ATP genannt. Dieses ATP wandert dann als Treibstoff von den Zellkraftwerken zu den Myofibrillen, den kleinsten Einheiten des Muskels, in denen die Arbeit erzeugt wird, sodass sich die Muskeln zusammenziehen. Je mehr ATP dem Muskel

Die Energie aus der Nahrung kann unser Körper nicht direkt nutzen. Sie muss zunächst in den Muskeln verbrannt und zu ATP umgewandelt werden. Bei der Spaltung eines ATP-Moleküls schließlich wird Energie freigesetzt, die die Zellen als Treibstoff nutzen können, zum Beispiel für Muskelkontraktionen und somit für Bewegung.

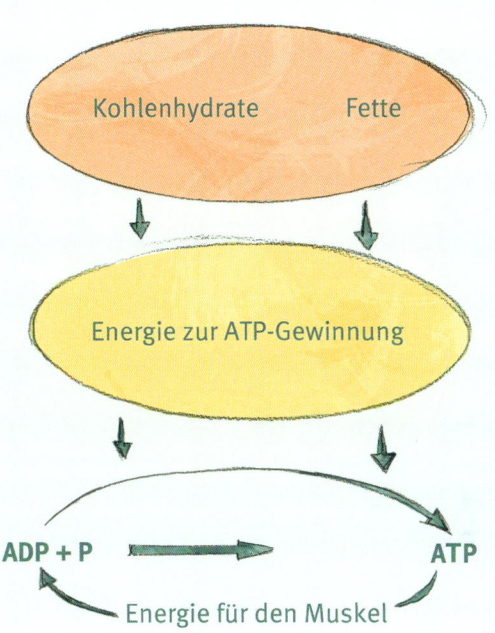

bereitgestellt wird, umso mehr Kraft kann er entwickeln. Doch dazu ist im Vorfeld ein Turbo-Verbrennungs-Stoffwechsel notwendig.

Adenosintriphosphat, der Treibstoff der Muskeln

Das ATP ist der universelle Treibstoff der Zelle, der für alle Lebenslagen herangezogen wird. Daher kann der Körper ihn aus den verschiedenen Nährstoffen selber produzieren. Ein ATP-Molekül besteht aus einem Adeninrest, dem Zucker Ribose und drei (=Tri) Phosphaten.

Mit ATP laufen aber nicht nur mechanische Prozesse wie die Muskelkontraktion ab. Die Zelle benötigt ATP auch für alle chemischen Prozesse sowie sämtliche Transportvorgänge. Die Bindung der drei Phosphate ist sehr energiereich. Sie wird durch enzymatische Prozesse hydrolytisch, also durch Reaktion mit Wasser, gespalten, sodass Adenosindiphosphat und Phosphat (ADP + P) entstehen. Bei dieser Spaltung wird Energie frei, die dann von den Muskeln oder anderen Zellen genutzt werden kann. ATP ist zum Beispiel ein Ausgangsstoff der sogenannten Kinasen, einer bestimmten Gruppe von phosphatübertragenden Enzymen, die im gesamten Stoffwechsel eine beherrschende Rolle spielen. Ohne ATP ist keinerlei Stoffwechsel möglich.

Aus den bei der Spaltung entstehenden »Resten« und der damit verbundenen Energieabgabe bildet die Zelle ihr eigenes ATP wieder auf ein Neues, denn der ATP-Vorrat in einer Muskelzelle reicht nur für maximal zwei bis drei Kontraktionen. Es ist also ein ständiger Auf- und Abbauprozess, wenn Muskeln aktiv sind. Das macht den Turbo-Stoffwechsel aus.

MUSKELN BRAUCHEN TÄGLICH PFLEGE

Muskeln benötigen täglich Zuwendung und »Pflege«, um alle Aufgaben für Sie erfüllen zu können und vor allem um sich wohl zu fühlen. Dabei ist das Wichtigste, dass sie gebraucht werden, sonst fühlen sie sich vernachlässigt, vereinsamen irgendwann und sind dann bald ganz verschwunden. Muskeln bleiben uns also nur dann erhalten und stehen uns nur dann treu zu Diensten, wenn wir sie täglich nutzen und uns ihrer bedienen. Es ist wie mit einem Auto, das wir ausschließlich in der Garage stehen lassen.

Da Muskeln unser stoffwechselaktivstes Organ sind, werden sie argwöhnisch von allen anderen Organen und ganz besonders auch vom Gehirn beobachtet, wenn es um die Verteilung der vorhandenen Nährstoffe geht. Das ist wie unter Geschwistern: Am Tisch hört die Bruderschaft auf und jeder trachtet nach dem größten Bissen. Wenn Muskeln, die Vielesser, nur noch faulenzen und kaum gebraucht werden, verlieren die anderen Organe die Geduld. Und der ständige Kampf um die Nährstoffe geht für die inaktiven Muskeln schlecht aus. Sie verlieren an Terrain und werden, ganz besonders in Phasen der Energieknappheit, einfach geopfert und abgebaut. Das Motto für die Muskeln lautet also: Nur wenn sie genutzt werden, dann bleiben sie uns erhalten: Use it or loose it!

Das ist ganz besonders dramatisch, wenn man aufgrund einer Erkrankung bettlägerig oder immobil ist. Dann nämlich schreitet der Abbau der Muskeln rasant voran. Muskeln verlieren binnen zwei Wochen um bis zu 35 Prozent ihrer Kraft und Leistungsfähigkeit, wie wissenschaftliche Studien zeigen konnten. Mit dem Abbau der Muskulatur einher geht ein massiver Verlust an Stoffwechselaktivität, die dadurch nachhaltig verlangsamt wird. Das wiedergutzumachen, kostet richtig viel Mühe. Deswegen werden Patienten heutzutage viel eher wieder aus dem Bett »geworfen« als früher. Aber nicht nur Immobilität, sondern auch zu wenig Muskelaktivität im Alltag lässt Muskeln schwinden. Zwar schreitet dieser Muskelschwund durch Nichtnutzung langsamer voran, er ist aber genauso gravierend. Dabei lassen wir uns angesichts der immer geringer werdenden körperlichen Leistungsfähigkeit allerlei Ausreden einfallen – wobei die häufigste wohl ist: »Ich werde alt, das kann ich nicht mehr so wie früher.« Der einzig wahre Grund für das Schwinden der Muskulatur ist jedoch ihre Unterforderung. Unsere Muskeln bleiben ein Leben lang leistungsfähig und stoffwechselaktiv, wenn wir sie regelmäßig nutzen!

MUSKELN WOLLEN ARBEITEN

Da Muskelzellen ständig repariert und erneuert werden, sind selbst die ältesten Zellen unserer Muskulatur »nur« etwa 15 Jahre alt. Muskeln sind also ständig in der Pubertät und können, ja müssen daher täglich gefordert werden – und zwar möglichst bis ins hohe Alter. Das ist das einzige und beste Pflegeprogramm für sie. Unterstützend für die Muskulatur wirken außerdem die richtige Ernährung, ausreichendes Trinken und seelische Ausgeglichenheit durch regelmäßige Entspannung.

DIE BEWEGUNGSPYRAMIDE

Ohne ausreichende körperliche Aktivität kann der Stoffwechsel nie in den Turbo schalten. Dabei helfen schon alltägliche Aktivitäten in Schwung zu kommen. Auch regelmäßige Sporteinheiten sind wichtig – sowohl Ausdauer als auch Kraft, damit rote und weiße Muskelfasen gefordert werden. Denn die Muskeln sind das stoffwechselaktivste Organ des Körpers. Ohne sie läuft gar nichts.

Selten

Sitzende Tätigkeiten
(> 1 Stunde),
Computerspiele,
Fernsehen, Internetsurfen

2- bis 3-mal pro Woche

Aktiv sein mit
Freunden/Familie,
Freizeitaktivitäten,
Klettern, Bergsteigen,
Mountainbiken,
Pilates, Turnen,
Gymnastik, Yoga,
Tai Chi

Kräftigungsübungen für
große Muskelgruppen
(mindestens 10 Minuten):
Bauch, Po, Oberschenkel,
Rücken, Brust, etc.;
Beweglichkeits- und
Koordinationsübungen,
z. B. Balancieren, Dehnen

2- bis 5-mal pro Woche

Sport, bei dem Atem und Herzfrequenz gesteigert
werden; Ausdauersport (mindestens 20 bis 30 Minuten):
Jogging, Walking, Radfahren, Schwimmen, Wandern,
Tanzen; Sportspiele, z. B. Fußball, Basketball

Entspannung,
Regeneration (min-
destens 20 Minuten

Die tägliche Basis (mindestens 30 Minuten täglich)

Körperliche Aktivität mit moderater Belastung → möglichst viele Wege zu Fuß zurücklegen,
3–5 Treppen steigen statt Lift oder Rolltreppe fahren, Fahrrad statt Auto oder Bus, Spaziergang
oder Spielplatz statt Fernseher, eine Station früher aus Bus oder U-Bahn aussteigen und zu Fuß
nach Hause gehen, im Haushalt und Garten arbeiten, mit den Kindern spielen

Ausgewogene Ernährung und ausreichend Schlaf
Viel trinken (30 ml pro kg Körpergewicht)

Entspannung und Stressmanagement

Vergiftung und Übersäuerung meiden

Muskeln sind anspruchsvoll und sehr harmoniebedürftig. Nur wenn die Nährstoffe wie in einem See frischen Wassers mit der richtigen Temperierung bereitgehalten werden und die Qualität dieser Nährstoffe ihren Ansprüchen genügt, fühlen sie sich wohl. Giftstoffe aus Nahrungsmitteln, aus industrieller Fertigung, aufgrund von Umweltbelastungen oder auch starker, dauerhafter Überforderung mit anschließender Übersäuerung mögen Muskeln gar nicht. Derartige Giftstoffe behindern die Stoffwechselaktivität, weil sie die Zellen schädigen, Membranen zerstören und damit die Zellkommunikation behindern oder die notwendige Osmose für den Stoffaustausch einschränken. Umso wichtiger ist, dass Giftstoffe aus Nahrungsmitteln oder der Umwelt gar nicht erst die Muskelzellen erreichen. Denn diese »Spitzensportler« unseres Organismus sind darauf angewiesen, dass sie nur das Beste bekommen. Schließlich wollen wir von ihnen ja auch das Beste.

Schädliche Milchsäure

Ganz besonders ungern haben Muskeln eine dauerhafte »Übersäuerung«, die meist durch eine muskuläre Überforderung im Alltag und eine gleichzeitige Sauerstoffunterversorgung entsteht. Bereits eine muskuläre Anspannung von weniger als 40 Prozent der Leistungsfähigkeit eines Muskels lässt die Durchblutung versiegen. Denn der Druck der Muskelfasern bei der Anspannung verschließt die versorgenden Blutgefäße im Innern des Muskels fast vollständig. Sauerstoffnot und Nährstoffdefizite sind die Folge. Wenn Muskeln unter diesen Umständen dennoch arbeiten müssen, können sie sich nur helfen, indem sie anaerob Energie produzieren. Als Endprodukt dieses Vorgangs fällt Milchsäure an, das Laktat. Es übersäuert den Muskel, weil kein Stoffaustausch mehr erfolgen kann.

Kurzfristig ist das gar kein Problem. Im Sport etwa ist Laktat ein typisches Endprodukt sportlicher Höchstleistungen. Im normalen Alltag und besonders wenn die Übersäuerung nicht zurückgeführt und neutralisiert wird, kann sie jedoch langfristig zum Problem werden. Wenn Sie viel am Computer arbeiten, können Ihre Schulter-Nacken-Muskeln wahrscheinlich ein Lied davon singen: Die täglich durch das dauerhafte Anwinkeln und gleichzeitige Hochziehen der Arme übersäuerte Muskulatur verspannt sich zunächst schmerzhaft. Wenn Sie darauf nicht zumindest mit leichter Bewegung reagieren, baut der Muskel sich intern um. Aus stoffwechselaktiven, aber übersäuerten Muskelfasern entstehen dann sogenannte Myogelosen. Das sind schmerzhafte, tastbare Verdickungen, die keine aktiven Muskelzellen mehr sind, sondern von »passivem« Bindegewebe durchzogen sind. Eine einseitige Belastung wie am Computer kann also zu massiven Veränderungen und Umbauprozessen in den Muskeln führen, weil diese eine dauerhaft saure Umgebung nicht mögen. Dagegen helfen nur eine frühzeitige Lockerung der Verspannungen, ausreichende Sauerstoffversorgung, Stoffwechselaktivierung durch Wärme und ganz viele leichte Bewegungsreize.

Muskeln sind sehr »emotional«

Ganz besonders problematisch wird es, wenn zu der muskulären Belastung auch noch psychische Beanspruchungen hinzukommen. Denn Muskeln reagieren ganz empfindlich auf Stress, Sorgen, Ängste, aber auch auf Freude und Glück. Denken Sie nur an folgende Situationen: Wenn wir Angst haben oder uns unsicher fühlen, ducken wir uns unbewusst und ziehen den Kopf zwischen die Schultern. Bei Ärger spannen sich unsere Muskeln an bis hin zu Muskelverspannungen – sogar im Kieferbereich. Wenn wir dagegen glücklich sind, fühlen sich auch unsere Muskeln locker und entspannt an. Muskeln haben nämlich einen direkten Draht zum Gehirn, zu unseren Gedanken und Gefühlen. Geht es uns schlecht, dann geht es auch der Muskulatur schlecht. Zum Glück ist es aber umgekehrt ebenso: Geht es uns gut, geht es auch den Muskeln gut.

Wenn wir also gestresst sind, führt dies in der Regel zu einer dauerhaften leichten Anspannung der Muskulatur. Langfristig wirkt dies wie ein Sauerstoffmangel oder auch ein Nährstoffmangel. In kurzer Zeit sind dann alle Reserven verbraucht und die ATP-Menge ist auf ein Minimum gesunken. Die Muskeln werden hart und härter. In den Zellen der Muskeln steigt zusätzlich die Ansammlung schädlicher Stoffe an, sodass die Zellen extrem leiden und eventuell sogar absterben. Im Zytoplasma entsteht durch emotionale Belastungen ein saurer pH-Wert (= Azidose), der letztlich sogar den Fettstoffwechsel komplett behindert. Denn Fette schmelzen nicht in einer sauren, sauerstoffarmen Umgebung.

Entspannung ist wichtig

Muskeln sind also richtige Sensibelchen und wenn es Ihnen nicht gut geht, dann verändert sich der Zellstoffwechsel und damit die Stoffwechselrate. Denken Sie deshalb immer auch an ausreichende Entspannungsmöglichkeiten, an Dinge, die Ihnen Freude bereiten, wenn Sie Ihren Muskeln etwas Gutes tun wollen. Denn nur entspannte und glückliche Muskeln können einen wesentlichen Beitrag zum Turbo-Stoffwechsel leisten.

Wenn Ihnen Entspannung schwerfällt, dann versuchen Sie es doch mit einer Entspannungstechnik, die direkt auch auf die Muskeln wirkt, wie zum Beispiel Yoga oder Tai Chi. Beides sind sehr bewusste Bewegungsformen, die aber wunderbar entspannen und entstressen und dabei gleichzeitig durch die Muskelkontraktionen auch den Blutfluss stimulieren. Und die Zellen können wieder tief durchatmen!

MUSKELENTSPANNUNG

Eine bewährte Entspannungsmethode, die ebenfalls direkt auf die Muskulatur wirkt und ohne Vorkenntnisse angewandt werden kann, ist die Progressive Muskelentspannung nach Jacobson (PMR). Dazu gehen Sie nach und nach alle Körperteile durch – von den Füßen über Waden, Oberschenkel, Po, Hände, Unter- und Oberarme bis zum Kopf – spannen die Partie für jeweils fünf Sekunden an, lassen wieder los und spüren dann etwa 30 Sekunden die Entspannung, bevor Sie zur nächsten Muskelgruppe gehen. Anfangs üben Sie am besten im Liegen. Wenn Sie mit der PMR vertraut sind, können Sie auch im Sitzen oder Stehen einzelne Muskelgruppen anspannen (zum Beispiel im Büro).

DIE TOP 12 FÜR TÄGLICHE MUSKELPFLEGE

Unsere Muskeln sind wertvolles Gesundheitskapital und dementsprechend sollten wir sie auch behandeln. Dann bleiben wir nicht
nur lange leistungsfähig, sondern auch schön schlank.

1. MUSKELN WOLLEN ETWAS TUN

Jeder Muskel braucht seine tägliche Arbeit. Deshalb sollten Sie alle Muskeln
mindestens einmal täglich maximal anspannen oder das 9-Minuten-Workout
ab Seite 134 machen. Das 8-Wochen-
Programm verschafft Ihnen die nötige
Fitness dazu.

2. REGELMÄSSIG AKTIV WERDEN

Bewegen Sie sich so oft und so lange wie
möglich. Schon Stehen ist besser als Sitzen, damit der Stoffwechsel ansteigt (ein
Durchschnittsmensch verbraucht im Sitzen etwa ein Gramm Fett pro Stunde, im
Stehen sind es schon zwei). Durch jede
Muskelaktivität werden Myokine (siehe
ab Seite 48) ausgeschüttet, die inneren
Organe stimuliert – und dem Speicherfett geht es an den Kragen.

3. ES MUSS BRENNEN

Lassen Sie Ihre Muskeln bei jedem Training mindestens einmal richtig »brennen«. Besonders die Beinmuskulatur
und die Gesäßmuskeln sollten Sie gut
beanspruchen (zum Beispiel indem Sie
beim Treppensteigen immer zwei Stufen
auf einmal nehmen). Dann können diese
großen Muskeln wachsen und Ihnen
mehr aktive Masse bringen.

4. BELASTUNG MUSS SEIN

Scheuen Sie sich nicht, Ihren Muskeln
gelegentlich auch schwere Belastungen
zuzumuten. Gerade die großen weißen
Muskelfasern brauchen regelmäßig intensive muskuläre Belastungen. Tragen
Sie also ruhig den Wasserkasten die
Treppe hoch oder zum Parkplatz.

5. TÄGLICH 30 MINUTEN BEWEGUNG

Für die roten Muskelfasern und vor allem für eine gute Durchblutung und den
Stoffaustausch sollten Sie sich regelmäßig, am besten mindestens dreimal täglich, zehn Minuten ausdauernd bewegen.
Vielleicht schaffen Sie es ja sogar, in der
Mittagspause oder am Abend mehr als
30 Minuten am Stück zu »trotten« (siehe
ab Seite 105).

6. AEROBES TRAINING

Muskeln müssen täglich mit ganz viel
Sauerstoff versorgt werden, sonst leiden
die Zellen an Sauerstoffnot. Aerobe Belastungen wie Spazierengehen, Walking
oder Trotting, aber auch Radfahren und
Schwimmen verpassen ihnen den le-
bensnotwendigen Sauerstoff. Darüber
hinaus lernen die Zellen beim Ausdauersport, vermehrt Fettsäuren zu verbrennen – und knacken so die Depots. Denn
gerade für die Verbrennung der Fette ist
das Sauerstoffangebot in den Mitochondrien absolute Voraussetzung und Notwendigkeit.

7. DAS ZYTOPLASMA IN GANG BRINGEN

Regen Sie täglich den Zellstoffwechsel im Zytoplasma an und lassen Sie den Muskel richtig brennen, damit die Zelle lernt, schnell auch diesen energiefordernden Prozess der Energiebereitstellung zu nutzen. Er versorgt die großen, energiefressenden Zellen und aktiviert dadurch den Muskelstoffwechsel so richtig.

8. ABWECHSLUNGSREICH ESSEN

Versorgen Sie Ihre Muskeln jeden Tag mit allen Nähr- und Vitalstoffen. Sie brauchen ein Rundum-Menü an Energie- und Aufbaustoffen, damit sie ihre Leistung erbringen können und damit der Körper sie nicht »wegknabbert«. Diäten sind für Muskeln ein absolutes No-Go. Lassen Sie die Finger davon und tanken Sie ausreichend Nährstoff-Sprit für stoffwechselaktive und leistungsfähige Muskeln.

9. EIWEISS IST WICHTIG

Geben Sie Ihren Muskeln, speziell an den Trainingstagen, ihre Lieblingsspeise: Eiweiß. Nur dann können sie wachsen, sich reparieren und regenerieren. Je nach Alter sollen es 1 bis 1,8 Gramm Eiweiß pro Kilogramm Körpergewicht sein (siehe ab Seite 69).

10. VIEL TRINKEN

Trinken Sie über den Tag verteilt reichlich Wasser. Denn nur Wasser gewährleistet die reibungslose Bereitstellung von Energie und Vitalstoffen, leistet den Transport in und aus der Zelle heraus und garantiert, dass Muskelzellen miteinander kommunizieren. Diese Kommunikation unter den Zellen sichert, dass sie sich gegenseitig helfen.

11. DIE LYMPHE ANREGEN

Recken und strecken Sie sich morgens im Bett und lassen Sie die Lymphe fließen. Dadurch unterstützen Sie den schnellen Abtransport unerwünschter Gift- und Abfallprodukte und die Muskelzelle kann wieder tief durchatmen und Sauerstoff tanken.

Streichen Sie auch abends, wenn Sie zur Ruhe kommen, mit ganz leichtem Druck an den Lymphbahnen entlang der Innenseiten von Beinen und Armen sowie in Leiste und Achsel.

12. JEDEN TAG ENTSPANNEN

Wenn die Muskulatur verspannt ist, erreichen die Nährstoffe nicht jede Muskelzelle. Lösen Sie daher durch Lockerung und Entspannung gerade abends nach einem anstrengenden Arbeitstag Ihre müden Muskeln. Dadurch regen Sie den Stoffwechsel an, die Stoffe können wieder ungehindert fließen und »Abfallprodukte« werden aus dem Körper getrieben. Wenn wieder genügend ATP in jeder Zelle ist, werden die Muskeln wieder weich und geschmeidig, denn ATP ist ein wahrer »Weichmacher«.

Kleiner Tipp: Damit Muskeln locker werden, spannen Sie sie zunächst – auch wenn es paradox klingt – maximal für drei bis fünf Sekunden an. Danach lässt sich die Muskulatur viel leichter entspannen. An besonders kalten Tagen helfen auch ein entspannendes Bad oder ein Saunabesuch.

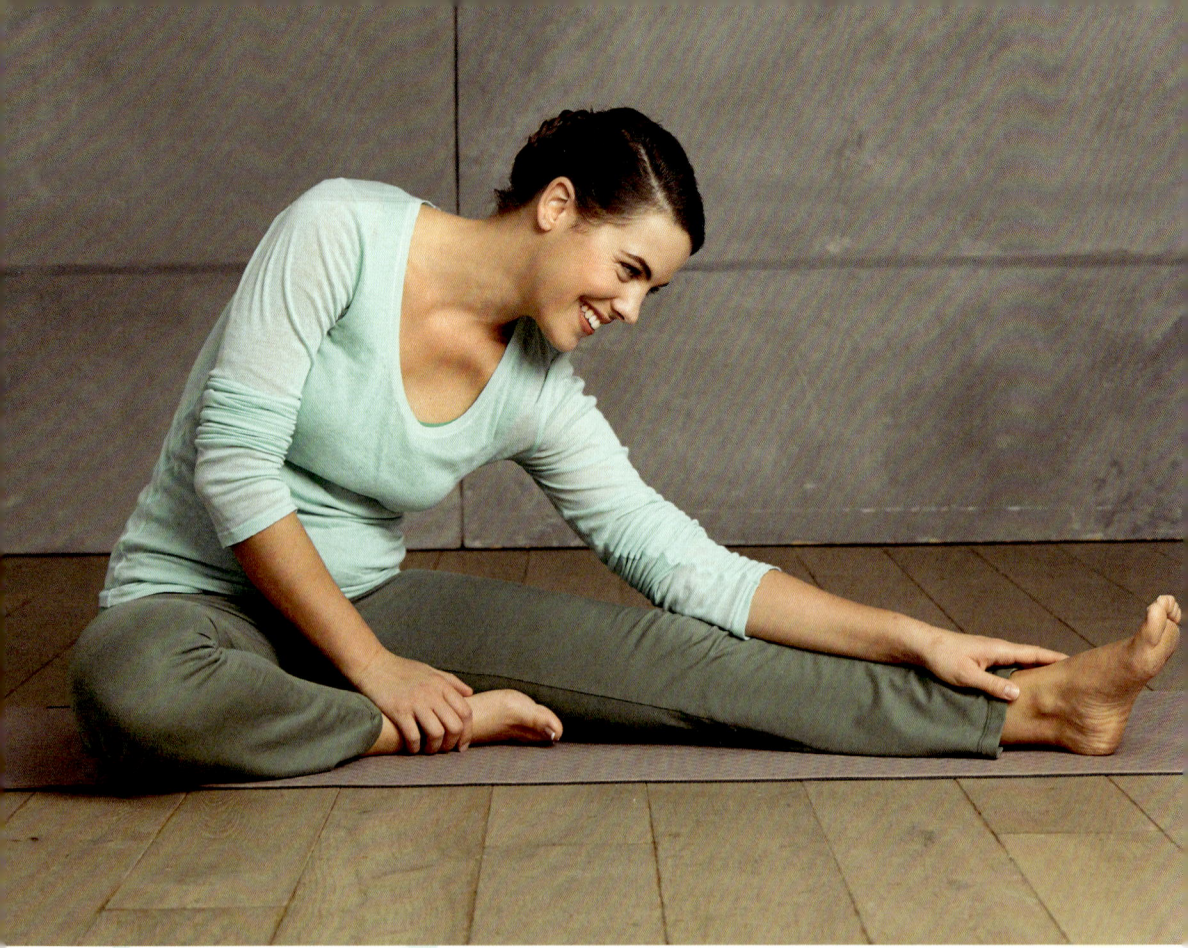

MYOKINE –
DIE WUNDERWAFFEN

Man weiß schon seit Langem, dass Training, Sport und körperliche Aktivität bei vielen Erkrankungen helfen und sogar vor chronischen Erkrankungen schützen können. Und auch gegen das Übergewicht wird Bewegung seit Jahrzehnten empfohlen, wobei der Schwerpunkt, leider, lange immer nur auf den höheren kalorischen Verbrauch reduziert wurde. Denn erst vor nicht einmal zehn Jahren öffnete die dänische Zellbiologin Bente Pedersen der Forschung die Augen und veröffentlichte eine ganze Reihe an spannenden Studien, denen weitere Publikationen aus anderen Ländern folgten. Bis zur Entdeckung war nämlich noch völlig unklar, wie körperliche Aktivität und speziell die muskuläre Kontraktion auf die physiologischen und metabolischen Effekte und Veränderungen im Körper einwirkt. Doch genau dies muss man wissen, um letzendlich ein geeignetes Rezept gegen die Pfunde zu finden.

WICHTIGE BOTENSTOFFE DER MUSKULATUR

Spannend wurde es, als die Forscher feststellten, dass der Stoffwechsel der Leber und besonders der Zuckerstoffwechsel sich direkt durch körperliche Aktivität beeinflussen lassen. Und vor allem auch, als gezeigt werden konnte, dass gerade Fettgewebe bei Muskelarbeit viel mehr Fette in die Blutbahn entlassen und der Verbrennung zuführen kann. Bis dahin war aber immer noch nicht geklärt, was diesen Prozess im Körper so gezielt auslöst und was den Leberstoffwechsel aktiviert oder den Fettzellen den Befehl gibt, die Fette wieder freizulassen.

Bis Bente Pedersen 2007 hormonähnliche Botenstoffe in den Muskeln entdeckte, denen sie den Namen Myokine gab, abgeleitet von den griechischen Wörtern »Mys« für Muskel und »kinos« für Bewegung. Denn Pedersen fand heraus, dass nur aktive, sich kontrahierende Muskeln diese Substanzen produzieren. Muskelarbeit ist eben nicht nur Kalorienverbrauch, sondern lässt mit den Myokinen echte »Überredungskünstler« in unserem Körper sprießen, die andere Gewebearten, Organe und Systeme dazu bringen, Dinge zu tun, die sie von allein nie gemacht hätten. Niemals würde es der Organismus ohne Myokine schaffen, das Speicherfett in braunes Energiefett umzuwandeln.

Muskeln sind also ein endokrines Organ, dessen Leistung und Leistungsfähigkeit wir gar nicht hoch genug einschätzen können. Und genau deswegen reicht es auch nicht aus, wenn Sie nur weniger essen. Da es die Boten aus den Muskeln bisher nicht als Pille gibt, müssen Sie sie selbst herstellen, indem Sie Bewegung in Ihrem Alltag und Ihre Freizeit bringen – mit Spazierengehen, Gartenarbeit, Treppensteigen oder gezielt mit dem 8-Wochen-Programm für den Turbo-Stoffwechsel ab Seite 98.

Wie viele Myokine gibt es?

Inzwischen hat die Forschung Myokine als eine Unterart der Interleukine definiert, bestimmte Botenstoffe des Immunsystems. Die Forscher gehen heute davon aus, dass es rund 400 unterschiedliche Myokine gibt, die letztlich unseren Blick auf Bewegung und Sport verändern (müssen!). Von diesen Botenstoffen wurde bis jetzt jedoch nur ein gutes Dutzend genauer erforscht.

Die bisher bekannten Myokine wirken auf ganz unterschiedliche Bereiche im Organismus. Was die bekannten und die unbekannten Botenstoffe aber eint, ist die Tatsache, dass sie in der Muskulatur bei Bewegung gebildet werden. Das ist auch der Grund, warum Bewegung so viele unterschiedliche positive Effekte auf die Gesundheit hat. Denn dass Bewegung nicht nur beim Abnehmen hilft, sondern auch bei vielen gesundheitlichen Problemen wie Bluthochdruck und Diabetes, bei Depressionen und Demenz, ja sogar bei Krebs positiv wirkt, ist schon lange Bestandteil des medizinischen Alltags, auch wenn die Ursache dafür bisher

KÜRZEL FÜR INTERLEUKINE

Die Interleukine werden mit IL abgekürzt und in der Reihenfolge ihrer Entdeckung durchnummeriert. Nicht alle Interleukine sind auch Myokine.

nicht bekannt war. Mit weiteren Untersuchungen rund um die Myokine wird die Zellforschung nach und nach noch mehr Licht in dieses Dunkel bringen.

DAS ERSTE MYOKIN: TAUSENDSASSA INTERLEUKIN 6

Zuerst fiel den Forschern das Interleukin 6 (IL-6) ins Auge, das für sich allein schon eine Menge im Körper bewirkt. IL-6 wird durch kräftige und intensive Muskelbeanspruchungen produziert: Die Aktivierung der Muskulatur kann die IL-6-Konzentration um mehr als das 100-Fache steigern. Hören Sie allerdings mit der Muskelarbeit wieder auf, fällt der Spiegel auch rasch wieder ab. Doch wenn Sie im Folgenden lesen, was IL-6 alles kann, werden Sie die Bewegungstipps in diesem Buch mit anderen Augen sehen und hoffentlich auch umsetzen.

INSULINRESISTENZ

Wenn wir langfristig zu viele Kohlenhydrate und damit Zucker zu uns nehmen, ist das mehr als die Mitochondrien in den Zellen verarbeiten können. Damit die Zellkraftwerke nicht »überhitzen«, schützen sich die Zellen, indem sie ihre Andockstellen für Insulin einziehen. Das Insulin kann die Zellen nicht mehr »öffnen«, um den Zucker in sie zu schleusen. Die Zellen sind insulinresistent.

IL-6 bewirkt vor allem in der Leber eine vermehrte Produktion des sogenannten Akute-Phase-Proteins. Dieses zeigt an, dass nach muskulärer Arbeit das Immunsystem durch die Bewegung angeregt wurde und verstärkt mit Stoffwechsel- und Reparatur-Mechanismen beschäftigt ist. Das ist aber noch nicht alles: Die Forschergruppe um Bente Pedersen konnte nachweisen, dass sogar die Gencodes durch die Muskelarbeit so verändert werden, dass sie dauerhaft einen höheren Energieverbrauch zulassen. Dieser Effekt war umso größer, je weniger Glykogen in den Muskeln vorhanden war. Das heißt, dass erschöpfte Muskeln heftigere Reaktionen des IL-6 auslösen. Was für eine Nachricht im Hinblick auf einen Turbo-Stoffwechsel!

Den Insulinstoffwechsel optimieren

In einigen australischen Studien konnte darüber hinaus auch gezeigt werden, dass sogar der Insulinstoffwechsel, der heutztage so oft aus dem Ruder läuft und häufig für Übergewicht verantwortlich ist, durch Bewegung wieder auf die richtige Bahn gebracht werden kann. Denn IL-6 lässt die Insulin-Sensitivität Ihrer Zellen wieder deutlich steigen und wirkt damit einer Insulinresistenz entgegen. Zellen, die bisher dicht gemacht haben, sind durch Muskelarbeit bereit, neuen Zucker aufzunehmen, weil Insulin seine Arbeit wieder erfüllen und die Zellen aufschließen kann. Ihr Körper muss so die bisher überflüssigen Nährstoffe nicht mehr als Speckröllchen speichern, sondern kann sie verwerten. Muskelarbeit und das dabei ausgeschüttete IL-6 reduzieren also das Risiko einer Störung des Zuckerstoffwechsels und können sogar Diabetikern wieder Hoffnung machen, ihr Gesundheitsproblem in den Griff

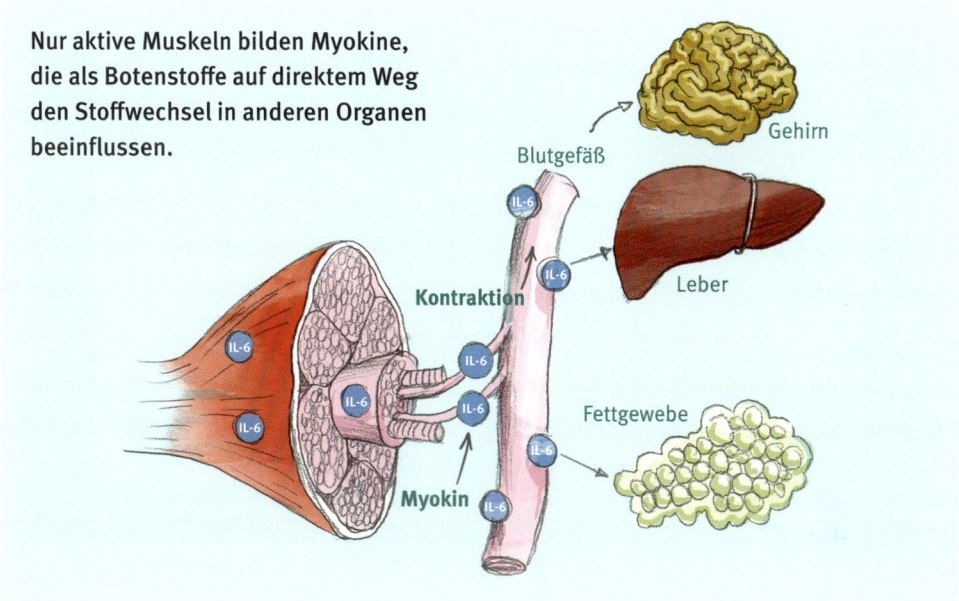

Nur aktive Muskeln bilden Myokine, die als Botenstoffe auf direktem Weg den Stoffwechsel in anderen Organen beeinflussen.

zu bekommen. Der Muskel wird dadurch zu einem »hormonell aktiven Organ«. Diese Beobachtung verhilft der Wissenschaft und gerade der Stoffwechselforschung zu einem völlig neuen Blick.

Bewegte Muskeln gehen Fetten an den Kragen

Spektakulär sind die neuesten Forschungsergebnisse aus Australien und Skandinavien auch hinsichtlich des Fettstoffwechsels: Der Anstieg von IL-6 im Organismus durch Muskelarbeit führt zu einer deutlichen Aktivierung der Lipolyse, also der Fettverdauung, und der Fett-Oxidation, der Fettverbrennung. Verantwortlich dafür ist biochemisch betrachtet speziell die Verbindung von IL-6 und AMPK (AMP-activated-protein-kinase), einem Protein, das die Zellen vor Energiemangel schützt. AMPK regt direkt die Fettsäuren-Oxidation an und

fördert die Glukoseaufnahme der Zellen. lL-6 aktiviert dabei die AMPK-Produktion nicht nur im Muskel, sondern sogar direkt im Fettgewebe. Das heißt, Muskelarbeit lässt durch AMPK die Fettzellen genau dort schmelzen, wo sie am meisten stören. Das kann keine Diät und keine noch so gesunde Ernährungsform schaffen, dafür sind eben die Muskeln zuständig. Die guten alten Bauch-Beine-Po-Kurse waren also goldrichtig, auch wenn noch niemand wusste, warum.

Warum aktiv werden sich lohnt

Damit keine Missverständnisse entstehen: IL-6 wird in einem bewegungsarmen Alltag nur in kleinen Mengen ausgeschüttet und kann dann natürlich gegen Fettpolster nichts ausrichten. Aber bei Muskelarbeit geht es richtig los! Gerade das gefährliche Fett in der Bauchregion wird nur durch die Arbeit von Interleukin 6 verbrannt.

INTERLEUKIN 8: FÜR EINE BESSERE DURCHBLUTUNG

Der Botenstoff Interleukin 6 ist nur eines von vielen vergleichbar wirksamen Myokinen. Man kennt inzwischen auch andere Myokine, die beim Abnehmen helfen. Auch Interleukin 8 (IL-8) zum Beispiel ist ein Myokin. Man könnte es den Durchbluter nennen, weil es an der Neubildung von Blutgefäßen beteiligt ist. Bei muskulärer Arbeit nimmt die Ausschüttung des IL-8 stetig zu. Und genau diese führt dazu, dass IL-8 lokal die Bildung der Blutgefäße fördert. Dadurch wird einerseits die Sauerstoffversorgung der trainierenden Muskeln dauerhaft gestärkt, andererseits werden die Stoffwechselrate und der Energieumsatz massiv angeregt. Klingt das nicht schon sehr nach Turbo-Stoffwechsel?

Wenn Sie durch Bewegung die Ausschüttung von Interleukin 8 (IL-8) steigern, helfen Sie außerdem Ihrem Immunsystem: IL-8 schickt vermehrt weiße Blutkörperchen, Leukozyten, in entzündetes Gewebe und unterstützt dann den Entzündungsprozess.

MYONECTIN (CTRP-15): DER FETTKILLER

Eine Forschergruppe aus Baltimore in den USA entdeckte erst kürzlich das »neue« Myokin CTRP-15, das besonders gezielt die Fettoxidation fördert. Das sogenannte Myonectin entsteht in den Vorläuferzellen der Muskelfasern, den Myotuben, und wird durch die Aktivierung der Skelettmuskeln aufgebaut. Es spielt eine ganz besondere Rolle im Stoffwechsel: Bei einer Diät, also einer »Unterversorgung« der Organe und

somit einer Absenkung des Grundumsatzes, sinkt die Konzentration von Myonectin dramatisch. Von Fettverbrennung kann dann keine Rede mehr sein. Das Gute aber ist: Wenn Sie sich bewegen, steigt der Myonectin-Spiegel wieder dauerhaft und rasch an. In diesem Zusammenhang entdeckten die Forscher einen völlig neuen Regelkreis des Stoffwechsels. Dieser zeigt, dass Muskeln direkt mit dem Fettstoffwechsel verbunden sind. Vor allem aber stimuliert Myonectin direkt die Fettverbrennung aus dem Bauchfett und führt die dort gezielt rekrutierten Fettsäuren sofort der Verbrennung in den Muskeln zu. Das geschieht aber nur dann, wenn die Muskeln aktiv sind und Sie Ihrem Körper ausreichend Nährstoffe zuführen.

INTERLEUKIN 15: DER BODYBUILDER

Auch das IL-15 outete sich bei den Untersuchungen der Forscherin Bente Pedersen aus Dänemark als Myokin, und zwar als eins, das Muskeln wachsen lässt. IL-15 hat nämlich einen anabolen, also aufbauenden Effekt. Das heißt, die Muskeln wachsen vermehrt, wenn IL-15 vorhanden ist, und stimulieren durch diesen Aufbaueffekt direkt auch die Stoffwechselrate. Gleichzeitig wird die Fettmasse unmittelbar reduziert. Dabei zielt auch IL-15 direkt auf das tief liegende gefährliche Bauchfett (Viszeralfett) und viel weniger auf das Fettgewebe unter der Haut ab. Der Grund dafür ist noch nicht klar. Man vermutet aber, dass IL-15 das viszerale Fett »verändert« und somit schneller und effizienter nutzbar macht.

Die Forscher konnten auch zeigen, dass IL-15 bei der Zellkommunikation von Muskeln und Fettzellen hilft. Wenn Muskeln

Energie in Form von Fett brauchen, dann informiert der Botenstoff IL-15 die Fettzellen darüber, dass der Muskel Hunger hat und schickt anschließend Energie dorthin.

BDNF: DAS TURBO-MYOKIN

BDNF (Brain-derived Neurotrophic Factor) ist ein Neurotrophin und zählt zur Familie der Wachstumsfaktoren des Körpers. Es wird vom Gehirn produziert und dient in erster Linie dem Wachstum von Nervenzellen und deren Verbindungen (Synapsen). BDNF kommt aber nicht nur im Gehirn, sondern auch in zahlreichen anderen Zelltypen des Körpers vor und regt dort das Wachstum an – auch in Muskelzellen. Außerdem spielt es sowohl eine große Rolle im zentralen als auch im direkten Stoffwechsel der Muskulatur. Es zeigte sich in vielen Studien, dass BDNF bei muskulärer Arbeit verstärkt in den aktiven Muskeln zu messen ist und dort die Fettverbrennung fördert.

FIBROBLAST-WACHSTUMSFAKTOR: DER INSULINHELFER

Forschungen des Wissenschaftlers Kenneth Walsh aus Südengland haben gerade in den letzten Jahren zur Entdeckung neuer Myokine geführt. Zu ihnen zählt auch das FGF-21 (Fibroblast Growth Factor 21), ein spezielles Protein, das die Insulinreaktion des Stoffwechsels reguliert. Da es bei Muskelarbeit zunehmend aktiviert werden kann, wurde FGF-21 den Myokinen zugeordnet.

Der besondere Effekt von FGF-21 liegt darin, dass es dem Insulin hilft, die Glukose aus der Blutbahn in die Zellen aufzunehmen, wo sie verbrannt werden kann. Es ist daher gerade für alle Menschen mit Störungen des Zuckerstoffwechsels, bei Diabetes oder Insulinresistenz der Zellen interessant.

PGC-1-ALPHA: DER FETTUMWANDLER

Peroxisome Proliferator-activated Receptor-γ Coactivator 1α (kurz PGC-1α) spielt eine ganz wichtige Rolle bei der Regelung des Zellstoffwechsels. Es wird besonders stark bei Kälte, aber auch bei muskulärer Arbeit aktiviert. Gerade beim Ausdauertraining stimuliert es die Entwicklung der Kraftwerke des Zellstoffwechsels, der Mitochondrien, und fördert den Aufbau der roten Muskelfasern. Außerdem ist es direkt in den Kohlenhydrat- und Fettstoffwechsel eingebunden. PGC-1α stimuliert aber auch direkt ein spezielles Protein: das Irisin. Eine Gruppe um den schwedischen Biologen Poritus Bostroem konnte zeigen, dass Irisin vor allem das träge weiße Speicherfett in aktives braunes Fett umwandelt. Dadurch wird das weiße Fett dem Energiestoffwechsel direkt zugeführt und kann verbrannt werden. Zudem sorgt das durch PGC-1α stimulierte Irisin auch dafür, dass die Körperzellen wieder besser auf Insulin reagieren und dadurch schnell an den Zucker gelangen, bevor er als Fett auf der Hüfte landet.

Die schwedischen Wissenschaftler konnten zeigen, dass sich durch gezieltes Ausdauertraining die Irisin-Konzentration im Körper um 100 Prozent steigern lässt. Auch ein Muskeltraining wird vergleichbare Effekte nach sich ziehen. Genau deswegen beinhaltet das 8-Wochen-Programm ab Seite 98 beide Trainingsformen: Ausdauer und Kraft.

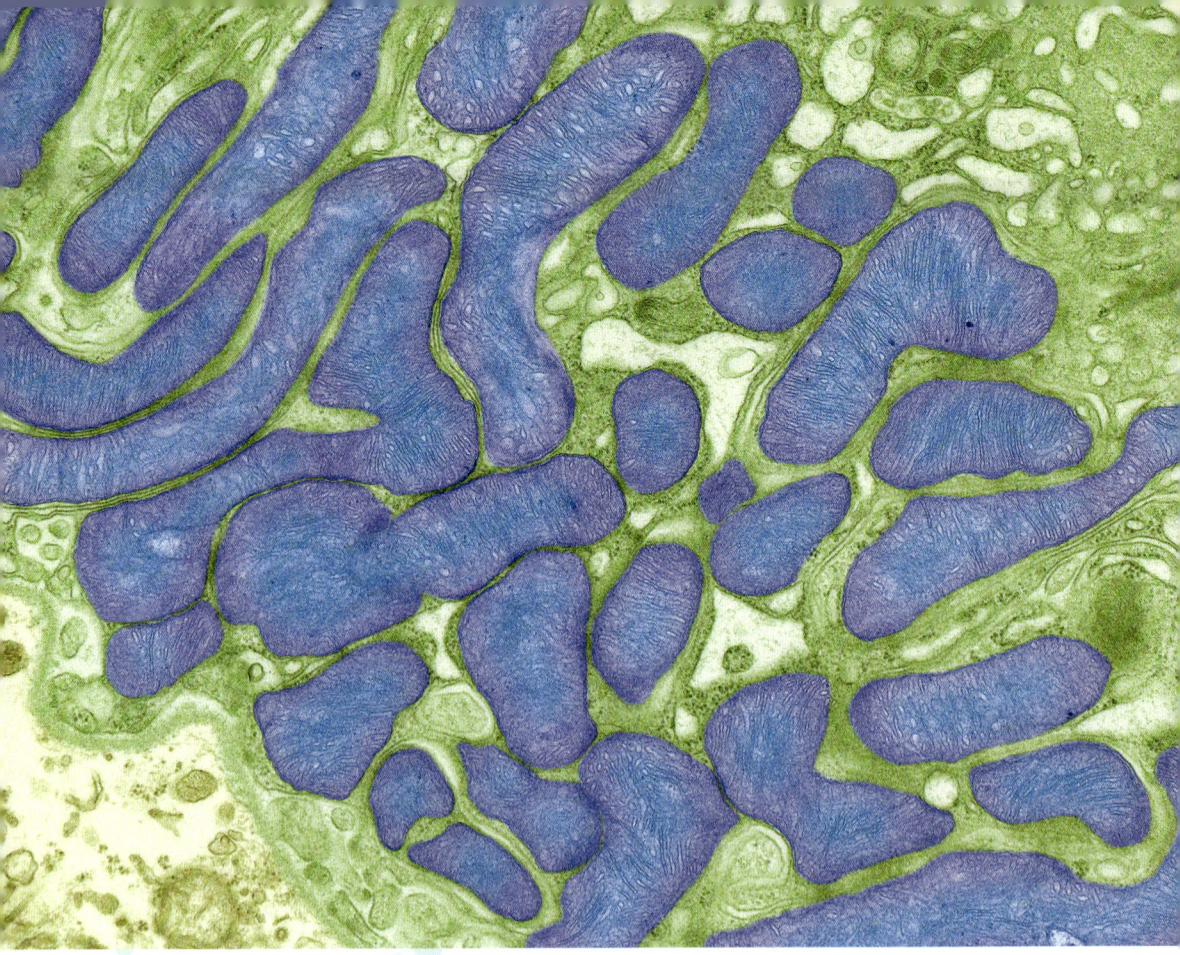

DIE ZELLE BRAUCHT
MEHR KRAFTWERKE

Ganz Deutschland verfügt über etwa 700 Kraftwerke, die mit Braunkohle, Kernkraft, Wind oder Wasser betrieben werden und uns rund um die Uhr mit Energie versorgen. Über solche Zahlen lachen unsere Zellen nur. Allein in einer einzigen Leberzelle finden sich bei uns etwa 6000 Mitochondrien, in einer normalen Muskelzelle sind es rund 1000. Das reicht doch, meinen Sie vielleicht. Wieso sollte man da für noch mehr Kraftwerke in den Zellen plädieren? Ganz einfach:

Je stoffwechselaktiver eine Zelle ist, umso mehr Mitochondrien besitzt sie, und je mehr Kraftwerke eine Zelle besitzt, umso eher läuft der Stoffwechsel im Turbo. Dementsprechend führt eine Aktivierung der Muskulatur und damit des Stoffwechsels in einer Zelle zu einer mehr oder weniger deutlichen Zunahme der Anzahl der Mitochondrien. Langläufer besitzen in jeder Muskelzelle etwa 2000 bis 3000 Mitochondrien, weil sie mehr Energie benötigen. Das heißt, dass speziell

Ausdauertraining die Anzahl der kleinen Kraftwerke erhöht, weil die Zelle mehr Energie bereitstellen muss. Dieser Vorteil ist aber eben nicht nur während der sportlichen Belastung spürbar, sondern auch in Ruhe. Mehr Kraftwerke mit mehr Leistungsfähigkeit sind auch in Ruhe richtige Energiefresser, also Kalorienverbraucher. Auch hier hilft der Vergleich mit Autos: Ein Rennwagen verbraucht auch im Schritttempo mehr Energie als ein Kleinwagen. Mehr Mitochondrien bedeuten entsprechend, dass die Zelle auch mehr PS besitzt und damit der Stoffwechsel viel mehr Leistung erbringt. Mit mehr Mitochondrien geht es also zum Turbo-Stoffwechsel.

MITOCHONDRIEN, UNSERE ENERGIE-PRODUZENTEN

Aber was hat es eigentlich genau auf sich mit diesen winzigen Körperkraftwerken? Mitochondrien sind Organellen, die in nahezu jeder unserer 60 Billionen Zellen vorkommen und mit etwa zwei bis acht Mikrometer nur ungefähr so groß wie Bakterien sind. Trotzdem spielen sich fast alle sauerstoffverbrauchenden Reaktionen der Zelle, zum Beispiel wenn Sie walken oder radeln, in diesen »Energieumwandlern« ab. Die Mitochondrien besitzen ein eigenes Genom in Form großer, ringförmig angeordneter DNA-Moleküle, die alle wichtigen Erbinformationen enthalten. Mitochondrien bestehen aus einer inneren und einer äußeren Membran. Beide Häutchen sind in punkto Funktion und biochemischer Zusammensetzung unterschiedlich. Die äußere Membran umschließt das gesamte »Kraftwerk« und enthält winzige Kanäle, die dem Austausch von Molekülen zwischen den Mitochondrien und dem Zytosol, der Zellflüssigkeit, dienen. Die innere Membran dient unter anderem der Herstellung von Energie. Hier werden mithilfe des Sauerstoffs aus der Atemluft Kohlenhydrate, Fette und Aminosäuren verbrannt. Man nennt dies den oxidativen Stoffwechsel, bei dem ATP entsteht, die wichtigste energiereiche Verbindung unseres Stoffwechsels, über deren Bedeutung Sie bereits ab Seite 40 gelesen haben und die als Energiequelle für Muskelarbeit oder andere Aktivitäten herangezogen wird. Die innere Mebran ist somit der stoffwechselaktive Bereich des Mitochondriums. Da dazu ein hoher, intensiver Stoffaustausch notwendig ist, finden sich hier zahlreiche Transportproteine.

Sport fördert die Verbrennung

Wenn Sie aktiv werden, können Sie diesen Prozess unterstützen. Die Energieumwandlung in der Zelle mithilfe von Sauerstoff ist dabei abhängig von der Intensität und Dauer

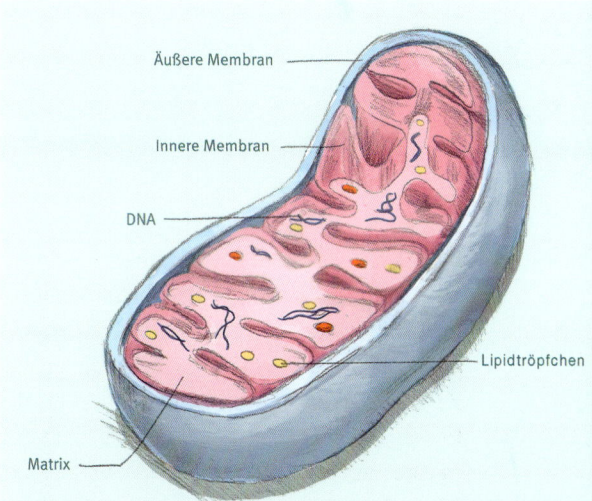

Mitochondrien sind Brennöfen und Kraftwerke, deren Anzahl sich durch das Turbo-Aktiv-Programm fast verdoppeln lässt.

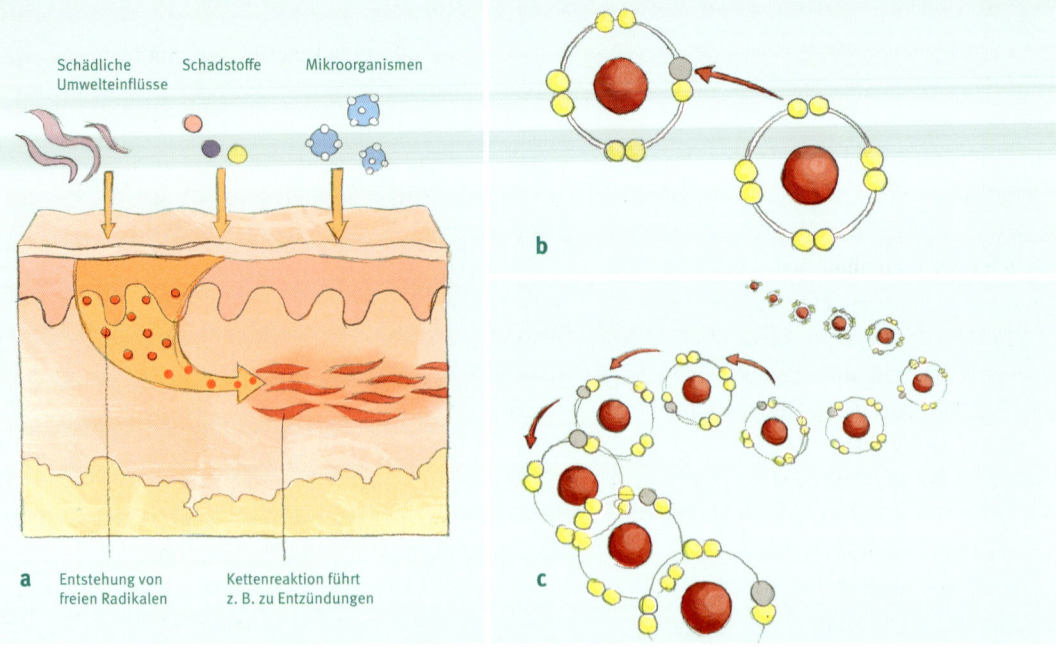

b

a   Entstehung von freien Radikalen   Kettenreaktion führt z. B. zu Entzündungen   c

Freie Radikale, deren Entstehung durch schlechte Umwelteinflüsse begünstigt werden (a), entziehen intakten Molekülen ein Elektron (b), das es sich beim nächsten Molekül »zurückholt«. Dadurch wird eine Kettenreaktion ausgelöst (c), die zum Beispiel Entzündungen fördert und die Haut schneller altern lässt.

körperlicher Beanspruchung. Ausdauerbelastungen, wie zum Beispiel Trotting (siehe ab Seite 105), benötigen mehr Energie und verbrauchen damit mehr Fette und Kohlenhydrate in der Zelle als wenn Sie sitzen oder gar liegen. Genau dieses Wissen sollten Sie sich für die Entwicklung des Turbo-Stoffwechsels zunutze machen. Wenn Sie die Mitochondrien durch ein sauerstoffreiches Ausdauertraining fordern, passt sich die Zelle daran an: Die Mitochondrien vermehren sich dann, um mehr Energie produzieren zu können. Dabei werden die jungen, neuen Mitochondrien nicht neu gebildet, sondern entstehen, indem sich die Mutterzelle (»quer«-)teilt. Durch Training und regelmäßige Belastung entsteht also eine Kopie eines bereits existierenden Mitochondriums, bei der auch die enthaltene Erbsubstanz, das Genom, »mitvererbt« wird.

Wenn oxidativer Stress die Vermehrung stört

Der größte Gegner dieser Teilungsprozesse und Vermehrung ist der oxidative Stress. Die in der Atmungskette entstehenden freien Radikale schädigen besonders die mitochondriale DNA (Träger der Erbinformation; siehe Grafik). Die Folge dieser Schädigung ist eine fehlerhafte Kopie der Tochterzelle. Manche Wissenschaftler sehen genau darin die Ursache für das Altern der Zellen. Der endgültige Beweis für diese These steht aber noch aus. Sicher ist jedoch, dass durch die fehlerhafte Kopie des neuen Mitochondriums die Stoffwechsellage negativ beeinflusst wird. Also weg mit all jenen Dingen, die die Entstehung des oxidativen Stress begünstigen: Tabakgenuss, starke Sonnenbestrahlung und Hitze, Autoabgase, Smog, Medikamente, Drogen.

WAS MITOCHONDRIEN BRAUCHEN

Täglich entstehen allein bei der Energie-gewinnung durch die Mitochondrien etwa 10.000 freie Radikale pro Zelle. Und bei ei-nem gesunden Organismus stellt dies auch kein Problem dar. Voraussetzung dafür ist allerdings ein intaktes »Radikalfänger-Sys-tem«. Dazu produziert der Organismus aus den Nähr- und Vitalstoffen, die wir täglich mit der Nahrung aufnehmen, seine eigenen Radikalfänger, auch Antioxidanzien genannt. Dabei werden grundsätzlich zwei Typen von Radikalfängern unterschieden:

- Antioxidative Enzyme machen freie Radikale unschädlich, indem sie diese einfangen und zersetzen. Diese Form der Antioxidanzien bildet der Körper selbst mithilfe von wichtigen Spurenelementen wie Zink, Selen und Eisen, die wir daher täglich mit der Nahrung zum Schutz der Mitochondrien aufnehmen sollten.
- Neutralisiert werden die Radikale vom zweiten Typ, indem er ihnen einfach ein Elektron übergibt, ohne dabei selbst zu ei-nem Radikal zu werden. Die wichtigsten Antioxidanzien dieses Typus sind die Vita-mine A, C und E, Betakarotin sowie die Flavonoide, sekundäre Pflanzenstoffe, die für das Aussehen und den Geruch von Obst und Gemüse verantwortlich sind. Auch die Liponsäure und pflanzliche Polyphenole (zum Beispiel das Resveratrol im Rotwein) sollen laut Studien dafür geeignet sein.

Wunderwaffe Glutathion

Die Wunderwaffe im Kampf gegen die frei-en Radikale und zum Schutz der Mitochon-drien ist das sogenannte Glutathion, denn es kann Elektronen auf die Radikale über-tragen und sie somit »entwaffnen«. Zudem repariert es andere Radikalfänger wie das Vitamin C oder E. Glutathion wird vom Körper aus den drei Aminosäuren Glutamin-säure, Cystein und Glycin gebildet.

Speziell innerhalb der roten Blutkörperchen, die den Sauerstoff durch den Körper trans-portieren, leistet das Glutathion herausragen-de Arbeit: Es verhindert den Abbau und Zerfall von bereits angegriffenen und ver-letzten Blutkörperchenmembranen, sodass diese »überleben« und ihre Arbeiten im Körper weiterhin verrichten können. Da-durch ist der Sauerstoffbedarf des Turbo-Stoffwechsels gesichert. Damit die Wunder-waffe ständig ausreichend zur Verfügung steht, ist eine eiweißreiche Ernährung Pflicht. Mit den Rezepten im 8-Wochen-Programm ab Seite 98 können Sie auf schmackhafte Art und Weise zum Schutz Ihrer winzigen Kraft-werke ausreichend Nährstoffe tanken.

HITLISTE DER RADIKALFÄNGER

Brombeeren	5,7
Walnüsse	3,7
Erdbeeren	3,6
Artischocken	3,5
Preiselbeeren	3,1
Kaffee	3,0
Himbeeren	2,9
Heidelbeeren	2,7
Roter Traubensaft	2,5
Sauerkirschen	2,2
Rotwein	2,2

(Lebensmittel mit dem höchsten Antoxidanzienanteil in mmol pro Portion)

DIE TOP 8 FÜR MEHR KRAFTWERKE

Damit die Mitochondrienzahl zunimmt, kommen Sie um Bewegung einfach
nicht herum. Allerdings spielt es auch eine Rolle, wie Sie trainieren.
Hier gibt es ein paar Dinge, die Sie beachten sollten.

1. REGELMÄSSIG TRAINIEREN

Regelmäßiges Ausdauertraining fördert
die Anzahl der Kraftwerke. Planen Sie
daher am besten ab sofort mindestens
dreimal pro Woche genug Zeit ein, um
30 Minuten, besser noch 45 bis 60 Minuten moderat zu walken, zu trotten oder
zu laufen (siehe Trainingsprogramm ab
Seite 102). Auch Radeln oder Schwimmen kurbelt das Mitochondrienwachs-
tum an. Wenn Sie sich allein nur schwer
aufraffen können, suchen Sie sich Mitstreiter im Freundes- oder Kollegenkreis.

2. MEHR BEWEGUNG IM ALLTAG

Steigern Sie Ihr alltägliches Bewegungs-
pensum und legen Sie möglichst viele
Strecken zu Fuß oder mit dem Fahrrad
zurück. Auf mindestens 30 Minuten sollten Sie auch hier kommen, entweder am
Stück oder aber in drei kleineren Portionen von mindestens 10 Minuten Länge.
Weniger darf es nicht sein, sonst können
sich die Stoffwechselprozesse nicht auf
die Belastung einstellen. Also: Lassen Sie
das Auto regelmäßig stehen oder parken
Sie zum Beispiel so weit vom Büro entfernt, dass Sie noch einen kurzen Fuß-
marsch vor sich haben. Wenn Sie mit
öffentlichen Verkehrsmitteln fahren,
können Sie einfach eine Station früher
aussteigen und den Rest laufen.

3. IM SAUERSTOFFMODUS TRAINIEREN

Führen Sie alle körperlichen Aktivitäten
so aus, dass den Mitochondrien ständig
ausreichend Sauerstoff zur Verfügung
steht. Im Klartext bedeutet das: Sie dürfen beim Training nicht aus der Puste
kommen, sonst schaltet der Körper auf
anaerobe Energiegewinnung ohne Sauerstoff um (siehe ab Seite 39) Am besten
merken Sie dies daran, dass Sie zwar ein
wenig intensiver atmen müssen, aber
sich ohne Problem noch unterhalten können. Wenn Sie laufen ohne zu schnaufen,
ist das Tempo richtig und die Mitochondrien können wunderbar arbeiten.

4. AUF DIE ATEMFREQUENZ ACHTEN

Als kleiner Tipp für die ausreichende
Sauerstoffzufuhr sollten Sie auf die
Atemfrequenz achten. Am besten ist es,
Sie atmen auf vier Schritte einmal aus
und dann auf vier Schritte wieder ein.
Dieser Rhythmus garantiert eine optimale Versorgung der Zellen und damit
auch für die Verbrennung der Fettsäuren. Wenn Sie es professioneller angehen
wollen, könen Sie auch mit einem Herz-
freuenzmesser trainieren und so exakt
ablesen, wann Ihr Körper im optimalen
Verbrennungsmodus arbeitet.

5. NICHTS ÜBERTREIBEN

Auch wenn Sie hoch motiviert sind: Viel hilft nicht immer viel. Sie sollten zwar regelmäßig einen gewissen Zeitraum über aktiv sein, es aber keinesfalls übertreiben. Nach jeder Trainingseinheit sollten Sie eine subjektive Unterforderung verspüren. Das heißt, Sie dürfen sich nicht auspowern, sondern sollten immer das Gefühl haben, dass es noch schneller und länger gegangen wäre. Überziehen Sie also niemals, denn die Mitochondrien mögen keine extremen Belastungen. Sie mögen es gemütlicher und arbeiten dann auch am besten. Dies gilt insbesondere, wenn Sie erst vor Kurzem mit dem Training angefangen haben oder erst starten wollen.

6. GENUG EIWEISS ESSEN

Essen Sie nach dem Training eiweißreich, damit Sie den Muskelzellen neue Baumaterialien zur Verfügung stellen. Denn während des Trainings wird nicht nur Energie verbraucht, sondern auch Gewebe angegriffen. Um Reparatur und Neuaufbau zu gewährleisten, ist die regelmäßige und zeitnahe Zufuhr von Proteinen notwendig (innerhalb von etwa zwei Stunden nach dem Training). Der Muskel bevorzugt dabei immer eine Mischung aller 20 Aminosäuren (Bausteine der Proteine). Denn wenn eine spezielle Aminosäure nicht in ausreichendem Maß vorliegt, werden auch die anderen Aminosäuren nicht oder kaum genutzt. So bestimmt das Verhältnis der Aminosäuren die biologische Qualität und Nutzbarkeit.

7. LÄNGER, NICHT SCHNELLER

Je besser Sie mit der Zeit werden, umso länger kann und sollte Ihre Trainingsrunde ausfallen, damit die positive Wirkung erhalten bleibt. Erhöhen Sie also nicht das Tempo, sondern die Dauer. Wenn Sie nicht schneller, sondern längern laufen, radeln oder schwimmen, verschiebt sich das Verhältnis des Energieverbrauchs von Kohlenhydraten und Fetten zugunsten der Fette. Das heißt: Je länger Sie aktiv sind, umso mehr bezieht Ihr Körper seine Energie aus Fettsäuren. Und genau das wollen Sie ja erreichen, damit die Pfunde purzeln.

8. ANTIOXIDANZIEN SIND WICHTIG

Damit freie Radikale keine Chance haben, die Membranen der Mitochondrien anzugreifen, sollten Sie Ihrem Körper ausreichend Antioxidanzien zuführen. Neben der regelmäßigen Bereitstellung essenzieller Aminosäuren (siehe Top 6) stellen auch Vitamine und Vitalstoffe aus Obst und Gemüse ausreichend Material im Kampf gegen die Radikale. Auch Ausdauertraining lässt die eigene Abwehrkapazität ansteigen, die Armee gegen die Radikale wird größer und schlagkräftiger. **Vorsicht:** Ein Zuviel der Antioxidanzien, etwa durch die Zufuhr künstlicher Vitamine oder Nahrungsergänzungsmittel, kann sich eher nachteilig auswirken. So zeigt eine Studie der Universität Tübingen, dass es nach längerem Einsatz solcher Mittel sogar zu einer Abschwächung der körpereigenen Schutzsysteme kommt und der oxidative Stress ansteigt.

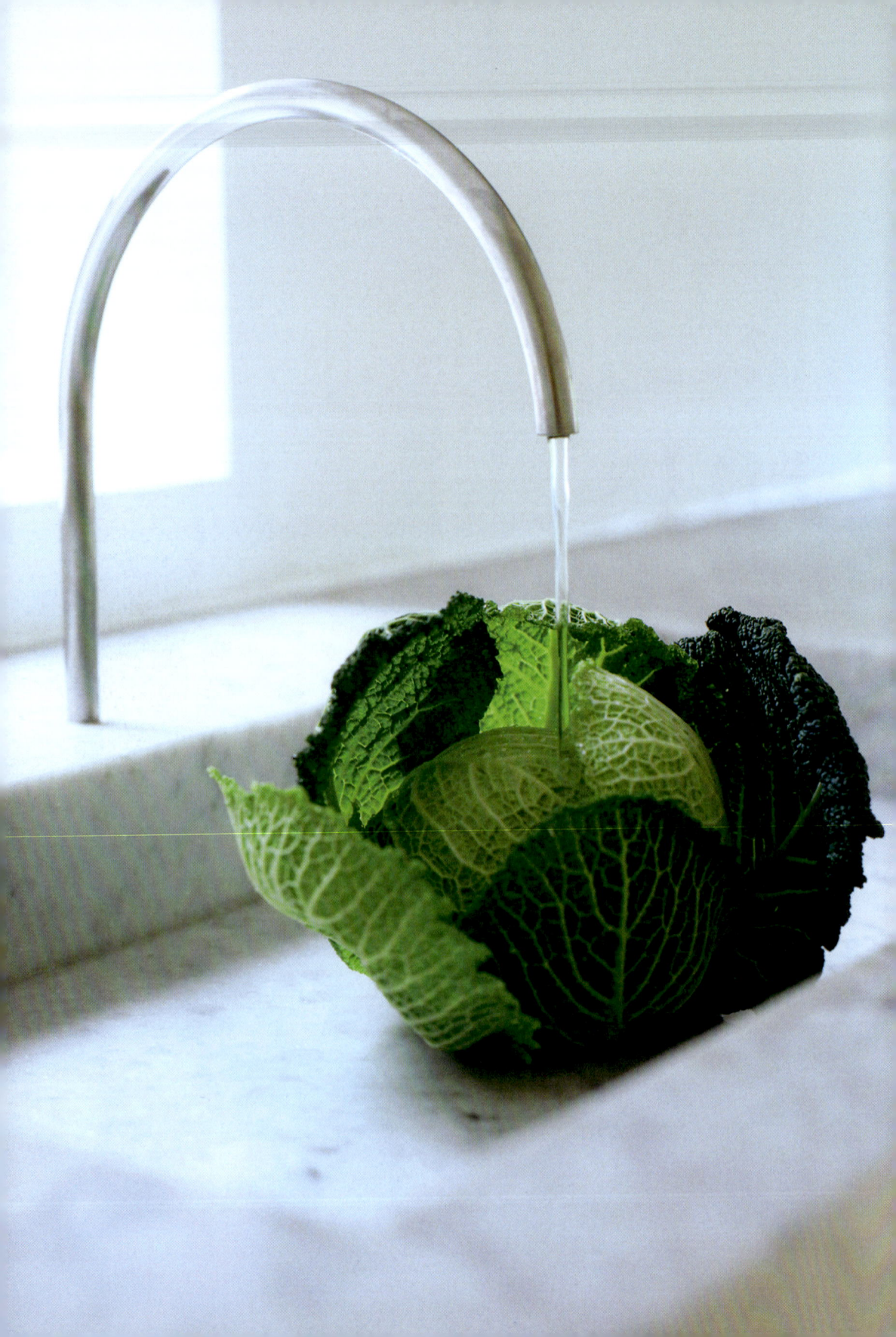

DIE RICHTIGE ERNÄHRUNG FÜR DEN STOFFWECHSEL

Sie wollen abnehmen und Sie sollen keine Diät machen. Wie das zusammenpasst und wie Sie mit den richtigen Nahrungsmitteln und Getränken auch noch Ihren Turbo-Stoffwechsel unterstützen, erfahren Sie in diesem Kapitel.

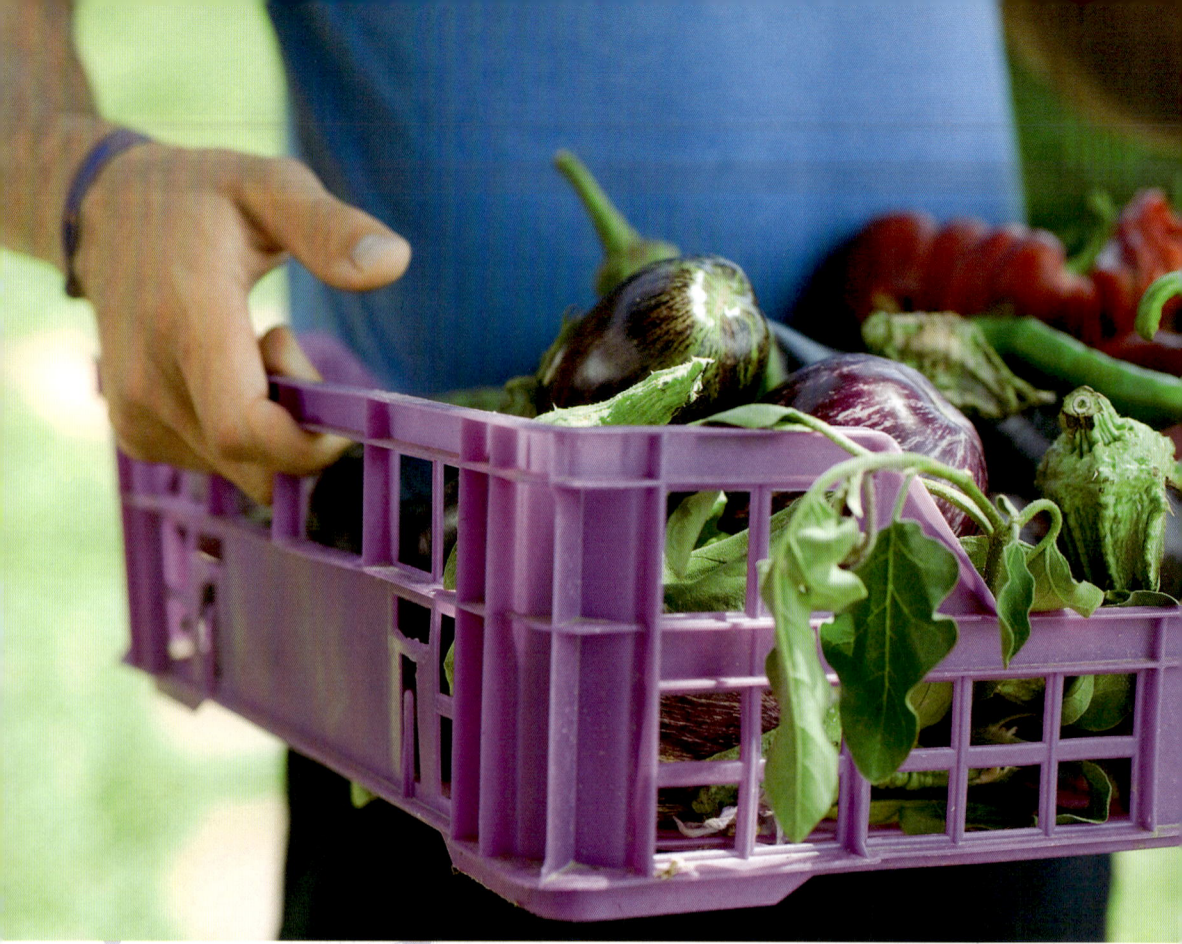

WEGE AUS DEM
ERNÄHRUNGSDSCHUNGEL

Wenn Sie schon die eine oder andere Diät ausprobiert haben, kennen Sie dieses Phänomen aus eigener Erfahrung: Liest man die unterschiedlichen Ratgeber, aber auch die wissenschaftliche Literatur, dann kann einem schummrig werden. Denn was und vor allem wie viel und wovon gegessen werden soll, muss oder darf, verliert sich in einem Dschungel von Empfehlungen, die mehr verwirren als helfen. Für alles gibt es zwar eine wissenschaftliche Studie, eine evolutionäre oder eine genetische Begründung. Jedoch hilft diese meist nicht weiter. Es gibt Konzepte, die eine hohe Zufuhr von Kohlenhydraten empfehlen, aber auch Gegner dieser Methode. Ältere Schlankheitskuren schwören oft darauf, die Fettmengen zu reduzieren, neuere Konzepte sprechen sich für einen hohen Anteil von Eiweiß in der Ernährung aus. Wie können solche Unterschiede und Widersprüche, alle angeblich ganz wissenschaftlich, zustande kommen?

Ganz einfach: Meist ist die Auswahl der Versuchspersonen in den Studien so unterschiedlich, dass man sie kaum miteinander vergleichen kann. In der Regel werden zudem gänzlich andersartige Messparameter herangezogen, die einen Vergleich ebenfalls unmöglich machen. Und zu guter Letzt sind Inhalte, Dauer und Umfang der »Interventionen« oft völlig unklar.

Warum ich Ihnen trotzdem noch ein weiteres Ernährungskonzept vorstelle? Ganz einfach: In meinem Konzept geht es gar nicht darum, kurzfristig durch einen hohen Gewichtsverlust zu imponieren. Der kommt mit der Zeit von ganz alleine! Es geht mir darum, dass wir Ihren Organismus, Ihren Stoffwechsel, Ihren Metabolismus wieder auf Vordermann bringen. Ihn so zu verändern, dass er wieder der »alte« wird und sich zu dem eingangs versprochenen Turbo-Stoffwechsel entwickelt, der Energie verbraucht, statt sie in Fettdepots zu speichern. Sie finden in diesem Buch also keine Diät, bei der bestimmte Nährstoffe eingespart werden, sondern ausschließlich eine Handlungsempfehlung zum Wiederaufbau Ihres Stoffwechsels.

DIE GRUNDLAGEN DER STOFFWECHSEL-ERNÄHRUNG

Seit Jahrtausenden hat sich daran nichts geändert: Die Hauptnährstoffe für uns Menschen sind und bleiben Kohlenhydrate, Fette und Eiweiße. Alle drei braucht unser Organismus – und zwar täglich sowie in der richtigen Menge und Qualität!
Der Anteil der einzelnen Hauptnährstoffe am gesamten Kalorienbedarf lässt sich genau beziffern und sollte pro Tag betragen:

- **Kohlenhydrate:** 40 bis 45 Prozent
- **Fette:** 30 Prozent
- **Eiweiße:** 25 bis 30 Prozent

In unserer westlichen hochtechnisierten Gesellschaft steht uns fast zu jeder Tages- und Nachtzeit genügend Nahrung zur Verfügung und wir geben dem Organismus alles, was er benötigt. Dabei decken wir nicht nur unseren Kalorien- und Nährstoffbedarf, sondern wir gönnen uns weit mehr, als wir verbrauchen. Denn es schmeckt uns und es steht uns zur Verfügung. Die Folgen sind auf unseren Straßen allseits gegenwärtig: Es gibt immer mehr übergewichtige Menschen.

WICHTIG

Nehmen Sie sich wirklich Zeit zum Essen. Essen Sie nicht im Stehen, das registriert Ihr Organismus gar nicht als richtige Nahrungsaufnahme und signalisiert weiterhin Hunger. Essen Sie auch nicht hastig. Denn nur gut gekaute und vorbereitete Vitalstoffe kann der Stoffwechsel für sich nutzen. Heruntergeschlungene Vitalstoffe würden ihn viel zu sehr bei der Bearbeitung belasten und Energie kosten. Langsam essen, Pausen einlegen, lange kauen und immer nur kleine Portionen auf einmal – das sind die Voraussetzungen dafür, dass dieser mittägliche Boxenstopp den Turbo-Stoffwechsel unterstützt.

TIPP

Der **glykämische Index** oder noch besser die **glykämische Last** geben Auskunft darüber, welche Lebensmittel zu einer schnellen oder langsamen und damit unproblematischen Insulinreaktion führen. Auf einer spannenden Homepage der Universität Sydney (www.glycemic-index.com) können Sie den Wert für nahezu alle bekannten Lebensmittel finden.

Die Evolution hat uns so angelegt, dass wir beherzt zugreifen, wenn es etwas Gutes zu essen gibt. Schließlich wusste man in früheren Zeiten nicht, wann sich wieder eine entsprechende Gelegenheit bieten würde. Ein Fettpolster konnte nicht schaden, denn es wurde beim nächsten langen Marsch, bei der harten täglichen Arbeit oder spätestens im folgenden Winter aufgezehrt. Dieses Essverhalten haben wir bis heute beibehalten, obwohl sich unser Lebensstil in den letzten hundert Jahren sehr verändert hat: Die Entwicklung von der Industrie- zur Dienstleistungs- und Informationsgesellschaft hat einerseits dazu geführt, dass sich die meisten Menschen im Alltag kaum noch körperlich anstrengen und bewegen müssen, also auch viel weniger Energie aus der Ernährung und damit Kalorien verbrauchen. Andererseits ist Nahrung nicht nur ständig und in Massen verfügbar, sondern sie wurde stark industriell verändert, sodass sie zwar viele Kalorien, aber oft wenig Vitalstoffe enthält. Machen Sie es sich einmal bewusst: Ein Riegel Schokolade beispielsweise hat so viele Kalorien wie ein großer Teller Salat. Ihn zu vernaschen, dauert aber vielleicht gerade einmal eine Minute. In dieser kurzen Zeit merken wir kaum, dass wir etwas essen, und auch der Magen ist nicht gefüllt. Kein Wunder, dass wir öfter zugreifen ... und dicker werden. Es ist daher an der Zeit, Verhalten und Bedarf wieder in Einklang zu bringen.

Damit Sie die Hauptnährstoffe Kohlenhydrate, Fett und Eiweiß in vernünftigen Mengen zu sich nehmen, empfehle ich Folgendes:

Essen Sie oft und viel:
- Gemüse
- Obst, Beeren
- Nüsse
- Pilze
- Kräuter

Genießen Sie gelegentlich:
- Getreideprodukte
- Fisch
- Fleisch

Greifen Sie selten bis gar nicht zu:
- Fertigprodukten
- Süßigkeiten
- Fast Food
- Sehr stärkehaltigen Produkten (Reispudding, Puddingpulver)
- Zuckerhaltigen Softdrinks

Kohlenhydrate – ohne sie geht nichts

Kohlenhydrate bilden in Form von Stärke und Zucker eine schnell verfügbare Energiequelle für den Körper. Gerade in den letzten Jahren wird jedoch regelrecht vor ihnen gewarnt. Sie werden für die grassierende Epidemie des Übergewichts allein verantwortlich gemacht. Anlass für diese Diskussion und deren Auswüchse ist die absolut berechtigte Betrachtung der meist überschießenden Reaktion des Blutzuckerspiegels auf die zugeführten Kohlenhydrate.

Speziell die Zufuhr von Süßigkeiten führt zu einer derart massiven Ausschüttung von Insulin, dass die Wissenschaft davor einhellig warnt. Denn langfristig führt gerade diese Reaktion des Insulins zu einer Insulinresistenz der Körperzellen, sodass der Zucker im Blut bleibt. Dann hilft der Körper sich, indem er den überflüssigen Zucker in aufwendigen biochemischen Prozessen, der »De-Novo-Lipogenese«, zu Fettsäuren umwandelt, die dann im Fettspeicher auf der Hüfte landen. Denn dort stören sie den Stoffwechsel zunächst nicht mehr direkt.

Der Körper braucht Glukose

Zu wenig Kohlenhydrate dürfen es für einen Turbo-Stoffwechsel aber ebenfalls keinesfalls sein. Deswegen betrachte ich die aktuelle Anti-Kohlenhydrat-Diskussion eher kritisch und halte sie für falsch. Umfangreiche Studien belegen eindeutig, dass die roten Blutkörperchen (Erythrozyten), das Nierenmark – es liegt zwischen Nierenbecken und Nierenrinde und ist für das »Auswaschen« von Flüssigkeiten zuständig – und ganz besonders unser Gehirn auf die tägliche Zufuhr von Glukose angewiesen sind. In Ruhe benötigen alleine diese Strukturen 150 bis 180 Gramm Kohlenhydrate täglich. Was geschieht, wenn unser Gehirn zu wenig davon bekommt, wissen wir alle: Der Heißhunger auf Schokolade steigt rapide an. Denn wenn das Gehirn nicht bekommt, was es braucht, sorgt es schon dafür. Es wird uns dann dazu bringen, alle guten Vorsätze und Diätpläne über den Haufen zu werfen.

Nach neuesten wissenschaftlichen Studien ist es gerade die Unterversorgung des Gehirns, die eine vermehrte, oft ungezügelte Nahrungsaufnahme nach sich zieht. Speziell der Hypothalamus, ein Teil des Zwischenhirns, registriert die Glukosekonzentration im Blut über ganz spezielle Nervenzellen (Glukosesensoren) und beobachtet auch die Konzentration der beiden Hormone Leptin und Insulin. Besonders bedeutsam ist in diesem Zusammenhang, dass dort eben nicht nur der aktuelle Glukosestatus bewertet und ein entsprechendes Sättigungs- oder Hungergefühl ausgelöst wird. Dort entwickelt sich auch der sogenannte Setpoint, das genetische Programm für den Zusammenhang von Nahrungsaufnahme und Körpergewicht. Die Forschung arbeitet gerade daran, diese Zentren der Gewichtsregulation zu manipulieren, allerdings nur bei pathogenetischen, also krankheitsbezogenen Anpassungen des Übergewichts.

Für alle anderen gilt, dass dieser zentrale Regler nicht durch eine »Fehlernährung« verschoben werden darf. Und dazu zählt ein Zuviel an Nährstoffen genauso als Ursache wie eine Unterversorgung mit Kohlenhydraten.

TIPP

Bei allen Ernährungstipps, die Sie in diesem Buch finden, sollten Sie immer auch **auf Ihren eigenen Körper hören.** Manche Menschen vertragen Vollkorn oder Rohkost einfach nicht so gut. Sie sollten dann darauf verzichten und auf anderes hochwertiges, aber für Sie bekömmlicheres Essen zurückgreifen. Denn letztlich geht es darum, dass Sie sich wohl fühlen.

VORSICHT, FRUCHTZUCKER!

Fruchtzucker (Fruktose) kommt zunächst sehr »gesund« daher. Weil man ihn speziell in Honig oder Obst findet, gilt er als ganz »natürlich«. Positiv wird ihm auch angelastet, dass er anders als der normale Zucker (Glukose) unabhängig vom Hormon Insulin verstoffwechselt wird, also keine Heißhungerattacken auslöst. Fruktose wird nämlich direkt in der Leber völlig ohne Insulin verarbeitet. Genau das ist aber auch sein Problem: Weil dadurch speziell in der Leber die Fettproduktion angeregt wird, kann zu viel Fruktose eine nicht-alkoholbedingte Fettleber entstehen lassen.

Davon abgesehen hat man in US-amerikanische Studien an Mäusen festgestellt, dass Fruchtzucker im Gegensatz zu Glukose offensichtlich nicht sättigt, weshalb die Versuchstiere unbegrenzt immer weiter gegessen haben. Dabei ist speziell der hohe Fruktoseanteil in Softdrinks der Hauptverursacher einer Stoffwechselentgleisung. Ob dies genauso beim Menschen zutrifft, ist noch unklar. Sie sollten aber vorsichtig sein.

Für Menschen mit einer Fruchtzuckerunverträglichkeit, auch Fruktose-Malabsorption oder Fruktoseintoleranz genannt, ist Fruchtzucker ohnehin keine Alternative. Ihnen fehlt ein bestimmtes Transportsystem im Dünndarm (GLUT-5), das für die Aufnahme von Fruktose zuständig ist. Die Fruktose gelangt daher unverdaut in die unteren Darmabschnitte und wird dort von Darmbakterien unter anderem zu Wasserstoff und Kohlendioxid abgebaut. Mögliche Folgen davon sind Bauchschmerzen, Blähungen, Bauchkrämpfe und weicher Stuhl bis hin zu Durchfall. Auch auf die Psyche kann sich eine Fruchtzuckerunverträglichkeit niederschlagen. Die Betroffenen sind dann zum Beispiel erschöpft und chronisch müde, angespannt und unruhig oder können sich nur schwer konzentrieren.

Wenn Sie den Verdacht haben, dass Sie Fruchtzucker nicht vertragen, verschafft ein Atemtest, bei dem der Wasserstoffanteil in der Ausatemluft nach der Einnahme von Fruktose gemessen wird, Gewissheit.

FRISCHES OBST UNTER DER LUPE

gut	befriedigend	mangelhaft
Limette	Kiwi	Ananas
Zitrone	Pflaume	Mango
Himbeere	Birne	Feige
Johannisbeere, rot	Apfel	Mirabelle
Erdbeere	Sauerkirsche	Granatapfel
Heidelbeere	Honigmelone	Banane
Brombeere		
Aprikose		
Grapefruit		
Orange		
Pfirsich		
Mandarine		
< 10 g KH/100 g	10–14 g KH /100 g	15–22 g KH/100 g

Schutz vor »Selbstkannibalismus«

Bringen wir den Organismus durch Diäten durcheinander und versorgen ihn mit zu wenig Kohlenhydraten, werden zunächst sämtliche Speicher geleert. Dauert das Hungern länger, stellt der Körper darauf den »Hungerstoffwechsel« ein, unter dem so viele Diätgeschädigte leiden. Dann werden aus Fettsäuren sogenannte Ketonkörper hergestellt, aus denen das Gehirn sowie die inneren Organe und Nerven einen Teil ihres Bedarfs decken können. Trotzdem fehlen auch im »Hungerstoffwechsel« noch mindestens 50 Gramm Glukose täglich. Wenn auch noch Sport getrieben wird, besonders in Form von Muskeltraining, auch weitaus mehr. Der Organismus hilft sich dann wiederum selbst und erarbeitet sich über die sogenannte Glukoneogenese aus körpereigenem Eiweiß, und hier besonders gern aus den Muskeln und dem Immunsystem, die dringend benötigte Glukose. Dieser »Selbstkannibalismus« schädigt bei nahezu allen Diäten und speziell bei kohlenhydratarmen Formen den Stoffwechsel langfristig enorm. Meine Empfehlung für einen gesunden, aktiven Stoffwechsel lautet: Decken Sie nicht mehr als maximal 40 Prozent der täglichen Kalorienaufnahme durch Kohlenhydrate. Bei einem Bedarf von 2000 Kilokalorien bedeutet dies 800 Kilokalorien an Kohlenhydraten. Diese wiederum sollten primär aus Gemüse, Obst oder durch Vollkornprodukte stammen. Sie enthalten nicht nur wertvolle Vitalstoffe, sondern gelangen auch deutlich langsamer ins Blut und halten so die Insulinreaktion niedrig. Wichtig ist auch, dass die Kohlenhydrate dem Organismus im Biorhythmus zugeführt werden. Denn der Stoffwechsel hat tagsüber und nachts einen unterschiedlichen Bedarf daran. Mehr dazu lesen Sie ab Seite 88.

Fette – Maximum und Minimum

Allen Unkenrufe zum Trotz ist Fett der wohl bedeutendste Nährstoff. Es ist der wichtigste Energieträger, aber auch ein ganz bedeutsamer Baustoff für unseren Körper. Jede Zellmembran, jedes Haar, jeder Nagel würde ohne Fette nicht wachsen oder leben können. Fett ist so wichtig, dass es sogar aus Kohlenhydraten oder Eiweißen vom Körper hergestellt und genutzt werden kann. Dementsprechend haben die Fette auch für den täglichen Energie- und Baustoffwechsel eine ganz wichtige Funktion. Darüber hinaus

MEINE TOP 15 KOHLENHYDRATLIEFERANTEN

Zu den besten Quellen für Kohlenhydrate zählen:

1. Tomaten
2. Frische Aprikosen
3. Naturjoghurt
4. Artischocken (auch Auberginen, Lauch, Paprika)
5. Erbsen
6. Grapefruit
7. Schwarze Schokolade (80 %)
8. Bohnen, grün
9. Sojamilch
10. Roggen-Vollkorn-Knäckebrot
11. Orangen (aber auch Mandarinen oder Birnen)
12. Vollkornnudeln (eifrei)
13. Äpfel (ungeschält)
14. Vollkornbrot (Roggen)
15. Vollkornhaferflocken (ungezuckert)

sind Fette ganz wichtige Träger und »Vermittler« der Vitamine E, D, K und A, die der Körper nur in Verbindung mit Fett verwerten kann. Ohne begleitende Fette sind diese lebenswichtigen (essenziellen) Vitalstoffe wirkungslos.

Allerdings ist Fett nicht gleich Fett: Fette können sehr unterschiedlich sein. Gerade die gesättigte Fettsäure ist zurecht in Verruf geraten. Warum das so ist, erklärt ein Blick auf die biochemische Zusammensetzung.

Der Fett-Baukasten

Fette sind immer aus einem Glycerinkopf aufgebaut, an den drei Fettsäuren angedockt sind. Diese Fettsäuren bestehen aus aneinandergeketteten Kohlenwasserstoffatomen, an die zwei Wasserstoffatome geknüpft sind. Sind alle vorhandenen Kohlenwasserstoffatome mit Wasserstoffatomen »besetzt«, haben wir es mit einer »gesättigten« Fettsäure zu tun. Fehlt irgendwo in der Kette ein Wasserstoffatom, dann bildet sich eine Lücke in der Fettsäure. In diesem Fall spricht man von einer einfach ungesättigten Fettsäure. Hat die Kette mehrere Lücken, handelt es sich um eine mehrfach ungesättigte Fettsäure. Befinden sich diese Lücken dann auch noch an ganz bestimmten Stellen, die man von hinten her abzählt, spricht man von Omega-3-, Omega-6- oder Omega-9-mehrfach-ungesättigten Fettsäuren.

Unsere Ernährung sollte grundsätzlich anteilig aus gesättigten, einfach und mehrfach ungesättigten Fettsäuren bestehen. Denn alle Formen sind für den Organismus wichtig. Allerdings kann der Körper gesättigte Fettsäuren selbst herstellen, weil sie speziell auch für den Energiestoffwechsel notwendig sind. Die zusätzliche Zufuhr gesättigter Fettsäuren über die Nahrung wäre also zumindest in dem aktuell großen Umfang gar nicht notwendig.

TOP 10 DER ÖLE

Verhältnis Omega-3 zu Omega-6
- Leinöl (1 : 0,2)
- Rapsöl (1 : 2,2)
- Hanföl (1 : 2,7)
- Walnussöl (1 : 4,7)
- Olivenöl (1 : 8,4)
- Haselnussöl (1 : 14)
- Palmöl (1 : 21)
- Sesamöl (1 : 22)
- Sonnenblumenöl (1 : 120)
- Traubenkernöl (1 : 137)

Deswegen kann sie zugunsten der ungesättigten Fettsäuren eingeschränkt werden. Auf sogenannte Transfette, also künstlich veränderte Fette wie zum Beispiel Frittierfett, sollten Sie sogar grundsätzlich verzichten. Sie sind gesundheitlich bedenklich, da alle Lücken in den Fettsäuren geschlossen sind.

Gesunde Fette

Unsere Nahrung sollte vor allem »gesunde« Fette enthalten. Ob dabei Fette pflanzlicher oder tierischer Herkunft besser für den Körper sind, ist wissenschaftlich nicht eindeutig geklärt. Tierische Fette stehen zum Beispiel in der Kritik, Entzündungen auszulösen. Doch ein völliger Verzicht auf Butter und Co wäre biochemisch fragwürdig, weil sich durch eine vollständige Vermeidung tierischer Fette Veränderungen im Stoffwechsel ergeben, deren Wirkung sich nicht abschätzen lässt. Da aber durchaus nachgewiesen ist, dass Fleisch krank macht, wenn es im Übermaß verzehrt wird, während der völlige Verzicht auf Fleisch das Wohlbefinden nicht beeinträchtigt, spreche ich mich beim Turbo-Stoffwechsel-Prinzip für eine Dominanz der pflanzlichen Fette aus. Auf Genuss müssen Sie deshalb nicht verzichten.

Auch in welchem Verhältnis die Omega-3- zu den Omega-6-Fettsäuren stehen sollten, konnte die Wissenschaft bisher noch nicht vollständig klären. Die Deutsche Gesellschaft für Ernährung empfiehlt aktuell ein Verhältnis von 1 zu 5 für Omega-3- zu Omega-6-Fettsäuren. Ich dagegen empfehle ein Verhältnis von etwa 1 zu 3.

An einem ist allerdings nicht zu rütteln, egal ob es sich um gesättigte oder ungesättigte Fettsäuren handelt: Trotz ihrer Bedeutung für den Stoffwechsel sollten Fette maximal 30 Prozent des täglichen Kalorienbedarfs decken. Nehmen Sie dementsprechend also nicht mehr als 0,7 bis maximal 1 Gramm Fett pro Kilo Körpergewicht (= Normalgewicht) mit der Nahrung auf. Davon profitiert auch Ihr Stoffwechsel.

Eiweiß – unverzichtbar für den Turbo-Stoffwechsel

Eiweiße oder Proteine sind unser wichtigster Baustoff, aus dem der Körper fast alles zusammenbaut, repariert und umgestaltet. Sie setzen sich aus winzigen Bausteinen zusammen, die wir Aminosäuren nennen. Insgesamt benötigt der Organismus zwanzig verschiedene Aminosäuren, von denen zwölf direkt im Körper hergestellt werden können. Acht aber sind essenziell, also lebensnotwendig, und müssen ihm täglich mit der Nahrung zugeführt werden. Besonders interessant ist dabei, dass gerade diese acht essenziellen Aminosäuren für den Aufbau der Muskulatur die wichtigsten sind und damit die Top-Bausteine für den Turbo-Stoffwechsel darstellen.

Der Stoffwechsel kann nicht nur zwölf Aminosäuren aus Zucker und Fetten selbstständig herstellen. Er kann auf der anderen Seite auch Proteine durch die sogenannte Glukoneogenese zu Kohlenhydraten und

ESSENZIELLE UND NICHT ESSENZIELLE AMINOSÄUREN

Nicht essenzielle Aminosäuren
- Alanin
- Arginin (semi-essenziell)
- Asparagin
- Asparaginsäure
- Cystein
- Glutamin
- Glutaminsäure
- Glycin
- Histidin (semi-essenziell)
- Prolin
- Serin
- Tyrosin

Essenzielle Aminosäuren
- Isoleucin
- Leucin
- Lysin
- Methionin
- Phenylalanin
- Threonin
- Tryptophan
- Valin

Fetten umwandeln. Weil das recht viel Energie kostet (20 Prozent der zugeführten Kalorien), werfen gerade die Proteine den Stoffwechsel-Turbo so richtig an. Dies geht aber nur dann, wenn ausreichend B-Vitamine und Mineralien zur Verfügung stehen (siehe ab Seite 78).

Das wichtigste Speicherorgan der Aminosäuren ist die Muskulatur. Wenn wir zu wenig Eiweiß zu uns nehmen, verbrennt der Stoffwechsel das Eiweiß aus den Muskeln und beeinflusst dadurch den Stoffwechsel extrem negativ. Essen Sie deswegen:

- **bis 40 Jahre:** 1 Gramm Eiweiß pro Kilo Normalgewicht
- **40 bis 50 Jahre:** 1,5 Gramm Eiweiß pro Kilo Normalgewicht
- **über 50 Jahre:** 1,8 bis 2 Gramm Eiweiß pro Kilo Normalgewicht

Im Rahmen des achtwöchigen Turbo-Stoffwechsel-Programms kann die Dosis für alle Altersgruppen auf bis zu 3 Gramm erhöht werden. Das ist allerdings ohne Eiweißpräparate kaum zu realisieren.

Abwechslung ist wichtig

Um die Anzahl der Aminosäuren täglich auf ein Neues abzudecken, ist eine möglichst vielfältige Ernährung wichtig. Sich nur auf ein proteinreiches Lebensmittel zu beschränken, birgt nämlich die Gefahr, dass nicht alle notwendigen zwanzig Eiweißbausteine ausreichend aufgenommen werden. In der Tabelle auf Seite 71 können Sie sehen, mit welchen Lebensmitteln Sie Ihren Eiweißbedarf abwechslungsreich decken können. Wissenschaftlich unklar ist dabei, ob tierische oder pflanzliche Eiweiße die bessere Lösung sind. Es gibt Studien aus den 1980er Jahren, die einen negativen Einfluss von tierischem Eiweiß auf das Herz-Kreislauf-System belegten. Aktuellere Studien allerdings konnten dies nicht bestätigen. Auch die vielfach vertretene Meinung, dass die tierischen Eiweiße für den Muskelaufbau besser seien, weil sie sich leichter in die Muskelmasse einbauen ließen, ist nicht bewiesen. Die Tatsache, dass der Arzt Alexander Dargatz 2005 sogar als Veganer Bodybuilding-Weltmeister wurde, spricht dagegen. Außerdem wirken pflanzliche Eiweiße weniger »säuernd«, weil sie weniger essenzielle Aminosäuren enthalten und wohl auch schwerer zu verarbeiten sind. Das hat den großen Vorteil, dass die Insulinausschüttung gedrosselt wird.

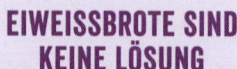

EIWEISSBROTE SIND KEINE LÖSUNG

Der Markt reagierte auf den neuen Trend von Low Carb rasch mit der Entwicklung von Eiweißbrot. Schließlich wollen wir uns unser Abendbrot nicht so einfach nehmen lassen. Diese Eiweißbrote enthalten kaum Mehl, dafür aber umso mehr zugesetztes Eiweiß. Ein Test des Schweizer Magazins »Gesundheitstipp« im Jahre 2013 zeigte jedoch noch etwas anderes: Eiweißbrote sind echte Fettbomben. Pro 100 Gramm enthalten sie 11 bis 19 Gramm Fett. Das ist achtmal so viel wie in einem normalen Brot und immer noch doppelt so viel wie in einem Butterzopf. Wegen des vielen Fetts sind diese Brote extrem kalorienreich, weswegen sie sich zum Abnehmen überhaupt nicht eignen.

DIE BESTEN EIWEISSLIEFERANTEN FÜR DEN TURBO-STOFFWECHSEL

Diese Übersicht zeigt Ihnen, wie vielfältig Sie Ihren Eiweißbedarf decken können und wie viel Sie von einem Lebensmittel essen müssen, um 20 Gramm verwertbares Eiweiß aufzunehmen.

EIER UND MILCHPRODUKTE

Parmesan 55 g

Schnittkäse 90 g

Mozzarella 110 g

Magerquark 115 g

Ei 150 g

Molkenpulver 180 g

Kefir 550 ml

Naturjoghurt 600 g

Milch 600 ml

FLEISCH

Lamm (Filet) 75 g

Pute 75 g

Hähnchenbrust 80 g

Kotelett (mager) 90 g

Roastbeef 90 g

Kalb (mager) 100 g

Rind 100 g

Ente 110 g

FISCH UND MEERESFRÜCHTE

Forelle 90 g

Heilbutt 100 g

Thunfisch 100 g

Zander 100 g

Garnele 105 g

Sardine 105 g

Barsch 110 g

Hering 110 g

Karpfen 110 g

Lachs 110 g

Seehecht 115 g

Kabeljau 120 g

Seezunge 120 g

Steinbutt 120 g

Seeteufel 130 g

Tintenfisch 130 g

GETREIDE, NUDELN, REIS

Quinoa 130 g

Amaranth 135 g

Vollkornkeks 150 g

Vollkornteigwaren 150 g

Wildreis 160 g

Vollkornmehl 165 g

Haferflocken 170 g

Naturreis 280 g

Vollkornbrötchen 280 g

Vollkornbrot 280 g

HÜLSENFRÜCHTE, OBST UND GEMÜSE

Algen 30 g

Dicke Bohnen 80 g

Bohnen (getrocknet) 100 g

Sojabohnen 165 g

Mais 250 g

Erbsen (frisch) 280 g

Linsen (Konserve) 330 g

Grünkohl 400 g

Kartoffeln 800 g

Maracuja 800 g

Spinat 800 g

Artischocke 850 g

Aubergine 850 g

Avocado 850 g

NÜSSE UND SAMEN

Sonnenblumenkerne 75 g

Erdnüsse (geröstet/gesalzen) 80 g

Mandeln 110 g

Cashewnüsse 115 g

Pistazien 115 g

Paranuss 140 g

Walnüsse (geröstet/gesalzen) 150 g

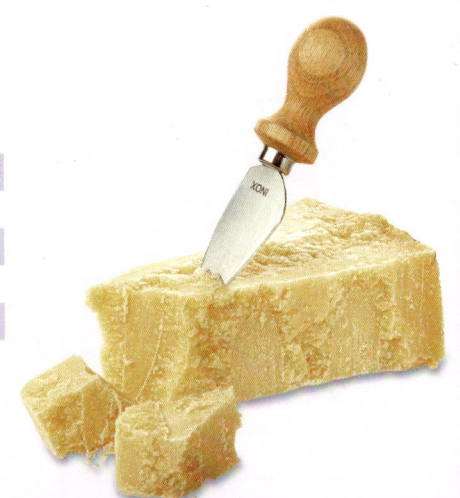

TURBOREZEPTE
MAL ANDERS

Mein Freund Helmut Gote, der bekannte WDR-Koch, hat speziell für Sie fünf vegetarische Stoffwechsel-Rezepte zusammengestellt, deren Nachkochen ganz einfach ist und sich lohnt, weil Sie zwei Fliegen mit einer Klappe schlagen. Sie essen lecker und gesund!

Helmut Gote, geboren 1957 in Bottrop, hat seine Leidenschaft, das genussvolle Essen, zum Beruf gemacht: Der studierte Journalist schrieb jahrelang Restaurantkritiken und bildete sich nebenher autodidaktisch zum Koch weiter – einfach aus Freude am Kochen: »Kochen ist großartig. Kochen macht gute Laune. Ich entspanne mich beim Möhrenschälen.« Diese Begeisterung ließ ihn über die Jahre zum Kochprofi werden, der mit Kochbüchern und vor allem mit Beiträgen und eigenen Sendungen rund ums Kochen im WDR-Hörfunk und -Fernsehen bundesweit bekannt wurde.

Als Genießer, der nicht nur probiert, sondern den Teller auch gerne aufisst, wenn es schmeckt, kennt Helmut Gote auch die andere Seite der Genuss-Medaille – den Kampf gegen das Übergewicht. Persönlich hält er diese Gefahr durch regelmäßige Bewegung in Schach: Zwei- bis viermal pro Woche schwimmt er drei Kilometer, er erledigt alltägliche Wege sooft es geht mit dem Fahrrad statt mit dem Auto und nimmt generell jede Treppe, die sich ihm bietet, als sportliche Herausforderung an.

Ganz im Sinne des Turbo-Stoffwechsels isst Helmut Gote nichts zwischendurch oder im Gehen von der Hand in den Mund. Und zwar nicht, weil's dick macht, sondern weil Essen für ihn etwas mit Ruhe und Genuss zu tun hat. Außerdem hat er hohe Ansprüche an die Qualität seines Essens: Als Gemüsefan kombiniert er gern saisonales Gemüse vom Markt mit Fisch oder Fleisch in Bioqualität. Das Geheimnis seiner Küche lautet: Einfach, aber fein – eben »Einfach Gote«.

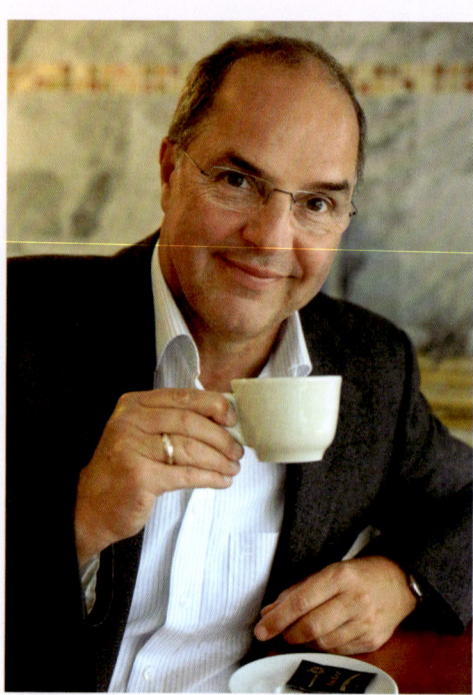

Helmut Gote hat die vegetarischen Gerichte auf den folgenden Seiten für Sie entwickelt.

ÜBERBACKENE PFANNKUCHEN
mit Spinat

ZUTATEN

Für den Teig:
- 100 ml Milch (1,5 % Fett)
- 2 Eier
- 1 Prise Salz
- 50 g Mehl
- 20 g Butter
  + Butter für die Pfanne

Für die Füllung:
- 500 g frischer Spinat
- 1 kleine Zwiebel
- 1 kleine Knoblauchzehe
- 1 TL Olivenöl
- Salz, Pfeffer
- Muskatnuss

Zum Überbacken:
- 0,1 Liter Sahne
- 50 g geriebener Parmesan

Für 2 Personen
60 Minuten Zubereitung
Pro Portion: ca. 600 kcal /
25 g KH / 29 g E / 43 g F

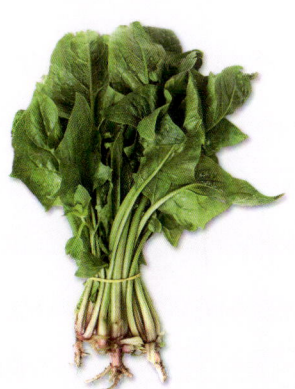

ZUBEREITUNG

1 Für den Teig alle Zutaten bis auf die Butter mit einem Schneebesen sehr gründlich verrühren, bis eine glatte, mittelflüssig-cremige Masse entstanden ist.

2 Die Butter in einem kleinen Topf lauwarm zerlaufen lassen, zum Teig geben und noch einmal gründlich durchrühren. Dann den Teig etwa 30 Minuten ausquellen lassen, damit sich das Mehl richtig mit der Flüssigkeit verbindet.

3 Für die Füllung vom Spinat die dicken Stängel entfernen. Die Blätter gründlich waschen und abtropfen lassen oder trocken schleudern. Größere Blätter grob zerschneiden.

4 Zwiebel und Knoblauch schälen und fein würfeln. Beides in etwas Olivenöl glasig andünsten. Spinat in den Topf geben und so lange rührend weiterdünsten, bis er zusammengefallen ist. Mit etwas Salz, Pfeffer und Muskatnuss würzen. Abkühlen lassen. Backofen auf 180 °C vorheizen.

5 Etwas Butter in der Pfanne zerlaufen lassen, dann ein Viertel des Teigs hineingießen. Kurz schwenken, damit der Teig gleichmäßig verläuft. Den Pfannkuchen bei mittlerer Hitze in etwa 2 Minuten unten fest werden lassen. Wenn der Teig auch in der Mitte fest zu werden beginnt, den Pfannkuchen auf einen Topfdeckel gleiten lassen und mit Schwung in die Pfanne zurück wenden. In weiterer 2 Minuten fertig braten. Die fertigen Pfannkuchen auf einem Teller beiseite stellen.

6 Für die Sauce die Sahne aufkochen, den Parmesan einrühren und alles so lange köcheln lassen, bis die Sahne leicht cremig eingedickt ist.

7 Jeweils ein Viertel des Spinats, wenn er zu nass ist, vorher mit den Händen ausdrücken, in einen Pfannkuchen einrollen. Die Rollen in eine mittelgroße Auflaufform legen und gleichmäßig mit Sauce übergießen. Im heißen Backofen 20 Minuten backen und sofort servieren.

AUBERGINENGEMÜSE
auf mediterrane Art

ZUTATEN

- 2 Auberginen
- 1 kleine Knolle Knoblauch
- 3 Schalotten
- 2 Lorbeerblätter
- 3 Zweige Thymian
- 3 Zweige Rosmarin
- Salz, Pfeffer
- Zucker
- Zitronensaft
- 2 EL Olivenöl

- Außerdem: Alufolie

Für 2 Personen
100 Minuten Zubereitung
Pro Portion: ca. 160 kcal /
11 g KH / 4 g E / 11 g F

ZUBEREITUNG

1 Den Backofen auf 180 °C vorheizen. Die Auberginen waschen, den Stielansatz entfernen und das Fruchtfleisch in etwa 2 cm große Würfel schneiden. Die Knoblauchknolle ungeschält quer halbieren, die Schalotten schälen und längs halbieren.

2 Auberginen, Knoblauch und Schalotten mit den Lorbeerblättern und Kräuterzweigen in eine ofenfeste Form geben. Mit Salz, Pfeffer, einer Prise Zucker und ein paar Tropfen Zitronensaft würzen und gut vermischen. Anschließend alles mit dem Olivenöl beträufeln und die Form mit Alufolie verschließen.

3 Etwa 1 ½ Stunden im Backofen garen; nach der Hälfte der Zeit noch einmal sorgfältig durchmischen. Die Auberginen sind gar, wenn das Fruchtfleisch geleeartig aussieht.

4 Die Kräuter entfernen, die Knoblauchzehen aus den Schalen drücken und wieder zu den Auberginen und Schalotten geben. Vor dem Servieren etwas abkühlen lassen und noch einmal abschmecken.

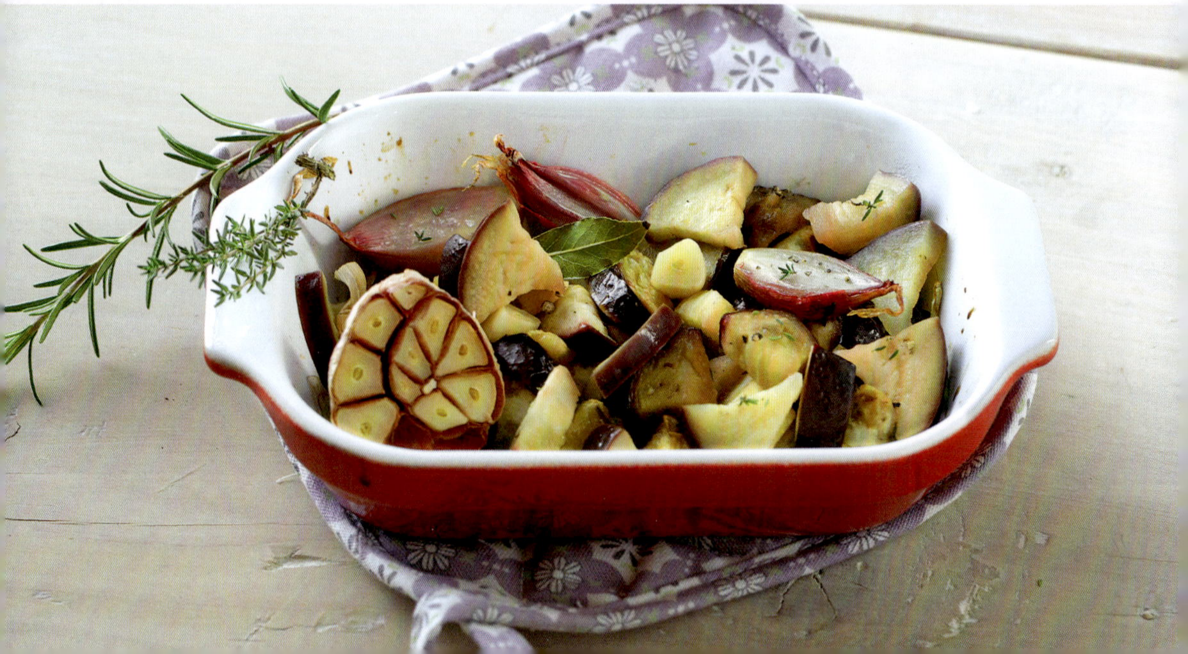

AVOCADO
mit Tomaten, Mandeln und Pinienkernen

ZUTATEN

- 1 EL Pinienkerne
- 1 EL Mandelstifte
- 3 EL Olivenöl
- 2 reife Avocados
- 2 EL Zitronensaft
- Salz, Pfeffer
- 2 reife Tomaten

Für 2 Personen

10 Minuten Zubereitung
Pro Portion: ca. 580 kcal /
6 g KH / 6 g E / 59 g F

ZUBEREITUNG

1 Pinienkerne und Mandelstifte mit einem großen Messer nicht zu klein hacken und in 1 EL Olivenöl bei mittlerer Hitze 5 Minuten leicht braten, bis sie goldbraun sind. Abkühlen lassen.

2 Inzwischen die Avocados längs halbieren, mit einem Löffel den Kern herausnehmen, dann mit dem Löffel das Fruchtfleisch in möglichst großen Stücken aus der Schale hebeln und in kleine Würfel schneiden. Mit Zitronensaft beträufeln, salzen und pfeffern.

3 Die Tomaten waschen, halbieren, entkernen und würfeln. Das restliche Olivenöl mit den Mandeln, den Pinienkernen und den Tomatenwürfeln vermischen, zum Schluss die Avocadowürfel vorsichtig unterziehen. Noch einmal mit Salz und Pfeffer abschmecken und sofort servieren.

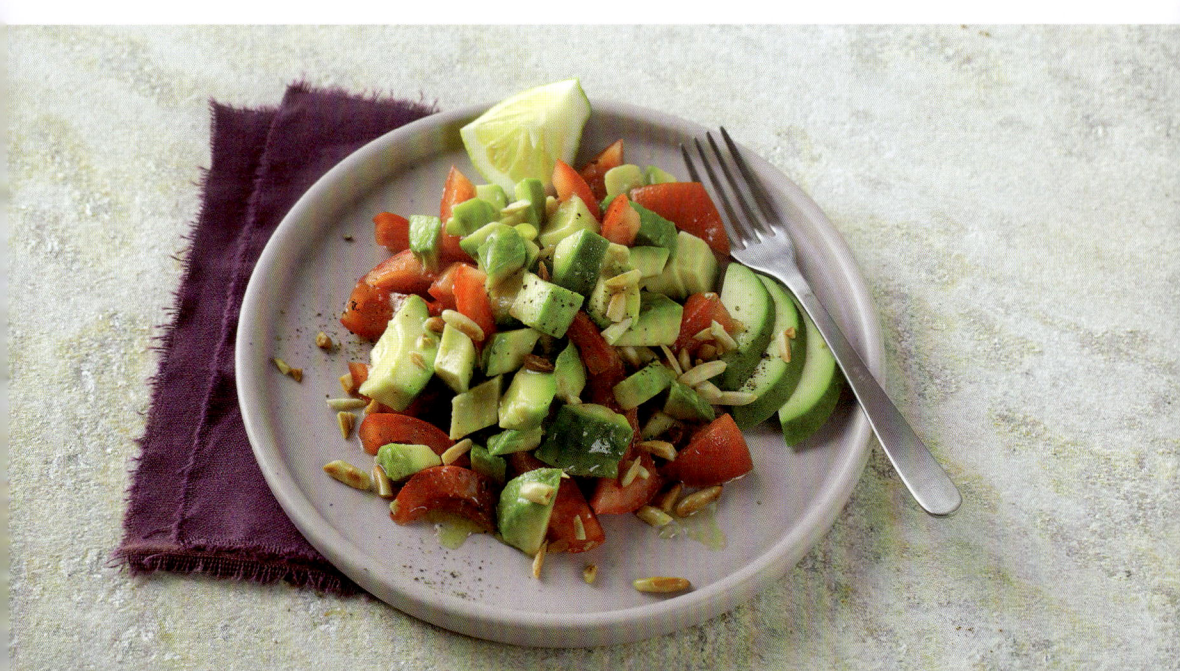

FRISCHE DICKE BOHNEN
mit Olivenöl und Salbei

ZUTATEN

- 1 kg frische dicke Bohnen (auch Sau-, Puff- oder Pferdebohnen genannt)
- 1 Zitrone
- grobes Meersalz, Pfeffer
- 3–4 EL Olivenöl
- ½–1 Bund Salbei (nach Geschmack)

Für 2 Personen
50 Minuten Zubereitung
Pro Portion: ca. 285 kcal /
21 g KH / 8 g E / 18 g F

ZUBEREITUNG

1 Die Bohnen zuerst aus der dicken Schale pulen, dann die grünlich-weiße Haut abpellen. Das geht etwas einfacher, wenn man die Haut mit einem Tomatenmesser anritzt, ist aber trotzdem mühselig und zeitaufwändig. Alternativ kann man auch aufgetaute Tiefkühl-Bohnen oder frisch gekochte, dicke weiße Bohnen nehmen.

2 Die Bohnenkerne in etwa 1 l kochendem Salzwasser 6 Minuten blanchieren, abgießen und mit eiskaltem Wasser abschrecken. In eine Schüssel füllen. Zitrone auspressen und die Bohne mit dem Saft, Meersalz und frisch gemahlenem Pfeffer würzen.

3 Salbei waschen und trockenschwenken. Die Blättchen abzupfen, grob zerschneiden und in einer Pfanne mit etwas Olivenöl bei mittlerer Hitze leicht dünsten, bis sie duften. Das dauert etwa 3 Minuten.

4 Olivenöl und Salbei unter die Bohnen mischen, anschließend noch etwas Olivenöl dazugießen. Bei Zimmertemperatur servieren.

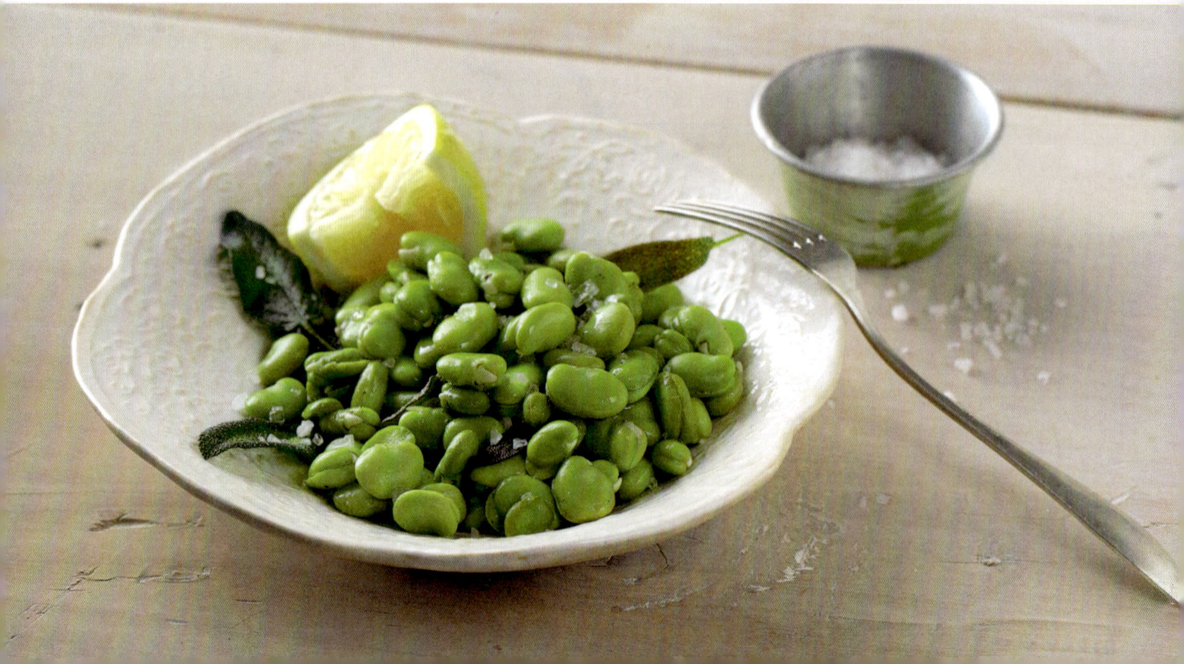

LINSENCURRY
mild-würzig

ZUTATEN

- 100 g kleine schwarze oder grüne Linsen
- 1 Zwiebel
- 1 kleine Knoblauchzehe
- ½ Bund Schnittlauch
- 1 EL Pflanzenöl
- ½ TL gemahlener Kreuzkümmel
- 1 geh.TL Currypulver
- 2 Lorbeerblätter
- 1 TL Tomatenmark
- 250 ml Gemüsebrühe
- Zucker, Salz, Pfeffer
- 2 EL Sahne

Für 2 Personen
45 Minuten Zubereitung
Pro Portion: ca. 260 kcal /
32 g KH / 13 g E / 9 g F

ZUBEREITUNG

1 Die Linsen in reichlich Salzwasser etwa 3 Minuten blanchieren, abgießen und mit kaltem Wasser abschrecken.

2 Zwiebel und Knoblauch schälen und klein würfeln. Den Schnittlauch waschen, trockenschwenken oder -tupfen und in Röllchen schneiden.

3 Zwiebel- und Knoblauchwürfel in Pflanzenöl andünsten. Kreuzkümmel, Currypulver, Lorbeerblätter und Tomatenmark einrühren, die abgetropften Linsen dazugeben, mit 250 ml Wasser und Gemüsebrühe aufgießen. Alles mit einer Prise Zucker aufkochen, dann salzen und pfeffern. 30 Minuten köcheln, bis die Linsen ganz weich sind. Die Lorbeerblätter entfernen.

4 Sahne angießen und die Suppe mit einem Pürierstab so durchmixen, dass nur ein Teil der Linsen püriert ist. Noch einmal abschmecken und nach Bedarf etwas Wasser oder Sahne zugießen, falls die Suppe zu dick ist. Vor dem Servieren mit Schnittlauchröllchen bestreuen.

TIPP: Dazu schmeckt Basmati-Reis.

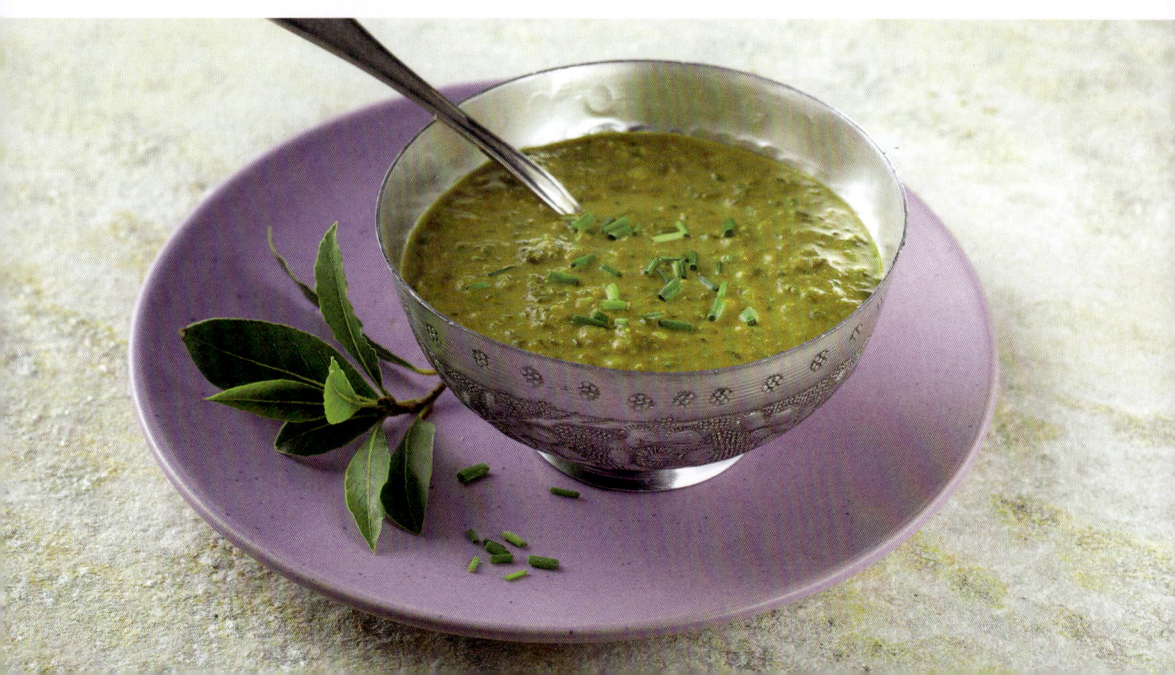

VITALSTOFFE – DIE WICHTIGEN HELFER

Aminosäuren können ihre Funktion nur erfüllen, wenn sie von ausreichend Vitalstoffen begleitet werden. Diese werden in der aktuellen Forschung auch gerne »Mikronutrienten«, also Mikronährstoffe, genannt, weil wir sie nur in sehr kleinen Mengen benötigen – im Gegensatz zu den »Makronutrienten«, also den Makronährstoffen Kohlenhydrate, Fett und Eiweiß. Vitalstoffe üben im Stoffwechsel vor allem unterstützende Bau- und Reglerfunktionen aus.

Vitamine

Vitamine unterstützen den Stoffwechsel beispielsweise bei der Verarbeitung von Kohlenhydraten und Eiweißen. Dabei sorgen sie auch für deren Umbau und bereiten die Energiegewinnung vor. Vitamine sind außerdem lebenswichtig für den Zellaufbau und helfen dem Immunsystem. Wir sind daher auf ihre tägliche Zufuhr angewiesen, denn unser Organismus kann sie nur in ganz wenigen Ausnahmefällen selbst erzeugen. Besonders die B-Vitamine sind essenzielle Mikronutrienten, die für einen Turbo-Stoffwechsel lebensnotwendig sind.

Vitamine werden unterteilt in fett- und wasserlösliche. Die fettlöslichen Vitamine können im Körper gespeichert und deswegen auch einmal auf Vorrat verspeist werden. Die wasserlöslichen Vitamine kann der Körper nicht speichern, daher müssen Sie sie ihm täglich zuführen. Damit Sie Ihren Vitaminbedarf sicher decken können, finden Sie am Ende des Kapitels eine Reihe schmackhafter, kalorienarmer Vitaldrinks, die Sie unbedingt probieren sollten.

Mineralien und Spurenelemente

Mineralstoffe müssen dem Stoffwechsel nahezu täglich mit der Nahrung zugeführt werden. Denn diese anorganischen Verbindungen kann der Organismus nicht selbst herstellen. Mineralien sind anders als die

SO VIELE VITAMINE BENÖTIGEN SIE IM DURCHSCHNITT TÄGLICH

Fettlösliche Vitamine
- Vitamin A (Retinol): 0,8 mg
- Vitamin D (Calcitrol): 5–10 µg
- Vitamin E (Tocopherol): 15 mg
- Vitamin K (Koagulations-Vitamin): 80 µg

Wasserlösliche Vitamine
- Vitamin C (Ascorbinsäure): 250 mg
- Vitamin B_1 (Thiamin): 1,5 mg
- Vitamin B_2 (Riboflavin): 1,6 mg
- Vitamin B_3 (Niacin): 18 mg
- Vitamin B_5 (Pantothensäure): 6 mg
- Vitamin B_6 (Pyridoxin): 1,5 mg
- Vitamin B_7 (Biotin): 60 µg
- Vitamin B_9 (Folsäure): 400 µg
- Vitamin B_{12} (Cobalamin): 8 µg

Vitamine recht stabil und unterliegen nur geringfügig externen Belastungen. Hitze und Licht machen ihnen fast gar nichts aus. Allerdings können sie durch langes Kochen »ausgekocht« werden. Auch Spurenelemente sind Mineralstoffe, die allerdings eben nur in Spuren, also in winzigen Mengen benötigt werden (weniger als 50 µg pro kg Körpergewicht). Eine Ausnahme bildet Eisen, das zwar zu den Spurenelementen zählt, aber bei etwa 60 µg pro kg liegen sollte. Funktionen und Aufgaben der Mineralstoffe sind immer noch recht unzureichend erforscht. Bei einigen Spurenelementen geht die Wissenschaft heute sogar davon aus, dass sie überhaupt keine Rolle spielen. Viele aber erfüllen wichtige Aufgaben, weil sie Bestandteile von Hormonen sind, wie etwa das Jod beim Schilddrüsenhormon. Andere Mineralstoffe dienen dem Austausch von

Flüssigkeiten und regeln damit den Elektrolythaushalt, der zur Aufrechterhaltung des osmotischen Drucks notwendig ist. Nur wenn dieser ausbalanciert ist, können Stoffe in die Zelle hinein und aus ihr heraus wechseln. Und auch für die Muskelkontraktion und somit für die Bildung der Myokine spielen bestimmte Mineralien eine große Rolle, in diesem Falle besonders Phosphor, Magnesium, Natrium und Kalium.

Jod: unerlässlich für den Stoffwechsel

Gerade für den Turbo-Stoffwechsel ist eine ausreichende Versorgung mit Jod von großer Bedeutung. Im Körper spielt Jod besonders für die Bildung der Schilddrüsenhormone Thyroxin (T4) und Triiodthyronin (T3) eine entscheidende Rolle. Beide Hormone enthalten entweder vier oder drei Jod-Atome. Ein Jodmangel ist daher häufig Mitverursacher

SO VIELE MINERALIEN UND SPURENELEMENTE BENÖTIGEN SIE IM DURCHSCHNITT TÄGLICH

Mengenelemente
- Kalzium: 1000 mg
- Chlor: 820 mg
- Kalium: 2000 mg
- Magnesium: 400 mg
- Phosphor: 700 mg
- Schwefel: 300 mg
- Natrium: 550 mg

Noch unklar, ob essenziell:
- Arsen: 10 µg
- Bor: 2 mg
- Rubidium: 100 µg

Spurenelemente
- Chrom: 100 µg
- Kobalt: 0,3 g
- Eisen: 15 mg
- Fluor: 3,8 mg
- Jod: 200 µg
- Kupfer: 1,5 mg
- Mangan: 5,0 mg
- Molybdän: 100 µg
- Selen: 70 µg
- Silicium: 10 mg
- Vanadium: 0,03 mg
- Zink: 10 mg
- Zinn: 20 µg

von massiven Stoffwechselstörungen (siehe ab Seite 22) aufgrund einer Schilddrüsenunterversorgung mit Jod. Denn nur etwa 10 bis 30 Milligramm Jod kann unser Körper speichern. Die halten zwar eine ganze Weile, aber da wir in Deutschland aufgrund des geringen Jodgehalts im Boden nahrungsbedingt häufig einen Jodmangel haben, müssen Sie dringlich darauf achten, genug davon zu sich zu nehmen (siehe Kasten).

Ferritin – oft vernachlässigt!

Eisen ist sicher der am besten erforschte Mikronährstoff. Dennoch bleibt ein Eisenmangel oft unentdeckt, weil keine eindeutigen Symptome vorliegen und der Eisenwert im Normbereich liegt. Denn er unterliegt starken Schwankungen. Weil Eisen jedoch so unendlich viele Einflüsse auf den Stoffwechsel besitzt, sollte man unbedingt genauer hinsehen und den Ferritin-Wert analysieren lassen. Dieser sollte immer über 50 Mikrogramm, besser noch über 70 Mikrogramm pro Liter Blut liegen.

WICHTIG

Jodzufuhr pro Tag
- Säuglinge: 40–80 µg
- 1–9 Jahre: 100–140 µg
- 10–12 Jahre: 180 µg
- 13–18 Jahre: 200 µg
- 19–50 Jahre: 200 µg
- über 50 Jahre: 180 µg
- Schwangere: 230 µg
- Stillende Mütter: 260 µg

Wichtig: Da der Ferritin-Wert oft von Entzündungen und Immunreaktionen nach oben reguliert wird und so der Anschein geweckt wird, es sei alles normal, sollten mit dem Ferritin immer auch der CRP-Wert (C-reaktives Protein, zeigt Entzündungsreaktionen im Körper an) und der ALAT-Wert (Alanin-Aminotransferase, Auskunft über Leber- beziehungsweise Gallenwegserkrankungen) erfasst werden.

WASSER – UNVERZICHTBAR FÜR DEN ZELLSTOFFWECHSEL

Wasser ist die Grundlage allen menschlichen Lebens. Nur ganz wenige Tage können wir ohne dieses wichtige Lebenselixier überleben. Biochemisch betrachtet ist Wasser für den Körper das wichtigste Transport- und Lösungsmittel. Es dringt in jede Körperzelle ein. Erst Wasser ermöglicht die so wichtige Kommunikation der Zellverbände. Das Wasser regelt sämtliche Abläufe des Stoffwechsels, die Verdauung, ja selbst den Körperaufbau sowie die Herz- und Kreislaufreaktion. Es hält den osmotischen Druck der Zellen aufrecht und garantiert dadurch die reibungslose Versorgung der Zelle. Wasser reguliert die Körpertemperatur. Auch Abfallprodukte aus dem Stoffwechsel können nur mithilfe von Wasser ausgeschieden und entsorgt werden. Nicht zuletzt ist Wasser auch für unsere geistige Leistungsfähigkeit verantwortlich: Bereits ein Verlust von nur vier Prozent Wasser im Körper macht uns handlungs- und entscheidungsunfähig. Damit all diese Prozesse funktionieren, fließen Unmengen an Wasser ständig durch unseren Körper, der selbst fast zu 60 Prozent aus Wasser besteht. Doch jeden Tag werden

schon in Ruhe mindestens 1,5 bis 2,5 Liter Wasser über Schweiß und Urin ausgeschieden. Sie müssen dringend ersetzt werden. Dabei ist die Trinkmenge abhängig vom Körpergewicht: 30 Milliliter pro Kilogramm Körpergewicht (= Normalgewicht) sollten es sein. Wenn Sie also 70 Kilogramm wiegen, müssten Sie wenigstens 2,1 Liter pro Tag trinken, um die Funktion des Stoffwechsels zu erhalten. Das ist das Minimum, das Ihr Stoffwechsel braucht, um wie geschmiert zu laufen. Wenn Zellen auf dem Trockenen sitzen, wie sollen sie dann arbeiten?
Übrigens brauchen Sie keine Angst zu haben, dass Sie zu viel trinken und die wertvollen Mineralien deswegen ausscheiden. Dazu sind ganz andere Mengen von mehr als zehn Litern notwendig!

Diffusion: der Zellmotor für den Stoffwechsel

Mit jedem Atemzug gelangt Sauerstoff als wichtige Energiequelle in die Zellen und wird dort verbraucht – und zwar sofort. Denn Sauerstoff kann nirgendwo zwischengelagert werden. Daher befindet sich in den Zellen weniger Sauerstoff als in den Blutkapillaren oder in den Zellzwischenräumen. Außerhalb der Zelle ist die Sauerstoffkonzentration also hoch, innerhalb der Zelle niedrig. Dieses Ungleichgewicht lässt den Sauerstoff in die Zelle »strömen«, ein Prozess, den man als Diffusion bezeichnet. Und das Transportschiff für diesen Vorgang ist Wasser: Es schwemmt ständig Sauerstoff in die Zelle.
Das genau gegenteilige Konzentrationsgefälle von innen nach außen besteht für Kohlendioxid (CO_2), das bei der Energieverbrennung in der Zelle als Abfallprodukt entfällt. CO_2 ist in hoher Konzentration

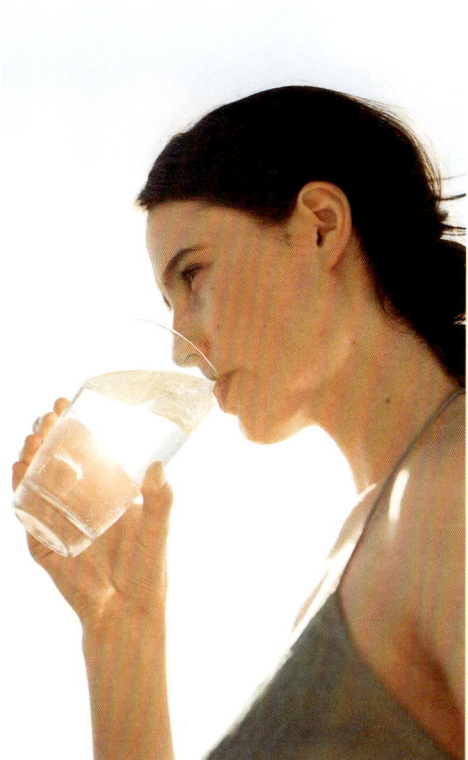

Wasser ist der wichtigste Treibstoff und beste Durstlöscher für den Körper.

hochgiftig und muss deshalb schnell wieder aus der Zelle transportiert werden. Auch hier hilft die Diffusion, das CO_2 aus der Zelle und den Geweben in die Blutbahn abzugeben. Dazu brauchen wir natürlich ebenfalls Wasser. Aus dem Blut wird CO_2 anschließend über die Lunge ausgeatmet. Sie sehen: Der gesamte Energiestoffwechsel der Zelle kann nicht ohne ausreichend Wasser funktionieren. Wasser ist folglich für jeden von uns der wichtigste flüssige Sprit für den Turbo-Stoffwechsel. Und zwar im doppelten Sinn: Zusätzlich zu all den beschriebenen Aufgaben, die Wasser im Körper erfüllt, verbraucht der Organismus auch noch Kalorien bei seiner Verarbeitung, und zwar

20 Kilokalorien je 200-Milliliter-Glas. Wenn das nicht Grund genug ist, öfter einmal ein Glas über den Durst trinken. Das gilt aber nur für Wasser!

Trinken Sie das Richtige

Zum Leidwesen vieler Menschen taugen die meisten Getränke, die man heutzutage in den Regalen der Supermärkte oder im Getränkefachhandel findet, nicht als Flüssigkeitslieferant für unseren Körper. Aufgrund ihres Kaloriengehalts sind sie nicht als Getränke, sondern als Nahrungsmittel einzustufen. Sie enthalten nämlich so viel Zucker, dass sie die Insulinausschüttung im selben Maße anregen wie zum Beispiel Gebäck oder Nudeln. Das gilt für Fruchtsäfte ebenso wie für Limonaden, Getränke mit Milch und Alkohol – und damit leider für den Großteil der beliebtesten Getränke. Gerade wenn Sie abnehmen möchten, sollten Sie solche Drinks wenn überhaupt nur zu den Mahlzeiten trinken. Rechnen Sie dann aber unbedingt die zusätzlichen Kalorien mit

und sparen Sie diese entsprechend auf dem Teller ein.

Zwischen den Mahlzeiten (und selbstverständlich auch dazu) sind Kaffee und Tee ohne Milch und Zucker sowie Früchtetees das Beste. Und natürlich Wasser, am besten ohne Kohlensäure. Denn die blubbernden Bläschen können Entzündungen der Darmschleimhäute hervorrufen und hemmen die Stoffwechselvorgänge – genau das, was Sie ja nicht wollen! Wer Wasser pur nicht mag, kann es aromatisieren mit Zitronensaft, Apfelscheiben, Ingwerwurzel, frischen Pfefferminzblättchen und, und, und.

Plädoyer für die Renaissance der Trinkkur

Früher waren Trinkkuren an der Nordsee und anderen Kurorten Deutschlands weit verbreitet. Schließlich hatten Wissenschaftler bereits im 16. Jahrhundert die besondere Bedeutung des Trinkens und des Wassers entdeckt. Man führte daher mit großer Begeisterung sogenannte Brunnenkuren

SO VIEL ENERGIE NEHMEN SIE BEIM TRINKEN AUF (KCAL/100 ML)

• Altbier	43	• Orangensaft (30 %)	12
• Apfelsaft	57	• Orangensaft (frisch)	46
• Apfelwein	45	• Pils	43
• Buttermilch	35	• Rotwein	67
• Cola	43	• Sekt	83
• Kaffee	2	• Weinbrand	240
• Kakaotrunk (Magermilch)	52	• Weißwein	70
• Kölsch	42	• Weizenbier	46
• Limonaden	49	• Whisky	247
• Milch	67		

durch, bei denen schon morgens zwischen fünf und sechs Uhr elf Becher Wasser auf nüchternen Magen getrunken werden sollten, um den Stoffwechsel zu entgiften. Elf Becher, das entsprach zu damaliger Zeit etwa zwei Liter Wasser – das ist eine ganz schöne Menge! Und damit nicht genug: Kurgäste des 18. Jahrhunderts tranken zur Hochzeit der Trinkkur bis zu 20 Liter Wasser täglich. Das war sicher ein wenig zu viel des Guten, denn heute wissen wir, dass unser Stoffwechsel maximal 0,8 bis 1 Liter Flüssigkeit pro Stunde verarbeiten kann. Aber die Zahlen zeigen auch, dass gerade für den Stoffwechsel das Trinken in der Heilkunde eine lange Geschichte hat, die in unseren modernen Zeiten leider immer mehr in Vergessenheit gerät.

So viel sollten Sie über den Tag verteilt trinken

Probieren Sie, zur Unterstützung Ihres Stoffwechsels mindestens einmal pro Woche einen »Trinkkur-Tag« einzulegen. An so einem Tag kommen gut drei bis vier Liter zusammen; zwei Drittel davon sollten Sie etwa bis zum frühen Nachmittag getrunken haben. Dadurch unterstreichen Sie ganz besonders die Entgiftung des Stoffwechsels sowie die sauerstoffreiche Energieverwertung der Zellen. Außerdem läuft zu dieser Tageszeit der Energiestoffwechsel auf Hochtouren – beste Voraussetzung für den Turbo.

- **Schon morgens anfangen:** Trinken Sie morgens direkt nach dem Aufstehen, auf jeden Fall etwa 20 Minuten vor dem Frühstück, ein großes Glas (0,3 Liter) lauwarmes Wasser.
- **Frühstück:** Zum Frühstück kochen Sie sich am besten eine große Kanne entkoffeinierten grünen Tee oder einen milden Kräutertee, den Sie auf jeden Fall ungesüßt

»WASSERVERSCHWENDUNG«

Blitzdiäten versprechen einen hohen Gewichtsverlust innerhalb kürzester Frist. Tatsächlich funktioniert das oft auch – zumindest in der ersten Zeit. Was Sie dabei aber vor allem verlieren, ist nicht wie ersehnt Fett, sondern Wasser: jenes kostbare Wasser, das Ihr Körper so dringend für seine Aufgaben braucht und ohne das der Stoffwechsel niemals auf Turbo schalten kann. Kein Wunder, dass nach so einer Diät der Jo-Jo-Effekt einsetzt und Sie das verlorene Gewicht ganz schnell wieder drauf haben – und sogar noch einige Kilos zusätzlich.

trinken sollten. Drei bis fünf Tassen dürfen es schon sein. Was übrig bleibt, füllen Sie für später in eine Thermoskanne oder trinken den Rest einfach kalt.
- **Über den Tag:** In jeder Stunde nach dem Frühstück trinken Sie dann bis zum frühen Nachmittag (mindestens aber bis mittags) wieder ein großes Glas stilles Wasser. Kippen Sie die Flüssigkeit nicht einfach in sich hinein, sondern trinken Sie sie nach und nach in kleinen Schlucken, so erleichtern Sie dem Körper die Verarbeitung.
- **Nachmittags:** Ab nachmittags trinken Sie normal, aber regelmäßig in kleinen Portionen weiter – stilles Wasser oder auch ungesüßten Kräutertee.
- **Abends:** Vor dem Zubettgehen trinken Sie erneut ein großes Glas lauwarmes Wasser.

GESUNDE VITALSTOFF-DRINKS

Damit Sie (fast) sicher sein können, viele wichtige Mikronährstoffe zu sich nehmen, haben wir Ihnen fünf schnelle Vitalstoffdrinks gemixt. Das Schöne daran: Sie sind auch noch sehr kalorienarm und versorgen den Körper gleich noch mit einer Portion Flüssigkeit. Wenn Sie einmal keine Lust haben zu kochen, bieten diese Drinks mittags und besonders abends eine wunderbare Alternative mit vielen guten vitalisierenden Stoffen.

FRISCHER SOJA-DRINK
mit Zitronenmelisse

ZUTATEN

- 1 Stiel Zitronenmelisse
- ½ Limette
- ½ Grapefruit
- 100 ml Soja-Drink
- 2–3 TL Agavendicksaft

- Außerdem: Eiswürfel

Für 1 Glas
10 Minuten Zubereitung
Pro Portion: ca. 105 kcal /
16 g KH / 3 g E / 2 g F

ZUBEREITUNG

1 Zitronenmelisse unter kaltem Wasser abbrausen, trocken schwenken und beiseitelegen.

2 Limette heiß abspülen und trockenreiben. Eine dünne Scheibe abschneiden, den Rest der Hälfte auspressen.

3 Grapefruit auspressen.

4 Limetten- und Grapefruitsaft mit Soja-Drink, Agavendicksaft und Eiswürfeln im Standmixer oder mit dem Pürierstab in einem hohen Gefäß kurz aufmixen. In ein Glas füllen und mit Melissenzweig und Limettenscheibe garnieren.

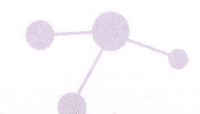

MÖHRENSAFT
mit Curryschaum

ZUTATEN

- ½ kleine unbehandelte Orange
- je ½ TL mildes und scharfes Currypulver
- 1 Prise Ingwerpulver
- 150 ml Möhrensaft
- 20–30 ml Milch (1,5 % Fett)

Für 1 Glas
10 Minuten Zubereitung
Pro Portion: ca. 60 kcal /
11 g KH / 2 g E / 0 g F

ZUBEREITUNG

1 Orange heiß waschen. Erst etwas Schale abreiben, dann den Saft auspressen.

2 In einem Schüsselchen die beiden Currysorten mit dem Ingwerpulver vermischen. Zwei Drittel davon mit Orangen- und Möhrensaft im Standmixer oder einem hohen Gefäß mit dem Pürierstab kurz aufmixen.

3 Milch erwärmen und mit der restlichen Gewürzmischung verrühren. Mit einem Milchaufschäumer aufschlagen.

4 Möhren-Orangen-Saft in ein Glas füllen, den Milchschaum darauflöffeln und mit Orangenschale garnieren.

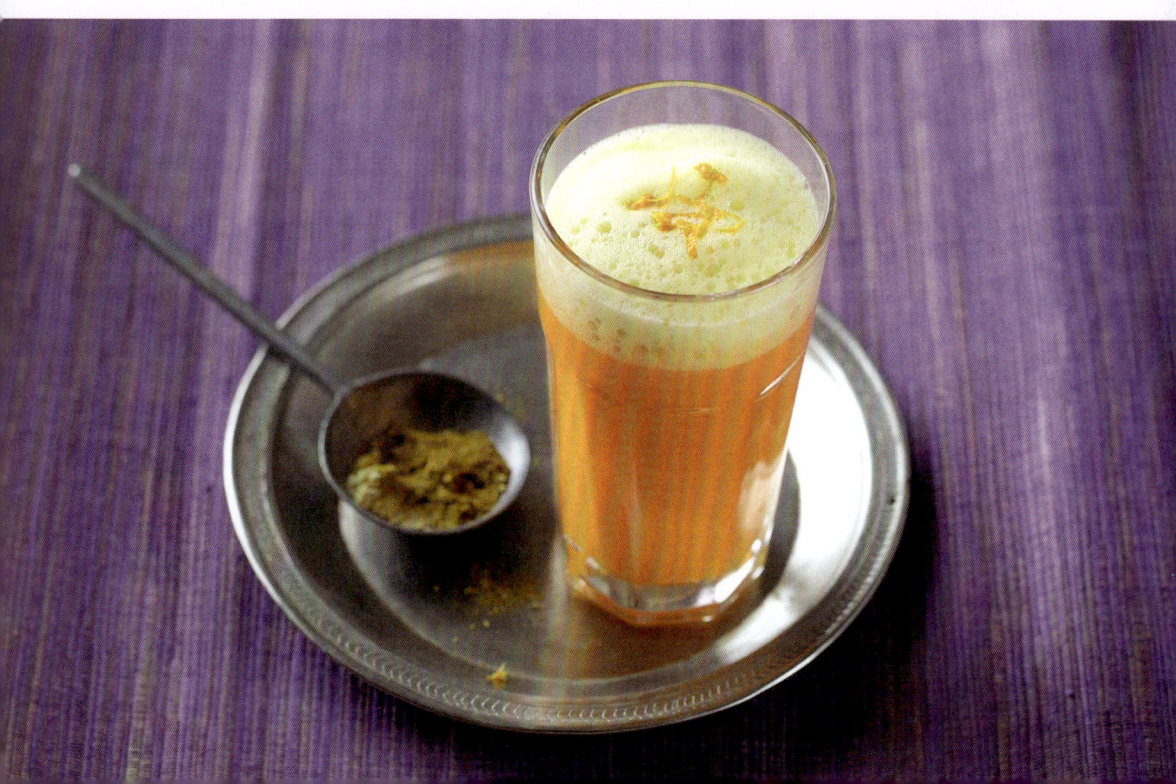

SCHARFER SOJA-SHAKE
mit Basilikum

ZUTATEN
- 2 Stiele Basilikum
- 150 ml Soja-Drink
- ½ TL Paprikapulver
- 1 Prise Chiliflocken

- Außerdem: Eiswürfel

Für 1 Glas
5 Minuten Zubereitung
Pro Portion: ca. 60 kcal /
4 g KH / 5 g E / 3 g F

ZUBEREITUNG
1 Basilikum unter kaltem Wasser abbrausen und trocken-schwenken. Die Blättchen abzupfen. 1–2 davon beiseite-legen, den Rest fein hacken.

2 Soja-Drink mit gehacktem Basilikum, Paprikapulver, Chili-flocken in einen Cocktailshaker oder in ein großes Schraubglas füllen, ein paar Eiswürfel dazugeben und alles kräftig schütteln.

3 Den Shake in ein Glas füllen und die restlichen Basilikum-blättchen obenauf stecken.

EIWEISS-SHAKE
mit Limette

ZUTATEN
- ½ Limette
- 2 Zweige frische Minze
- 200 g Buttermilch (0,5 % Fett)
- 2–3 TL Agavendicksaft

Für 1 Glas
5 Minuten Zubereitung
Pro Portion: ca. 120 kcal /
18 g KH / 7 g E / 1 g F

ZUBEREITUNG
1 Limette heiß waschen und abtrocknen. Erst ein wenig Schale abreiben, dann den Saft auspressen.

2 Minzezweige unter kaltem Wasser abbrausen, trocken-schütteln und die Blättchen abzupfen. 1–2 Blättchen beiseitelegen, den Rest in feine Streifen schneiden.

3 In einem Krug die Buttermilch mit kleingeschnittener Minze sowie etwas Limettensaft und -schale verrühren. Nach Belieben mit Agavendicksaft abschmecken. In ein Glas füllen und mit den restlichen Minzblättchen garniert servieren.

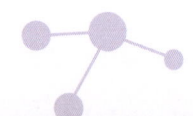

GRÜNER VITALSTOFF-DRINK
mit Gemüse

ZUTATEN

- 200 g Staudensellerie
- 150 g Fenchelknolle
- 1 Bund Rucola (ca. 80 g)
- 1 halbe Mini-Gurke
  (ca. 125 g)

- Außerdem: Eiswürfel

Für 1 Glas
20 Minuten Zubereitung
Pro Portion: ca. 95 kcal /
13 g KH / 7 g E / 2 g F

ZUBEREITUNG

1 Staudensellerie und Fenchel putzen, waschen und grob würfeln. Ein wenig Fenchelgrün beiseite legen.

2 Rucola waschen, verlesen und in der Salatschleuder trocken schleudern.

3 Die Gurke waschen. Einige dünne Scheiben mit Schale abschneiden und beiseite legen. Die restliche Gurke schälen und grob zerkleinern.

4 Sellerie-, Fenchel- und Gurkenstücke mit dem Rucola durch den Entsafter geben.

5 Limette auspressen und zum Gemüsesaft hinzufügen. Mit Eiswürfeln und den zurückbehaltenen Gurkenscheiben in ein Glas füllen. Zum Schluss mit Fenchelgrün garnieren.

TIPP: Wenn Sie den Drink im Mixer zubereiten, füllen Sie bis zur gewünschten Konsistenz mit Wasser auf. Den Rest kühlen und am nächsten Tag trinken.

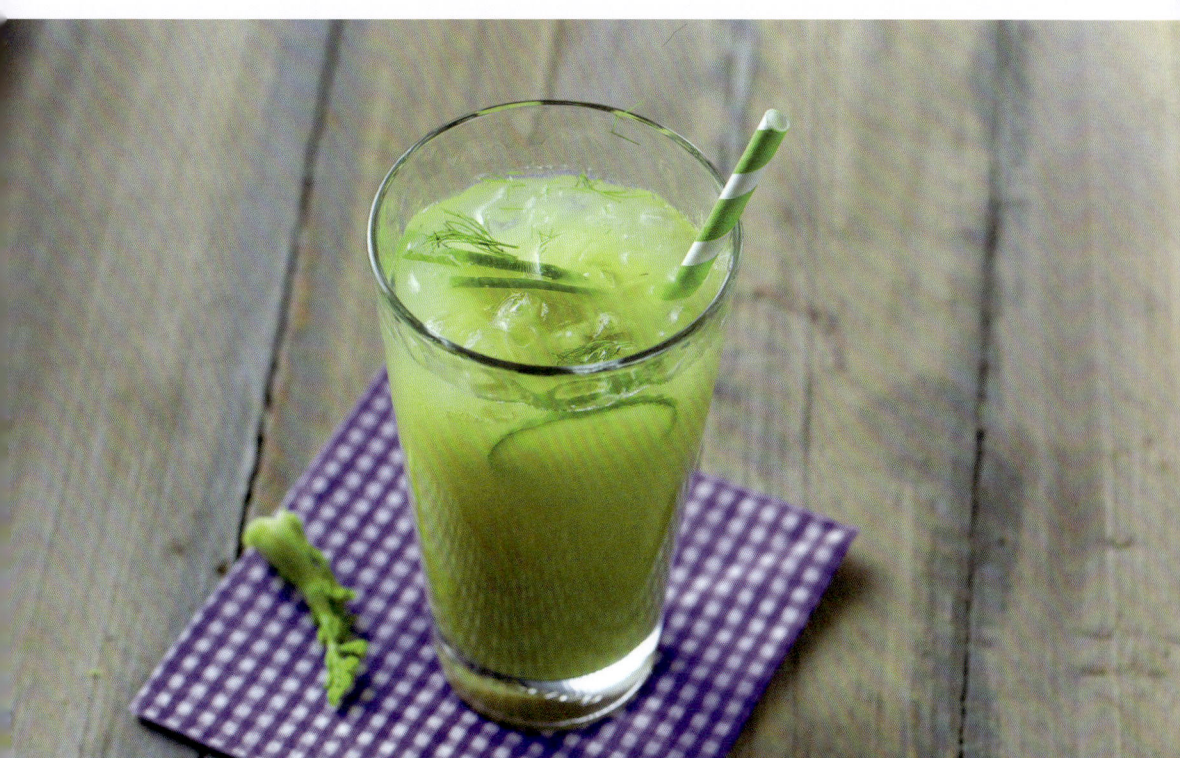

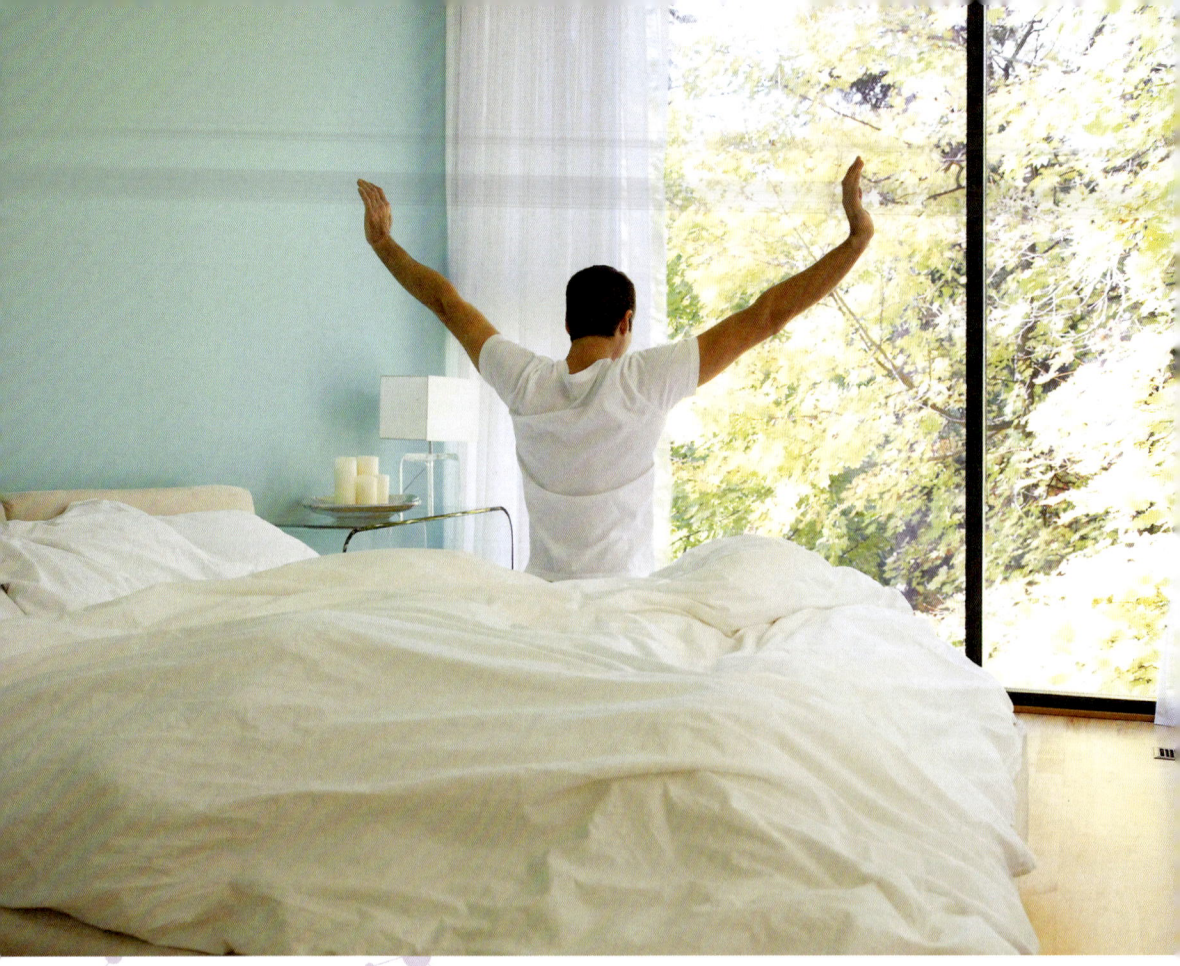

ESSEN UND TRIMMEN
im BIORHYTHMUS

Dass unser Organismus in einem bestimmten biologischen Rhythmus arbeitet, entdeckte der deutsche Wissenschaftler Wilhelm Flies bereits Anfang des 20. Jahrhunderts. Dabei fungiert vor allem das Tageslicht als Taktgeber. Im Deutschen sprechen wir in diesem Zusammenhang daher oft von der inneren Uhr.

Die Forschung hat mittlerweile umfassend bewiesen, dass es nicht nur wichtig ist, wie viel und was wir essen, sondern auch wann wir etwas davon zu uns nehmen. US-Forscher haben erst kürzlich in Tierversuchen zeigen können, dass die Hormonregulation im Tagesverlauf sehr klaren rhythmischen Strukturen folgt. Wird dieser Rhythmus durcheinandergebracht, betrifft das auch die biologische Uhr des Stoffwechsels: Die Folgen sind erhebliche Störungen der Stoffverarbeitung. Gerade diejenigen unter uns, die in Schichten arbeiten müssen, wissen davon ein Lied zu singen.

WAS SIE NOCH ÜBERS ESSEN WISSEN SOLLTEN

»Iss zur rechten Seite das Richtige«, ist zwar eine uralte Weisheit. Aber leider halten wir uns nur selten daran. Dies gilt sowohl für die »Schwerpunkte« der Nahrungsbausteine als auch für deren zeitliche Dynamik. Denn unser Organismus benötigt Kohlenhydrate, Fette und Eiweiße nicht nur zu völlig unterschiedlichen Zeiten, er nimmt sie außerdem, wie die Mikronährstoffe auch, nicht gleichmäßig im 24-Stunden-Verlauf auf. Zusätzlich beeinflussen sich manche Nährstoffe gegenseitig bei ihrer Verarbeitung.

Einige Nährstoffe werden nach der Aufnahme relativ rasch wieder ausgeschieden und stehen deswegen dem Stoffwechsel nur kurzfristig zur Verfügung. Dies gilt besonders für alle wasserlöslichen Vitalstoffe (siehe ab Seite 78), die nicht nur rasch resorbiert sondern danach auch schnell wieder ausgeschieden werden. Andere wiederum bleiben deutlich länger im Organismus und werden sogar »gespeichert« wie Fette oder die fettlöslichen Mineralien. Daher müssen Sie den Stoffwechsel über den gesamten Tagesrhythmus betrachten und vermeiden, dass dieser natürliche biologische Ablauf durch irgendetwas gestört wird. Nur so kann sich der Turbo-Stoffwechsel entwickeln.

Auch für Ihr Muskel- und Ausdauertraining ist es eine große Hilfe, den eigenen Biorhythmus zu kennen. Denn wenn Sie zur richtigen Zeit trainieren, wird es Ihnen viel leichter fallen. Leider können wir es im Berufsalltag nicht immer passend einrichten, aber am Wochenende und im Urlaub sollten Sie es zumindest versuchen. Wann Sie optimal in Schwung kommen, erfahren Sie im nächsten Abschnitt.

Lernen Sie Ihre Stoffwechsel-Uhr kennen

Im Verlauf des Tages und der Nacht verändern sich die Arbeit und die Leistungsfähigkeit des Stoffwechsels ständig. Es gibt Phasen der höchsten Leistungsfähigkeit, meistens etwa zwischen 10 und 12 Uhr und dann noch einmal von 17 bis 19 Uhr. Diese Zeiten sind besonders gut für ein Muskel- oder Ausdauertraining. Genauso gibt es Phasen der Ruhe, Phasen, in denen hormonell am meisten passiert, und, gerade in der Nacht, die Phase von Regeneration und Erholung. Die unterschiedlichen Phasen können sich individuell um ein bis zwei Stunden nach vorne oder nach hinten verschieben, je nachdem, ob Sie eine Lerche oder aber eine Eule, also eher ein Morgen- oder ein Abendmensch sind. Dennoch zeigt die innere Uhr, wenn auch vereinfacht, dass der Stoffwechsel Aktivitätsschwerpunkte aufweist.

Auch unsere Ernährung kann diesen Phasen entgegenwirken oder sie sogar fördern. Damit sich der Stoffwechsel seinen Anforderungen entsprechend entwickeln kann, sollten Sie daher biorhythmisch essen und trainieren. Im 8-Wochen-Turbo-Aktiv-Programm ab Seite 144 finden Sie für jeden Geschmack eine bunte Vielfalt eiweißreicher Turbo-Rezepte, die sowohl mittags als auch abends leicht zu kochen sind.

Im Biorhythmus zum Turbo-Stoffwechsel

Gerade in den letzten Jahren sind vor allem jene Ernährungskonzepte populär geworden, die einen Verzicht auf abendliche Kohlenhydrate propagieren. Ihr Hauptargument: Nachts benötige der Bau-Stoffwechsel keine weiteren »energiegeladenen« Kohlenhydrate. Dem ist uneingeschränkt zuzustimmen. Ein abendlicher Verzicht oder eine weitgehende Verminderung von Kohlenhydraten ist gut für den Stoffwechsel-Rhythmus. Das gilt vor allem auch dann, wenn er zur alten Leistungsstärke zurückfinden soll. Ob dabei das Hormon Insulin tatsächlich eine wichtige Rolle spielt, ist wissenschaftlich bisher sehr umstritten. Entscheidend ist vielmehr, dass der Bau-Stoffwechsel der Nacht Kohlenhydrate viel schlechter verarbeiten kann als der Energiestoffwechsel des Tages. Der Körper kann in der Nacht mit den Kohlenhydraten einfach nichts Nützliches anfangen, weil er sich im Bauprozess befindet.

Die Verbindung zwischen Tages- und Stoffwechselrhythmus ist laut dem US-Forscher Joseph Blass aus Illinois auch deswegen so klar, weil sowohl der Tages-Leistungs-Rhythmus als auch der Nacht-Regenerations-Rhythmus mit dem Stoffwechsel ganz viele molekulare Signalwege teilt. Viele Messfühler des Stoffwechsels regulieren ihre Aktivität im Tages-Nacht-Rhythmus. Sie können sich diese Signalwege wie eine sehr schmale Straße vorstellen, die tagsüber nur in der einen Richtung befahren wird und

nachts in der anderen. Es gibt keine Probleme, solange sich alle daran halten. Aber lassen Sie zur gleichen Zeit Autos von beiden Seiten hineinfahren, kommt es unweigerlich zum Chaos. Genau das passiert mit Ihrem Stoffwechsel, wenn Ihr Tagesablauf und wie Sie sich wann ernähren zu sehr von Ihrem Biorhythmus abweichen.

Frühstück – Tankstelle für den Tag

Morgens wird die Grundlage für den Stoffwechsel-Rhythmus gelegt. In den ersten 120 Minuten nach dem Aufstehen sind Ihre »Aktivierungshormone« bereit, Sie für den Tag durchstarten zu lassen. Die Tageshormone Serotonin, Adrenalin und Co schreien jetzt nach Futter und genau das ist biorhythmisch der richtige Zeitpunkt für den Turbo-Stoffwechsel durchzustarten. Innerhalb der ersten zwei Stunden Ihres Tages sollten Sie daher den Stoffwechsel und damit die Organe, das Gehirn und jede Zelle Ihres Körpers mit Energie versorgen. Das bedeutet vor allem: Kohlenhydrate und etwas Fett. Denn das brauchen die Zellen, um sich nach der mehr oder weniger langen Nacht auf den Energiestoffwechsel mit Turbo-Effekt einstellen zu können. Ohne diese morgendlichen Energiebomben wird der Stoffwechsel weiterhin im Leerlauf verharren – und leistungsfähig für den Tag werden Sie ohne die Energie-Tankstelle auch nicht.

Auch wenn viele Menschen das Frühstück ausfallen lassen: Es ist eine Notwendigkeit, denn es stellt die Basis dafür dar, dass der Stoffwechsel aus dem Keller herauskommt, der Grundumsatz wieder hochgefahren wird und die Zellverbrennungsmaschinerie angeworfen wird. Ihr Motto muss also lauten: »Frühstücken für den Turbo«. Wenn auch Sie zur Fraktion der Nicht-Frühstücker gehören, tasten Sie sich nach und nach mithilfe

WICHTIG

Um dem Turbo-Stoffwechsel das zu geben, was er braucht, sollten Sie folgende Systematik beim Essen berücksichtigen:
- morgens energiereich
- mittags vitalstoffreich
- abends baustoffreich

DIE STOFFWECHSELUHR

Unser Stoffwechsel ist zu bestimmten Zeiten besonders aktiv oder inaktiv.
Auch wenn sich die Phasen um ein bis zwei Stunden verschieben können,
passt er sich immer dem Tag-Nacht-Rhythmus an.

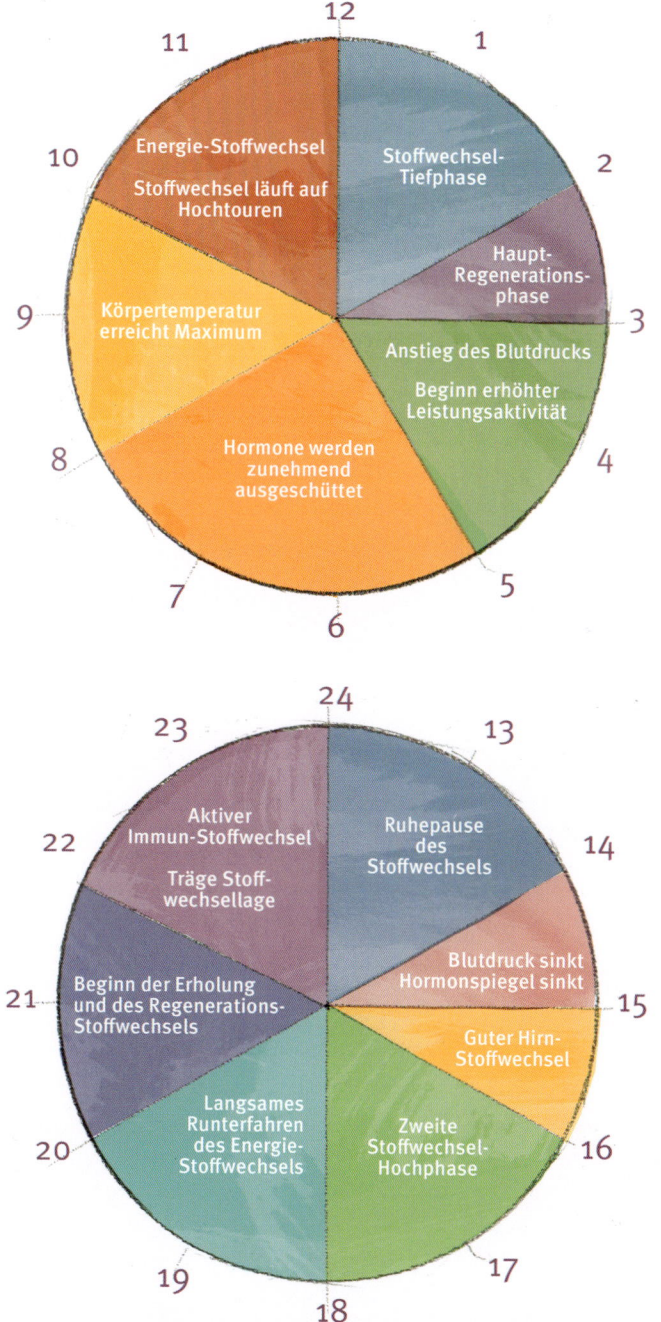

12 11 1
10 Energie-Stoffwechsel Stoffwechsel-Tiefphase 2
Stoffwechsel läuft auf Hochtouren
Haupt-Regenerations-phase
9 Körpertemperatur erreicht Maximum 3
Anstieg des Blutdrucks
Beginn erhöhter Leistungsaktivität
8 Hormone werden zunehmend ausgeschüttet 4
7 5
6

24 23 13
Aktiver Immun-Stoffwechsel Ruhepause des Stoffwechsels 14
22 Träge Stoff-wechsellage
Blutdruck sinkt Hormonspiegel sinkt
21 Beginn der Erholung und des Regenerations-Stoffwechsels 15
Guter Hirn-Stoffwechsel
20 Langsames Runterfahren des Energie-Stoffwechsels Zweite Stoffwechsel-Hochphase 16
19 17
18

von kohlenhydratreichem Obst wie Bananen oder Smoothies ans Frühstücken heran (Rezepte finden Sie ab Seite 84).

Keine Zwischenmahlzeiten!

Am Anfang fällt es Ihnen vielleicht schwer, bis zum Mittagessen nicht zu naschen. Aber Sie werden sich schnell an die vier- bis fünfstündige Essenspause gewöhnen. So lang sollte sie sein, damit der Turbo-Stoffwechsel die Möglichkeit hat, auf der »Autobahn« zu

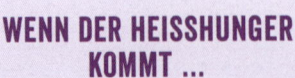

WENN DER HEISSHUNGER KOMMT ...

... greifen Sie hierzu:
- ein großes Glas Wasser (das wäre am besten!)
- ein Frühstücksei (am besten hart gekocht)
- eine kleine Handvoll (fünf bis sechs) Mandeln oder Paranüsse
- ein halber Becher Naturjoghurt (1,5 Prozent Fett)
- eine kleine Dose Thunfisch im eigenen Saft (nicht in Öl!)
- eine kleine Schale Wakame-Algen
- einen halben Harzer Roller mit Salz und Pfeffer
- eine Tasse klare Brühe (Gemüse- oder Geflügelbrühe)
- ein bis zwei Scheiben gekochter, magerer Schinken
- Karottensticks, Zucchini- oder Gurkenscheiben
- saure Gurken

fahren. Anderenfalls wäre er wieder mit der Verdauung und Verarbeitung der Zwischenmahlzeit beschäftigt – und das bremst ihn aus. Also: Nach der Energietankstelle geht es nur auf die Turbo-Autobahn, wenn das Gaspedal richtig durchgetreten werden kann. Aus diesem Grund gilt auch: Wenn Sie sich vor dem Mittagessen noch einen zweiten Kaffee gönnen wollen, dann bitte ohne Milch, Zucker oder Sahne. Denn die leckeren Cappuccinos oder Latte Macchiatos sind nichts anderes als eine kleine Zwischenmahlzeit. Auf diese sollten Sie aber unbedingt bis zum Mittagessen verzichten.

Mittags wie vom Bauernmarkt

Nach einem intensiven Vormittag braucht der Organismus neue Energie. Viele Nährstoffe sind verbraucht worden und deshalb muss nachgetankt werden. Außerdem müssen jetzt Vitalstoffe her, damit der Stoffwechsel nicht schlapp macht. Mittags sollte daher der Teller aussehen wie frisch vom Bauernmarkt: Viel Gemüse, Obst, Fleisch (oder Fisch) sollten den Schwerpunkt darstellen, wie bei den Rezepten ab Seite 144. Mittagssnacks aus Bäckereien, Fast-Food-Ketten oder große Nudelportionen und Pizzen sollten aufgrund ihres hohen Kohlenhydrat- und Fettanteils nicht zum Repertoire gehören, wenn Sie wirklich abnehmen wollen. Denn in Brötchen oder Pizzateig lassen sich Vitalstoffe nur mit der Lupe finden. Wenn Sie also unterwegs sind, greifen Sie zum Beispiel zu einem Salat mit Hühnerbrust oder zu einer wunderbaren Minestrone. Ihr Stoffwechsel wird dankbar für diese bunte Vielfalt sein. Denn bunt ist die beste Voraussetzung für die notwendigen Mineralstoffe, die der Turbomotor braucht. Dabei hilft gerade die Kombination aus Gemüse und

Salat mit Fleisch und Fisch den fettlöslichen Vitalstoffen in den Stoffwechsel hinein. Nach dem Essen noch ein leckerer Nachtisch? Dem steht nichts entgegen. Es muss ja nicht gleich eine Kalorienbombe wie Tiramisu sein. Halbgefrorenes, leichte Cremes oder ein Stückchen tiefbraune Schokolade sind ein Genuss, den Sie sich unbedingt gönnen sollten. Aber bitte so etwas immer als Nachtisch, also in unmittelbarer Folge ans »richtige« Mittagessen. Denn danach gilt es wieder, vier bis fünf Stunden ohne Zwischenmahlzeiten bis zum Abendessen durchzuhalten. Deshalb sollten Sie auch den Latte Macchiato immer gleich als »Nachtisch« genießen.

Abends in den »Baumarkt«

Ein anstrengender, arbeitsreicher Tag hinterlässt Spuren. Auf den »Energiestoffwechsel« des aktiven Tages folgt nun die Erholung, die Regeneration, die Reparatur, damit am nächsten Tag alles wieder bereit ist. Energie in Form von Kohlenhydraten und Fetten ist jetzt nicht mehr notwendig. Stattdessen muss »Baustoff« her und das bedeutet Eiweiß. Die Rezepte ab Seite 144 beispielsweise versorgen den Organismus und den Stoffwechsel mit einer Vielfalt an essenziellen und nicht essenziellen Aminosäuren, sind wenig energiegeladen und helfen so dem Stoffwechsel, seine zahlreichen Aufgaben gut zu erledigen. Haben Sie überhaupt keine Lust, am Abend zu kochen, kann auch einmal ein Eiweiß-Shake helfen, um Aminosäuren zu tanken (siehe Seite 86). Mit Genuss hat das aber wenig zu tun und sollte daher nur eine gelegentliche Ausnahme sein. Essen Sie nicht zu spät, damit der Stoffwechsel bereits früh in der Nacht mit den Reparaturen beginnen kann. Je früher, umso bes-

ser, denn sonst zieht sich die Verdauung bis weit in die Nacht hinein. Je mehr Zeit der Stoffwechsel für seine Reparaturarbeiten bekommt, umso erfrischter wachen Sie auf.

Nie länger als 18 Stunden ohne Essen

Wenn Sie einmal auf eine der drei Mahlzeiten verzichten wollen, dann sollten Sie nicht gerade an der »Energie« am Morgen und auch nicht an den »Vitalstoffen« vom Mittagessen sparen. Denn diese sind für den Turbo-Stoffwechsel absolut notwendig. Bleibt also nur das Abendessen (Stichwort »Dinner-Cancelling«). Oder aber Sie verschieben das vitalstoffreiche Mittagessen auf den Abend, verzichten dann aber auf die Kohlenhydrate.

Egal, für welche Variante Sie sich entscheiden: Es gilt immer die 18-Stunden-Regel! Führen Sie dem Stoffwechsel höchstens für 18 Stunden keine Nähr- oder Vitalstoffe zu. Denn er fährt bei einer längeren »Fastenpause« sofort seine Aktivität herunter. Der Grundumsatz sinkt und der Turbo-Stoffwechsel verliert an Leistung. Lange Pausen und dauerhaftes Dinner-Cancelling sind also normalerweise nicht sinnvoll. Vor allem weil dem Stoffwechsel dadurch die wichtigen Eiweiß-Baustoffe vorenthalten werden, die er nachts braucht. Die Folge: Er treibt »Selbst-Kannibalismus« und holt sich die Baustoffe für die lebenswichtigen Funktionen und die Organe aus den Muskeln. Sollten Sie um 8 Uhr morgens frühstücken und wollen abends das Essen ausfallen lassen, dürfen Sie nicht vor 14 Uhr mittagessen.

Öfter als zwei- bis viermal pro Woche sollten Sie aufs Abendessen ohnehin nicht verzichten. Außerdem muss jeweils mindestens wieder ein normaler Tag dazwischen liegen.

WER ABNEHMEN MÖCHTE, MUSS VERDAUEN

Verdauung ist die wohl wichtigste Fähigkeit, damit die Zellen die kostbaren Nähr- und Vitalstoffe aus dem Essen auch wirklich verwerten können. Es wäre zu schade, wenn der Schatz, der in jedem Lebensmittel liegt, ungenutzt den Körper wieder verlässt. Wenn wir es aber nicht schaffen, die Nährstoffe in die Zelle zu bringen, dann wird sich auch kein Turbo-Stoffwechsel entwickeln können. Dann tanken wir zwar Sprit mit einer hohen Oktanzahl, aber es kommt nur ein Teil davon an und unser Motor kann nur noch stottern.

Im Mund beginnt bereits der erste Schritt der Verdauung. Dort wird die Nahrung zerkleinert und durch Enzyme des Speichels zu einem Brei verwandelt. Zu schnelles Essen oder gar Schlingen verhindert die ausreichende Verwertung der Nährstoffe. Kauen Sie also gründlich und langsam.

Nach dem Kauen gelangt die Nahrung über die Speiseröhre in den Magen. Mithilfe der Magensäfte wird sie dort weiter zerkleinert und zersetzt. Wie lange der Magen dafür benötigt, hängt davon ab, was Sie gegessen haben. Weißbrot, Kartoffelpüree oder magerer Fisch bleiben etwa zwei Stunden im Magen. Fettiges Essen wie Pommes, Bratwurst oder Schweinebraten dagegen müssen manchmal mehr als fünf Stunden bearbeitet werden. Gemüse, Obst, Salat, Getreide- und Vollkornprodukte dagegen verweilen auch lange im Magen, weil sie viele Ballaststoffe enthalten, die Verdauung und Entgiftung unterstützen. Verglichen mit Pommes haben sie aber bei gleicher Kalorienzahl viel mehr Masse und füllen den Magen besser, sodass die Sättigung schneller einsetzt.

Durch den Magenpförtner wird dieser flüssige Brei dann an den Dünndarm weitergegeben. So lange sollten Sie sich auch satt fühlen, sofern die Portion nicht zu klein war. Gerade der Abschnitt des Darms spielt für den Turbo-Stoffwechsel die entscheidende Rolle: Er zerlegt die einzelnen Nährstoffe in winzige Moleküle und entscheidet so darüber, ob unsere Zellen wirklich die benötigten Nähr- und Vitalstoffe bekommen, ob sich ein Turbo-Stoffwechsel entwickeln kann und ob sich die ganzen Mühen auch lohnen. Dabei helfen auch Enzyme aus der Galle, der Bauchspeicheldrüse und der Leber. Für die Verdauung der vielen versteckten Fette in unserer Ernährung ist besonders die Gallenblase bedeutsam. Denn die Gallenflüssigkeit sorgt für die Verarbeitung und vor allem für den Abtransport der Fette. Wenn die Gallenblase nicht richtig funktioniert, können die Fette nicht in kleine, unteilbare Fettsäuren zerlegt werden. Die Fettmoleküle bleiben zu groß und können anschließend von den kleinen Zellen

TIPP

Löwenzahn, Artischocken oder auch Wermut sind reich an **Bitterstoffen,** wodurch die Gallensaftproduktion angeregt wird. Bauen Sie sie regelmäßig in Ihren Menüplan ein und Sie werden sehen, dass Ihre Galle sich entspannt und gute Dienste für den Turbo-Stoffwechsel liefert. Oder nutzen Sie den Effekt von Kurkuma (Gelbwurz) – egal, ob frisch oder getrocknet.

nicht aufgenommen werden. Läuft alles gut, wird kein noch so winziger Nährstoff in den Dickdarm abgeschoben. Leider ist gerade das bei den vielen »Verdauungsgestörten« jedoch nicht der Fall.

Auf die Darmflora kommt's an

Die US-Forscher Bernhard Samuel und Jonathan Gordon konnten erst vor wenigen Jahren eindrucksvoll zeigen, dass die zugeführte Kalorienmenge gar nichts darüber aussagt, wie viel davon wirklich für die Körperzellen nutzbar ist. Vielmehr bestimmt letztendlich die Zusammensetzung der Darmflora darüber, wie viel Energie wir aufnehmen und was in den Zellen ankommt. 10 bis 100 Billionen Bakterien aus bis zu 400 verschiedenen Stämmen und Kulturen leben normalerweise friedlich nebeneinander. Wenn Sie aber zum Beispiel recht viel Zucker zu sich nehmen, werden die zuckerliebenden Zellen dominant und verdrängen die anderen. Einseitige Ernährung verändert so die Darmkultur und verhindert dadurch eine ausgewogene Ernährung der Zellen. Wollten Sie Ihren Bakterien etwas Gutes tun, essen Sie morgens ein bis zwei Esslöffel Naturjoghurt. Greifen Sie außerdem regelmäßig zu rohem Sauerkraut (gut kauen!), Artischocken, Chicorée oder Lachs. Die Bakterien vermehren sich dann ganz rasch und sorgen für die richtige Oktanzahl für Ihren Stoffwechsel.

ENTGIFTUNG FÜR DIE GUTE LAUNE

Gerade zu Beginn des Abnehmens, wenn die Motivation noch richtig hoch ist, behindert oft schlechte Laune die guten Vorsätze.

Das liegt daran, dass mit dem schwindenden Fett gleichzeitig auch viele Umweltgifte in den Stoffwechselkreislauf geraten. Denn der Körper deponiert die vielen Gifte aus der Ernährung wie Schwermetalle oder Pestizide besonders im Speicherfett, wo sie am wenigsten Schaden anrichten können. Je fettlöslicher ein Gift ist, umso höher sind die Konzentrationen davon im Fettgewebe, aber auch in Leber und Galle.

Erst in den letzten Jahren konnte eine Studie kritischer Forscher im European Journal of Biochemistry nachweisen, dass mit zunehmendem Alter bei einer Gewichtsabnahme die Fähigkeit zur Entgiftung nachlässt. Umso wichtiger ist, dass Sie Ihren Stoffwechsel dabei unterstützen. Denn gerade Übergewichtige weisen oft große Giftdepots im Körper auf, weil mit der Anzahl an Fettzellen auch der Speicherplatz für die Gifte wächst.

Das können Sie tun, um Ihren Organismus bei der Entgiftung zu unterstützen:

- Regen Sie den Lymphfluss an, denn die Lymphe ist das wichtigste Transportsystem der Abfallproduktion. Bewegen Sie sich viel und unterstützen Sie den Lymphfluss durch leichte, streichende Massagen.
- Trinken Sie viel, denn dadurch werden die Gifte mit ausgeschwemmt – am besten schon morgens nüchtern ein großes Glas lauwarmes Wasser.
- Trinken Sie drei bis vier Wochen (nicht länger!) morgens eine große Tasse Brennnesseltee.
- Nehmen Sie ausreichend Vitalstoffe wie Magnesium, Kalzium, Zink und speziell auch Vitamin C zu sich.
- Artischocken, Kresse, Granatapfel, Löwenzahn, Grapefruit und Koriander sind weitere Giftfänger.
- Gehen Sie öfter in die Sauna und machen Sie morgens warm-kalte Wechselduschen.

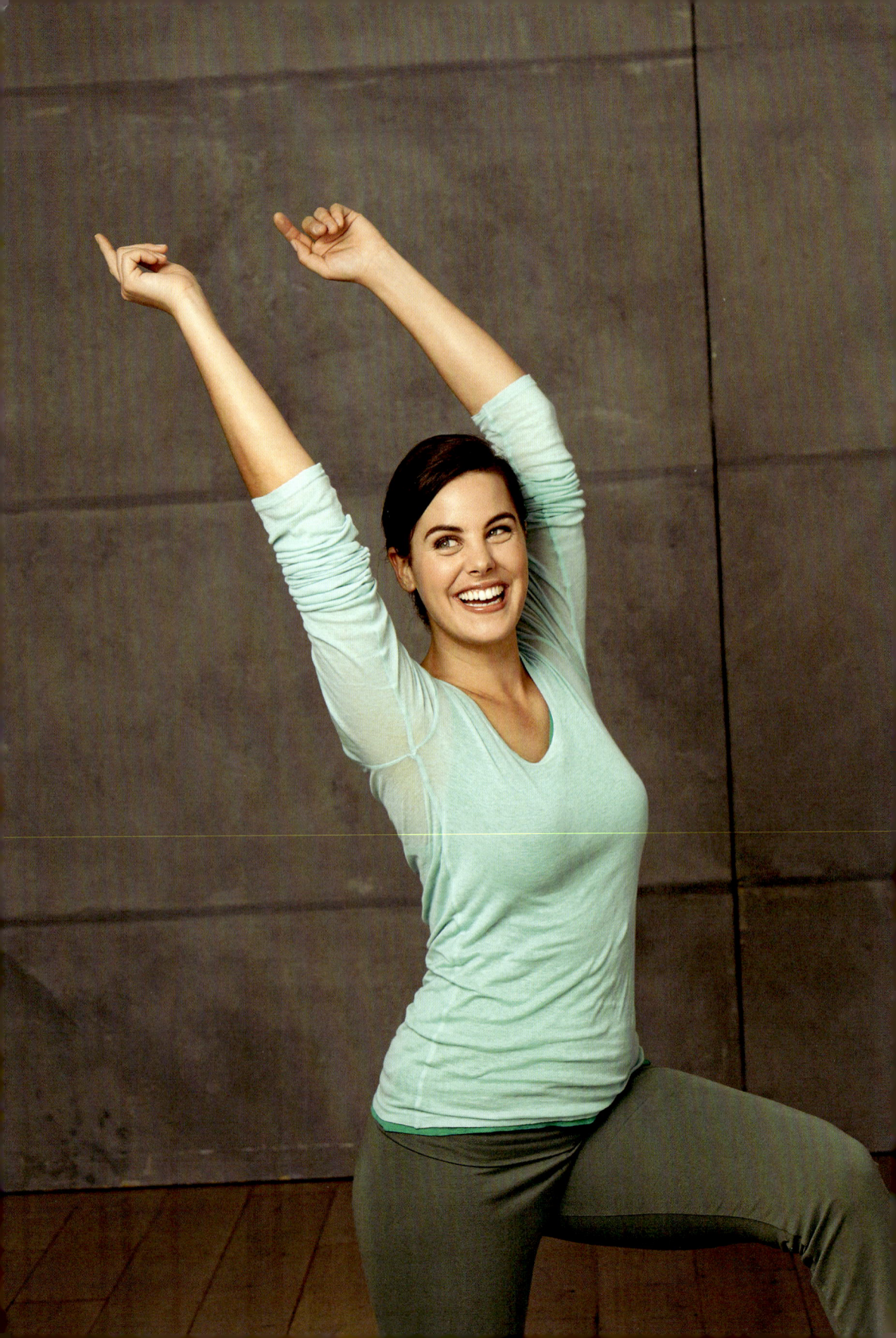

DAS 8-WOCHEN-TURBO-AKTIV-PROGRAMM

»Essen und trimmen – beides muss stimmen.« Dieses Motto ist heute aktueller denn je. Es umschreibt mit einfachen Worten die enge Verzahnung von Bewegung und Ernährung, wie sie auch im Turbo-Aktiv-Programm für den Stoffwechsel zum Tragen kommen. Mit diesem Programm können Sie langfristig abnehmen und fit werden.

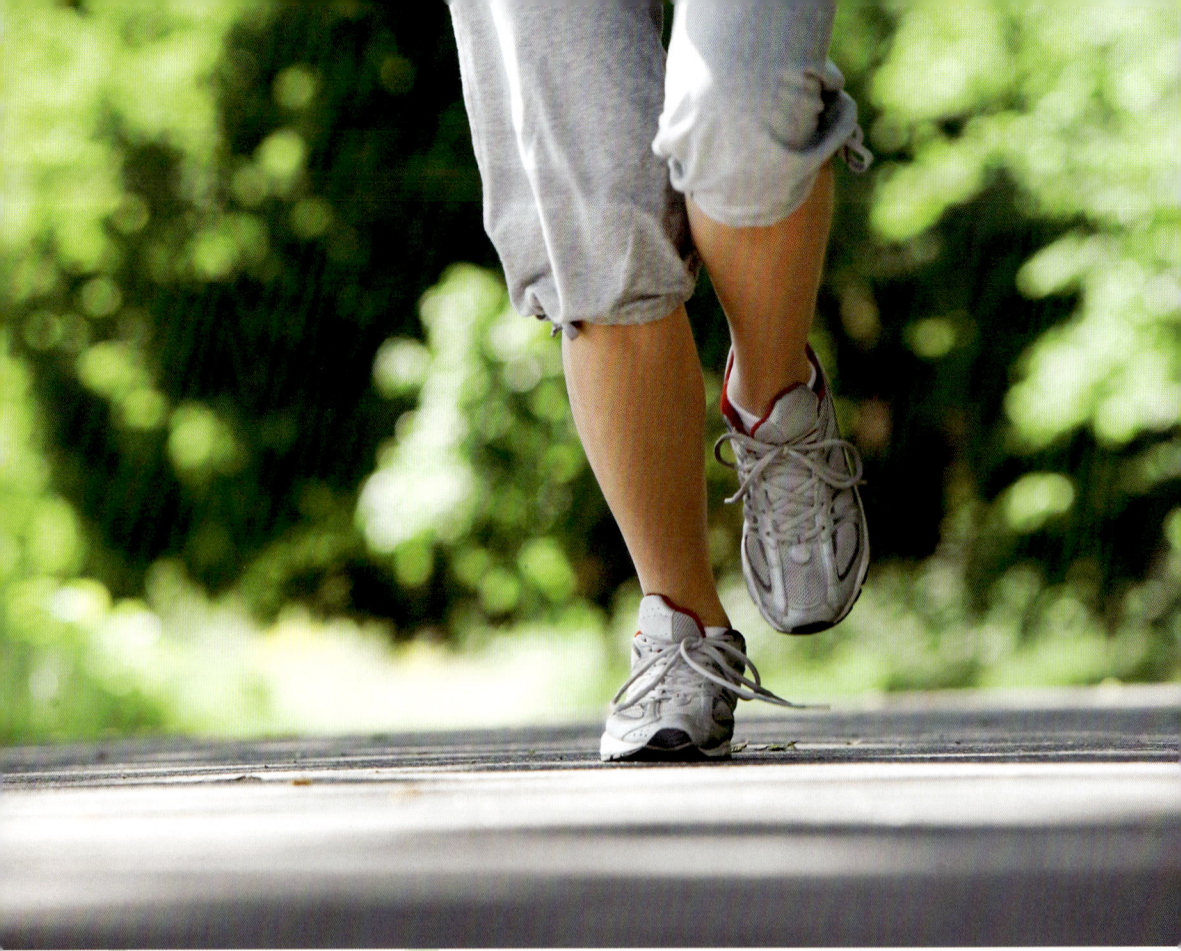

MACHEN SIE IHREM
STOFFWECHSEL BEINE!

Sie wissen nun genau, wie Ihr Körper dafür sorgt, dass Sie genug Energie haben, und auf wie ausgeklügelte Weise er diese für schlechte Zeiten speichert. Sie kennen damit die Stellschrauben, an denen Sie drehen können, um Ihre zu ausgeprägten Notfallpolster schrumpfen zu lassen. Aber nur vom Lesen wird man nicht fitter oder schlanker. Also, worauf warten Sie noch? Probieren Sie es aus und bringen Sie Ihren Stoffwechsel wieder auf Trab. Ich habe Ihnen dafür ein Programm zusammengestellt, das ich am Zentrum für Gesundheit der Deutschen Sporthochschule Köln in vielen Tests entwickelt und mit großem Erfolg durchgeführt habe. Es besteht aus drei Teilen, die Ihren Stoffwechsel aufwecken werden:

- einem regelmäßigen **Ausdauertraining**
- dem **Muskelaufbau** durch gezieltes Krafttraining
- der **Zellernährung** mithilfe passender Rezepte

Das Turbo-Stoffwechsel-Programm ist auf acht Wochen angelegt und bietet Ihnen in beiden Bereichen – Bewegung und Ernährung – viel Abwechslung mit nachhaltigem Erfolg. Beides trägt hoffentlich dazu bei, dass Sie auch nach den zwei Monaten weitermachen und dauerhaft mehr Bewegung und eine gesündere Ernährung in Ihren Lebensstil integrieren. Einfach weil es Ihnen Spaß macht und Sie sich damit gut fühlen. Es versteht sich von selbst, dass dadurch Ihr Stoffwechsel ein Leben lang auf Turbo läuft und alle Probleme mit der Figur endgültig ein Ende haben. Also, worauf warten Sie eigentlich noch?

SO STELLEN SIE DIE WEICHEN FÜR IHR NEUES LEBEN

Das Tolle am 8-Wochen-Programm: Sie müssen keinen Vertrag im Fitnessstudio oder Sportverein unterzeichnen, sondern können es ohne großen Aufwand allein zu Hause durchführen. Und wenn Sie wirklich am Ball bleiben und wie vorgesehen jeden Tag ein bisschen mehr Bewegung in Ihren Alltag einbauen, werden Sie schon nach kurzer Zeit erste Erfolge bemerken. Damit das Anfangen und Dranbleiben wirklich klappt und Sie nicht gleich zu Beginn durch übertriebene Erwartungen in die Frustfalle tappen und das Projekt »Turbo-Stoffwechsel« allzu schnell wieder ad acta legen, hier noch einige Tipps.

Setzen Sie Prioritäten

Die Tatsache, dass Sie das Buch bis hierher gelesen haben, deutet darauf hin, dass Sie ernsthaft interessiert sind, etwas für Ihre Gesundheit zu tun. Jetzt ist es Zeit, diesen Plan auch in die Tat umzusetzen. Hören Sie auf zu überlegen und verabreden Sie sich mit sich selbst: Zum morgendlichen Walking am Montag, zum Muskeltraining am Dienstag … und tragen Sie dafür feste Termine mit Uhrzeiten in Ihren Kalender oder Ihr Smartphone ein. Halten Sie diese Termine ein, so wie Sie andere auch einhalten. Es mag Ihnen vielleicht komisch vorkommen, eine Verabredung mit sich selbst auszumachen. Aber Sie werden sehen, dass Ihre Vorsätze dann viel eher Wirklichkeit werden und Sie besser durchhalten, wenn der Entschluss schwarz auf weiß gefasst ist. Ein Blick auf den Kalender zeigt dann: Das ist Ihre Zeit mit sich selbst und für sich selbst. Daran wird nicht gerüttelt. Um sich zum Beispiel bei schlechtem Wetter doppelt abzusichern, können Sie sich auch mit einer Freundin oder einem Bekannten verabreden. Denn wer lässt andere schon gern im Regen stehen und gibt dadurch zu, dass er lieber faul auf der Couch liegt als gemeinsam etwas zu unternehmen?

Noch ein guter Trick: Erzählen Sie allen Freunden und Bekannten von Ihrem Plan, von nun an regelmäßig Sport zu treiben. Denn wer hat schon Lust, auf Nachfragen einzugestehen, dass aus den guten Vorsätzen nichts geworden ist und man sich doch nicht aufraffen konnte. Und vielleicht findet sich ja ein Mitstreiter.

Beginnen Sie aus der Ruhe heraus

Starten Sie mit dem Programm am besten an einem arbeitsfreien Tag, denn dann haben Sie mehr Muße, sich in Ruhe die Rezepte der nächsten Tage rauszusuchen und dafür einzukaufen. Davon abgesehen fällt es leichter, neue Übungen zunächst langsam auszuprobieren und sich dabei die Bewegungsfolgen zu merken. Wenn dann der Alltag wieder beginnt, haben Sie die Übungen schon ganz gut abgespeichert. Reden Sie sich nicht heraus, dass Sie erst noch ein freies Wochenende oder den Urlaub genießen wollen, ehe Sie sich mit Sport »quälen«. Das ist der falsche Ansatz: Das 8-Wochen-Programm wird Ihr Leben bereichern, weil es Ihrem Körper endlich gibt, was er braucht, und Sie Ihrem Ziel abzunehmen endlich näher bringt. Gibt es überhaupt einen besseren Zeitpunkt, um solche positiven Veränderungen einzuläuten als ein Wochenende oder den Urlaub?

TIPP

Kaufen Sie sich ein schönes Heft und nutzen Sie es als Ihr **persönliches Turbo-Stoffwechsel-Heft.** Schreiben Sie dort Ihre Ziele (mit Termin!) und Ihre Belohnungen hinein – ob in epischer Breite oder in Stichworten, bleibt Ihnen überlassen. Notieren Sie Ihre Erfahrungen mit dem 8-Wochen-Programm: Was klappt gut? Was fällt Ihnen nicht so leicht? Wenn Sie einmal das Gefühl haben, Sie kommen nicht weiter, oder vielleicht nach einer Krankheit Probleme mit dem Wiedereinstieg haben, können Sie sich mit dem Heft bewusst machen, was Sie alles schon geschafft haben, und finden so den nötigen Kick zum Durchhalten.

Seien Sie realistisch

Erwarten Sie keine Wunderdinge von sich und streben Sie diese auch nicht an: Auf gesunde Weise und langfristig zehn Kilo im Monat abzunehmen – das geht einfach nicht! Darauf ist dieses Programm auch gar nicht ausgerichtet. Es zielt auf eine dauerhafte Anhebung Ihres Grundumsatzes und um dies zu bewirken braucht es seine Zeit. Mit den Hauruck-Abnehmverfahren, die in vielen Zeitschriften und Büchern veröffentlicht werden, erreichen Sie genau das Gegenteil und treiben Ihren Körper immer wieder in den Mangelzustand. Er wird in diesem Fall nämlich ganz schnell entscheiden, dass ein Stoffwechsel-»Winterschlaf« das Beste für ihn ist, um möglichst viele Ressourcen zu schonen.

Nehmen Sie sich deshalb zunächst nur zwei Kilo für die ersten vier Wochen vor, denn sonst schaltet Ihr Körper gleich in den Sparmodus. Außerdem ist ein Gewichtsverlust in Etappen viel einfacher und mit viel mehr Spaß zu erreichen. Ihre Lebensqualität soll schließlich nicht leiden, sondern besser werden. Freuen Sie sich, wenn Sie dieses erste Ziel erreicht haben, und peilen Sie dann die nächsten beiden Kilos an.

Belohnen Sie sich

Gönnen Sie sich etwas Schönes, wenn Sie ein Etappenziel erreicht haben, und sagen Sie nicht: »Es ist doch erst so wenig.« Es ist schwierig, langjährige Gewohnheiten zu durchbrechen und neue zu entwickeln. Jedes erreichte Ziel ist ein Weg in diese Richtung, ist ein wichtiger Schritt zu einem bewussten, gesünderen Lebensstil.

Ihre Belohnung sollte wirklich etwas Besonderes sein: ein gutes Buch, ein Kinoabend, eine Theaterkarte, ein Konzertbesuch oder ein Ticket für »Ihren« Fußballclub, die schicken Schuhe, die Sie schon lange im Auge haben, eine Stunde bei der Kosmetikerin oder ein ganzer Verwöhntag in der nächsten Badetherme … Auf jeden Fall irgendetwas, worüber Sie sich wirklich freuen und das Sie sich sonst nicht einfach so nebenbei leisten. Nur dann bekommen Sie auch Lust, sich wieder auf den Weg zu machen und den nächsten Gipfel zu erklimmen – an dem dann die nächste Belohnung wartet.

Wie immer gilt auch beim Thema Belohnung: Seien Sie ehrlich zu sich selbst. Ein Geschenk gibt es wirklich nur, wenn Sie Ihr selbst gestecktes Ziel auch tatsächlich erreicht haben. Reden Sie es sich bitte nicht schön, nur weil Sie endlich die lang ersehnte CD haben wollen. Ach ja, und eine Pizza oder ein Hamburger sind natürlich auch nicht unbedingt die beste Belohnung.

Und wenn der innere Schweinehund mal siegt …

… dann ist das zwar schade, aber noch lange kein Beinbruch! Werfen Sie nicht gleich die Flinte ins Korn, nur weil Sie einmal ein Wochenende keine Lust auf Sport hatten oder dem Fast-Food-Lokal um die Ecke nicht widerstehen konnten. Denken Sie nicht: Jetzt ist sowieso schon alles egal. Stellen Sie wegen so eines Ausrutschers nicht gleich sich selbst und das ganze Projekt in Frage. Denn dass Sie den Ausrutscher als solchen erkennen, zeigt ja, wie sehr Sie das neue Leben schon verinnerlicht haben. Fangen Sie einfach am nächsten Tag neu an, machen Sie mit Ihrem Training weiter und essen Sie wieder nährstoffreich im Biorhythmus. Denn jeder hat mal einen schlechten Tag, an dem es nicht so richtig läuft. Verschieben Sie daher ausnahmsweise auch einmal Ihre

EINFACH DRAUFLOSTRAINIEREN

Experten haben herausgefunden, dass man sich viel eher zu Sport aufraffen kann, wenn das ganze Unternehmen möglichst wenig Umstände macht und weder lange Wege noch hohe Kosten damit verbunden sind. Hier die gute Nachricht: Für das Muskeltraining ab Seite 112 brauchen Sie weder extra Geräte noch andere teure Hilfsmittel. Denn Sie arbeiten nur mit der Schwerkraft und dem Gewicht Ihres Körpers. Für die Übungen am Boden empfiehlt sich zwar die Anschaffung einer Gymnastikmatte. Zur Not tut es aber auch ein dicker Teppich oder eine mehrfach gefaltete Decke. Beim Laufen ist Sportkleidung aus dehnbarem und atmungsaktivem Material empfehlenswert, aber ebenfalls kein Muss (Ausnahme: Schuhe). Ihre Kleidung sollte Ihnen jedoch immer genügend Bewegungsfreiheit lassen.

Trainingseinheit oder schlagen Sie beim leckeren Geburtstagsessen der besten Freundin ohne schlechtes Gewissen über die Stränge. Noch einmal: Haben Sie kein schlechtes Gewissen und genießen Sie diese »Ausfälle«. Das Programm soll Ihnen Spaß machen und keine Kasteiung sein. Außerdem ist aus Studien bekannt, dass genau diejenigen am häufigsten scheitern, die sich den strengsten Regeln unterwerfen.

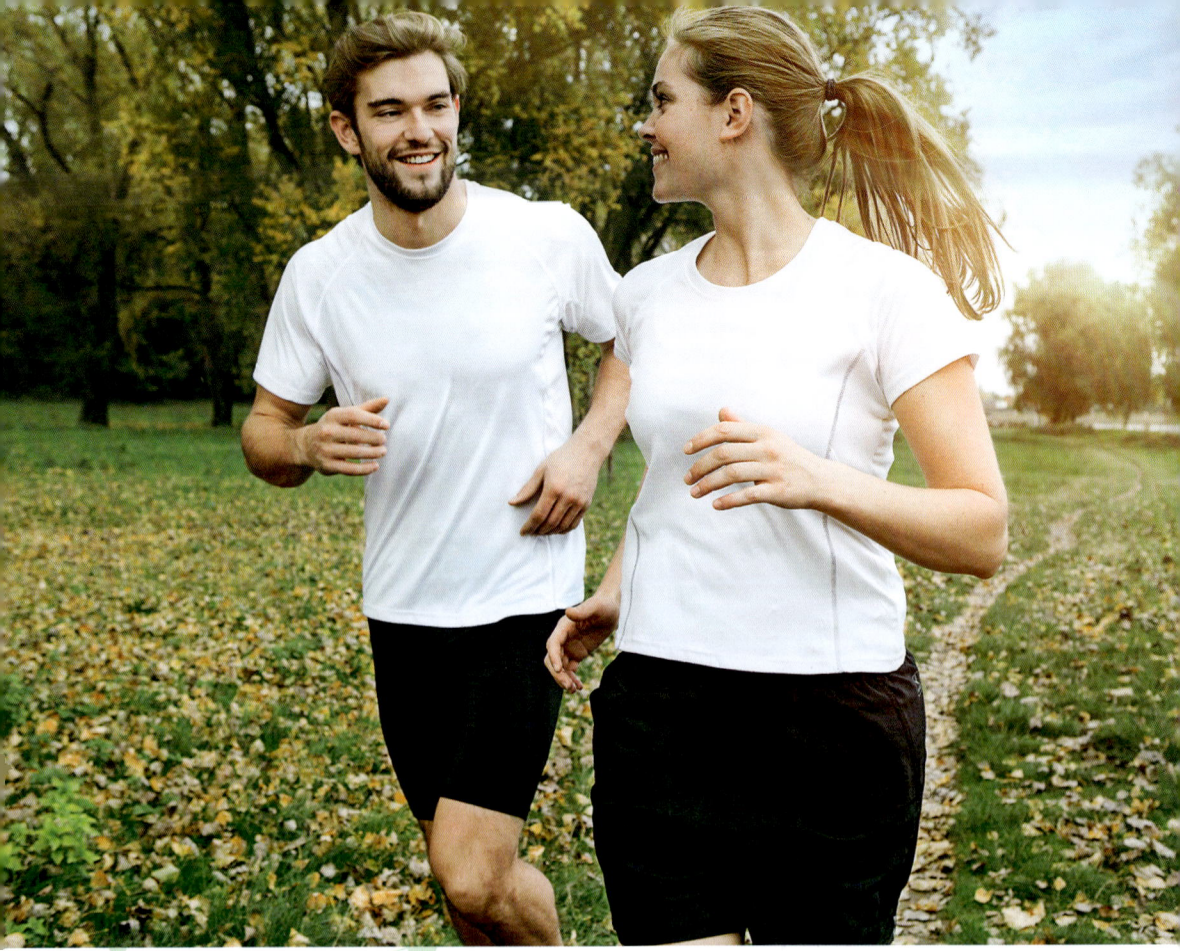

DAS AUSDAUERTRAINING FÜR DEN TURBO-STOFFWECHSEL

Hätten Sie gedacht, dass Ausdauersportler 54 Prozent mehr Energie verbrennen als untrainierte Menschen? Sie verbrauchen nämlich nicht nur während des Trainings Kalorien, sondern durch die regelmäßige Bewegung ist auch ihr Grundumsatz im Ruhezustand deutlich höher. Dies liegt daran, dass der Organismus beim Ausdauertraining mehr Mitochondrien in den Zellen produziert (siehe ab Seite 54) , damit er die Ausdauerleistung überhaupt schafft.

Und von diesen neuen Minikraftwerken profitieren Sie beim Muskeltraining ebenso, wie wenn Sie sitzen oder liegen. Denn wurden die Mitochondrien erst einmal aktiviert, arbeiten sie ununterbrochen. Deswegen ist Ausdauertraining ein fester Bestandteil des Turbo-Stoffwechsel-Prinzips.

In den acht Wochen des Ausdauertrainingsprogramms erreichen Sie durch eine sanfte Steigerung des Tempos und der Trainingszeit langsam, aber sicher, dass Ihr Körper sich an die zunehmende Belastung gewöhnt, mehr Mitochondrien bildet und dadurch immer stärker auf Ihre Fettdepots zugreift und das Fett verbraucht.

Auch wenn Sie das Gefühl haben, früher einen Gang hochschalten und schneller laufen zu können: Bleiben Sie beim Trainingsplan ab Seite 108. Denn Sehnen, Bänder, Knochen und Knorpel sind nicht ganz so schnell wie das Herz-Kreislauf-System, die Muskeln und die Nerven und brauchen daher eine gewisse Zeit, bis sie sich an die Belastung gewöhnt haben. Wer sich zu früh zu viel zumutet, riskiert nicht nur Verletzungen. Unrealistische Leistungsziele und Überlastung sorgen auch ganz schnell dafür, dass man die Lust an der Bewegung verliert und das Training recht bald schon wieder sein lässt. Und dann tendiert die Produktion neuer Mitochondrien ganz schnell erneut gegen Null.

TIPP

Walken, Trotten und Laufen sind auch deshalb beliebte Sportarten, weil man dafür keine große Ausrüstung braucht. Gönnen Sie sich aber **gute Schuhe,** die den Fuß stabilisieren und einen möglichst natürlichen Bewegungsablauf ermöglichen. Sie sollten eine biegsame Sohle haben, die im Bereich des Vorderfußes nachgibt, und eine sanfte Stoßdämpfung. Spezielle Walkingschuhe mit abgeschrägter Ferse unterstützen die Abrollbewegung des Fußes.

WALKING UND TROTTING: ÜBERALL UND OHNE UMSTÄNDE

Die gängigen Ausdauersportarten sind Wandern, Walking und Nordic Walking, Jogging, Schwimmen und Radfahren. Gerade für ungeübte oder übergewichtige Sportler sind zunächst Walking, später dann Trotting angenehme Bewegungsformen, die außer einem guten Paar Schuhe (siehe Kasten) und ein wenig Zeit keine Voraussetzungen erfordern. Walken und trotten kann man nämlich jederzeit und überall, selbst oder gerade im Urlaub. Manche gehen dazu gerne in den Wald, andere drehen lieber abends im Stadtpark ihre Runde. Mein persönlicher Tipp: Wechseln Sie von Zeit zu Zeit Ihre Trainingsstrecke, damit Ihnen nicht langweilig wird und Sie dauerhaft am Ball bleiben.

Am Anfang: Walken

Die Gefahr, sich beim Walken zu überlasten, ist relativ gering, da der Bewegungsapparat deutlich weniger beansprucht wird als beim Laufen. Beim Walking gibt es nämlich keine Flugphase, ein Fuß hat immer Kontakt zum Boden. Daher sind die Kräfte, die auf den Körper wirken, deutlich geringer. Im Gegensatz zum Joggen, wo diese Kräfte mindestens das Dreifache des Körpergewichts betragen, sind es beim Walken gerade das Ein- bis Zweifache des Gewichts.

Durch eine intensive und korrekte Beinarbeit steigern Sie schnell Ihre Leistungsfähigkeit und schützen sich vor Überlastungen, etwa im Kniegelenk: Dafür ist ein bewusster Einsatz Ihrer Füße gefragt. Setzen Sie Ihren Fuß mit der Ferse auf und rollen Sie über die ganze Fußsohle bis hin zu den Zehen ab. Dabei zeigen die Fußspitzen nach vorn.

Stellen Sie sich vor, Sie wollten bei jedem Schritt den Boden unter Ihrem Fuß aktiv nach hinten wegdrücken. Spreizen Sie beim Abstoßen vom Boden Ihre Zehen im Schuh und setzen Sie dabei das Sprunggelenk aktiv ein. Der hintere Fuß hebt erst vom Boden ab, wenn das Gewicht auf den vorderen Fuß verlagert wurde. Das ist genauso wie beim normalen schnellen Gehen. Sie sollten beim Walken allerdings etwas größere Schritte machen als bei einem Bummel durch die Stadt. Aber bitte nicht übertrieben schreiten, sonst werden Ihre Fuß-, Knie- und Hüftgelenke stark belastet.

Typisch für das Walken ist der aktive Armeinsatz: Lassen Sie Ihre Arme nicht einfach nur neben dem Körper baumeln, sondern führen Sie sie bewusst mit. Die Arme schwingen dabei gegengleich zu den Beinen im Gehrhythmus mit: rechtes Bein und linker Arm vorn und umgekehrt. Anders als beim Nordic Walking, bei dem die Stöcke zum Einsatz kommen, beugen Sie beim Walken

WICHTIG

- Während des gesamten Boden-kontaktes sollten Ihre Knie nie ganz durchgestreckt sein.
- Rollen Sie den Fuß stets mit leicht gebeugtem Knie ab.
- Mindestens ein Fuß befindet sich immer am Boden.

Beim Walking rollen Sie den Fuß von der Ferse über die Sohle zum Ballen ab. Mindestens ein Fuß hat immer Bodenkontakt.

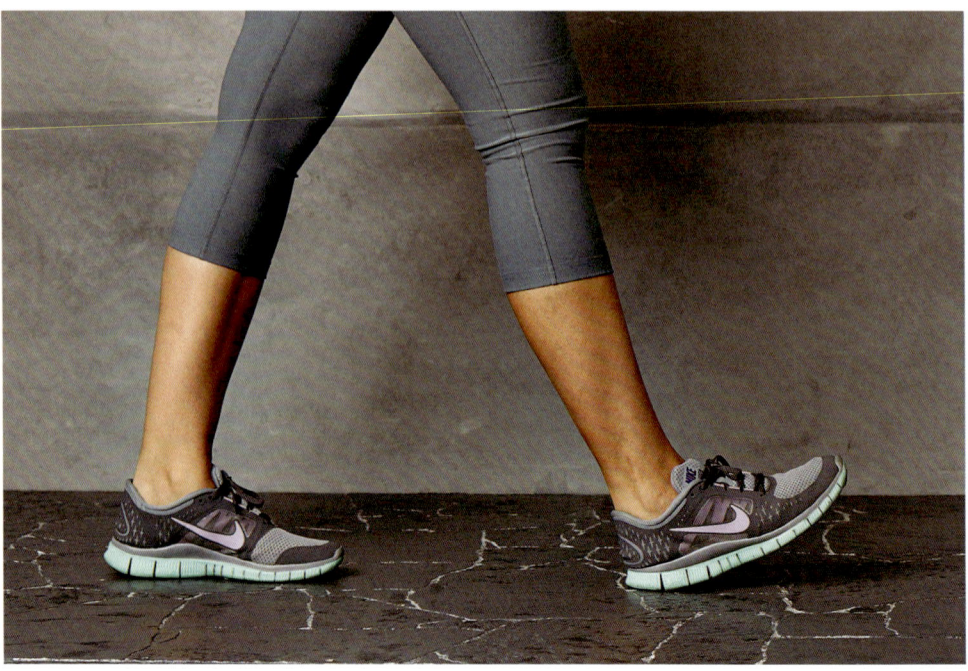

die Arme im Ellbogen. Die Unterarme schieben Sie vor und zurück, die Oberarme bleiben dabei dicht am Körper. Der Schwung kommt aus der lockeren Schulter, nicht aus dem Ellbogen!

Damit Sie mehr von Ihrer Walkingeinheit profitieren können, sollten Sie stets auf Ihre Körperhaltung achten: Walken Sie aufrecht, indem Sie Ihre Schultern nach hinten unten ziehen, den Brustkorb anheben und den Bauch leicht anspannen. Vermeiden Sie es, sich beim Walking nach vorn zu beugen, weil Sie sonst Ihren Rücken unnötig belasten. Ihr Kopf bleibt in Verlängerung der Wirbelsäule, schauen Sie also etwa fünf Meter nach vorn. Denn wenn Sie Ihren Blick nach vorn richten, ist Ihre Körperhaltung automatisch aufrechter und Ihre Nackenmuskeln können entspannen. Ein praktischer Nebeneffekt: Sie sehen rechtzeitig, wer Ihnen entgegenkommt oder was Ihnen im Weg ist.

Achten Sie auf eine bewusste und gleichmäßige tiefe Atmung. Wenn Sie sich mit Ihrem Walking-Partner nicht mehr unterhalten können, dann trainieren Sie zu intensiv. Um Seitenstechen zu vermeiden, sollten Sie sich immer auf das Ausatmen konzentrieren.

Trotting: das kleine Jogging

Trotting, der »Nachfolger« des Walking im Trainingsplan, ist das Ausdauertraining für den Gesundheitssportler. Es ist weniger dynamisch und benötigt daher nicht so viel Kraftaufwand wie Joggen. Dadurch belastet es die Gelenke in geringerem Maße. Sie können es als das kleine Jogging bezeichnen.

Beim Trotting gibt es wie beim Jogging kurze Flugphasen, in denen keiner der Füße den Boden berührt. Der Fuß kommt mit der ganzen Sohle auf dem Boden auf.

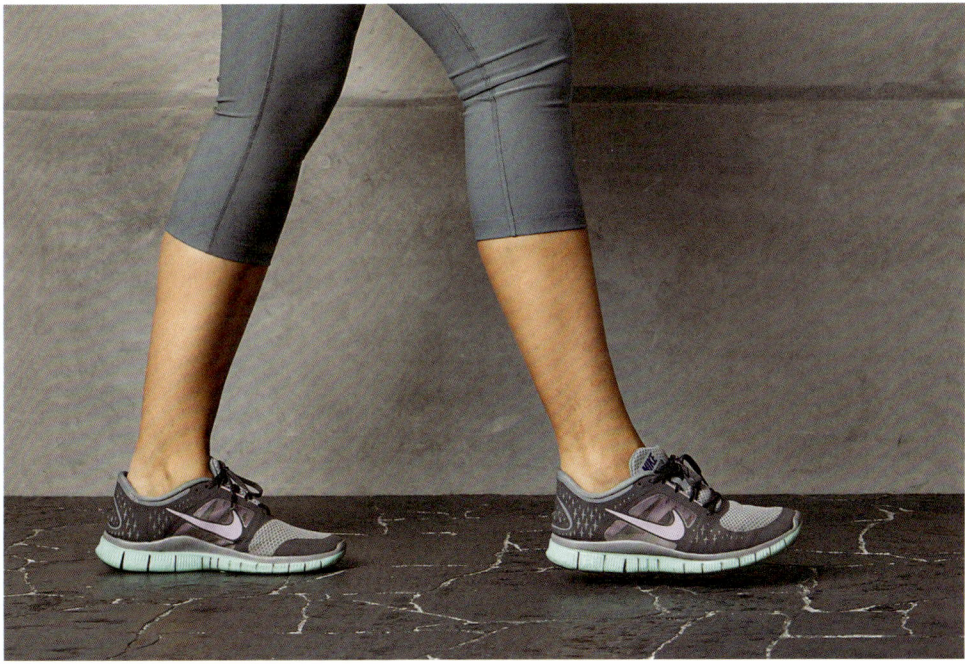

WICHTIG

Egal wie schnell Sie laufen: Damit Sie nicht aus der Puste kommen, müssen Sie auf eine bewusste und gleichmäßige Atmung achten. Atmen Sie durch die Nase ein und durch den Mund wieder aus. Atmen Sie zum Beispiel während drei Schritten ein, während der nächsten drei Schritte wieder aus.

Eine korrekte Körperhaltung ist auch beim Trotting wichtig, um optimal zu trainieren. Behalten Sie daher die aufrechte Haltung bei, die Sie vom Walking gewohnt sind. Stellen Sie sich immer wieder vor, oben auf Ihrem Kopf sei wie bei einer Marionette ein Faden befestigt. Dieser richtet Sie automatisch auf: Ihr Kopf befindet sich in Verlängerung Ihrer Wirbelsäule, der Blick ist nach vorn gerichtet. Ein zweiter Faden setzt an Ihrem Brustbein an und zieht Sie nach vorn. Dadurch werden nach vorn hängende Schultern nach hinten und unten gezogen und der Brustkorb hebt sich. Wenn Sie sich locker und entspannt fühlen, stimmt Ihre Lauftechnik.

Ihre Hände formen beim Trotting eine lockere Faust und pendeln zwischen Schulter- und Beckenhöhe. Der aktive Armeinsatz unterstützt effektiv Ihre Beinarbeit und sorgt für längere Schritte und mehr Tempo. Hängende Arme machen langsam, ein übertriebener Armeinsatz dagegen bringt Sie durch zu lange Schritte aus dem Rhythmus.

Was das Trotting vor allem vom Walking unterscheidet: Sie rollen den Fuß nun nicht mehr von der Ferse her zum Ballen ab, sondern setzen ihn flach am Boden auf.

Mit einem flachen Fußaufsatz knapp vor dem Lot des Körperschwerpunkts und mit leicht gebeugtem Kniegelenk werden Stoßbelastungen am besten absorbiert und die Gelenke bestmöglich ernährt. Das Fußgewölbe kann seine Funktion als Dämpfungssystem perfekt ausüben und die Beinmuskulatur hilft abzufedern, ohne dass sie überlastet wird. Anders als beim Walking stoßen Sie sich beim Trotting über den Fußballen vom Boden ab. Der Oberschenkel schwingt aktiv nach vorn, während der angewinkelte Unterschenkel passiv folgt. Dieser aktive Kniehub ist für Ihren Körper eine ökonomische Vorwärtsbewegung. Schließlich setzt der Fuß wieder am optimalen Punkt flach auf. Die Arme schwingen locker und entgegengesetzt zu den Beinen mit.

Je dynamischer Sie den Fußabdruck durchführen, umso mehr haben Sie eine kurze Flugphase und kommen in die Joggingtechnik. Wenn Sie sich also immer sicherer und leistungsfähiger fühlen und Ihre Gelenke die Belastung tolerieren, können Sie später auch ins Jogging übergehen. Zwei bis drei Wochen sollten Sie aber mindestens erst einmal beim Trotting bleiben.

GRUNDSÄTZLICHES ZUM EFFEKTIVEN LAUFTRAINING

Da Sie ja nicht nur gemächlich spazierengehen, sondern Ausdauersport betreiben wollen, sollten Sie beim Walking und Trotting auf jeden Fall eine deutliche Anstrengung bemerken. Übertreiben Sie es aber trotzdem gerade am Anfang nicht und starten Sie die Stufe 1 des Trainingsplans ab Seite 108 knapp über Ihrer Spaziergangsgeschwindigkeit. Das Ziel ist es, zunächst mindestens 20 Minuten ohne Pause, später 30 Minuten durchzuhalten. Falls Sie sich unterfordert fühlen, können Sie die Geschwindigkeit etwas steigern. Sobald Sie aber aus der Puste kommen, reduzieren Sie die Geschwindigkeit so rechtzeitig, dass Sie nicht stehen bleiben müssen.

Vermeiden Sie es auch, Pausen zu machen. Selbstverständlich sollten Sie das Training aber unterbrechen, wenn Sie sich nicht wohlfühlen oder Seitenstechen haben. Beim Atmen gibt es keine richtige Technik. Finden Sie Ihren eigenen Atemrhythmus, mit dem Sie am besten zurechtkommen. Aber tief atmen sollten Sie schon, damit Ihre Zellen genug Sauerstoff bekommen.

Intervalltraining

Um Ihre Leistungsfähigkeit zu steigern, ist ein Intervalltraining besonders gut geeignet. Durch den Wechsel von hoher und niedriger Belastung verbessert sich Ihre Ausdauer schneller. Zudem steigert Intervalltraining die maximale Sauerstoffaufnahmefähigkeit deutlich – und regt damit natürlich auch verstärkt die Produktion neuer Mitochondrien an. Zur Tempobestimmung orientieren Sie sich an Ihrem subjektiven Belastungsempfinden.

Die sogenannte Borg-Skala (siehe Kasten) hilft Ihnen, die Belastungsintensität ungefähr abzuschätzen. Sie bestimmen damit die Herzfrequenz während des Trainings einfach anhand Ihres persönlichen Belastungsgefühls. Die Skala ist sehr leicht zu handhaben und Sie können mit ihr hervor-

ragend auch ohne Pulsuhr in der richtigen Belastungszone trainieren. Und so funktioniert es: Die Borg-Skala reicht von 6 bis 20 und misst den individuell empfundenen Anstrengungsgrad beim Ausdauertraining. Wie anstrengend ist das Training? Finden Sie den passenden Skalenwert und nehmen Sie diesen Wert mal zehn. Schon haben Sie Ihre ungefähre aktuelle Herzfrequenz. Für ein effektives Ausdauertraining sollten Sie sich immer etwa im Bereich von »etwas anstrengend« bis »anstrengend« befinden. »Schwer« sollte das Training nicht sein, denn Sie wollen ja eine Belastung erreichen, bei der die Zellen noch im Sauerstoffbereich arbeiten (siehe Seite 39).

DIE BORG-SKALA

BELASTUNGS- STUFE	SUBJEKTIVES EMPFINDEN
6	
7	sehr, sehr leicht
8	
9	sehr leicht
10	
11	leicht
12	
13	etwas anstrengend
14	
15	anstrengend
16	
17	sehr schwer
18	
19	sehr, sehr schwer
20	

8-WOCHEN-TRAINING AUSDAUER

Stufe 1: Walking

Dauer: 4 Wochen, absolvieren Sie in dieser Zeit 12 bis 15 Einheiten

EINHEIT	INHALT	DAUER	TRAININGSEMPFEHLUNG
1	Spazieren/Walking	15 Min.	Walken Sie 2 Minuten ununterbrochen und spazieren Sie im Anschluss 5 Minuten zügig jeweils im Wechsel. Borg-Wert 12–13
2	Spazieren/Walking	20 Min.	Walken Sie 2 Minuten ununterbrochen und spazieren Sie im Anschluss 5 Minuten zügig jeweils im Wechsel. Borg-Wert 12–13
3	Spazieren/Walking	20 Min.	Walken Sie 5 Minuten ununterbrochen und spazieren Sie im Anschluss 2 Minuten zügig jeweils im Wechsel. Borg-Wert 12–13
4	Spazieren/Walking	20 Min.	Walken Sie 5 Minuten ununterbrochen und spazieren Sie im Anschluss 2 Minuten zügig jeweils im Wechsel. Borg-Wert 12–13
5	Spazieren/Walking	20–30 Min.	Walken Sie 5 Minuten ununterbrochen und spazieren Sie im Anschluss 2 Minuten zügig jeweils im Wechsel. Borg-Wert 12–13
6	Walking	20 Min.	Walken Sie zügig ununterbrochen und ohne aus der Puste zu kommen. Borg-Wert 12–13
7	Walking	30 Min.	Walken Sie 10 Minuten bei moderatem Tempo und 2 Minuten mit erhöhter Schrittfrequenz. Borg-Wert 13–14
8	Walking	30 Min.	Walken Sie 10 Minuten bei moderatem Tempo und 2 Minuten mit erhöhter Schrittfrequenz. Borg-Wert 13–14
9	Walking	30 Min.	Walken Sie 10 Minuten bei moderatem Tempo und 5 Minuten mit erhöhter Schrittfrequenz. Borg-Wert 13–14
10	Walking	30 Min.	Walken Sie ununterbrochen und ohne aus der Puste zu kommen. Borg-Wert 13–14
11	Walking	30–35 Min.	Walken Sie 15 Minuten bei moderatem Tempo und 5 Minuten mit erhöhter Schrittfrequenz. Borg-Wert 13–14
12	Walking	30–35 Min.	Walken Sie 15 Minuten bei moderatem Tempo und 5 Minuten mit erhöhter Schrittfrequenz. Borg-Wert 13–14
13	Walking	30 Min.	Walken Sie zügig ununterbrochen und ohne aus der Puste zu kommen. Borg-Wert 13–14
14	Walking	30 Min.	Walken Sie mit angepasstem Tempo, sodass Sie die Zeit gerade so schaffen. Borg-Wert 13–14
15	Walking	35 Min.	Walken Sie zügig ununterbrochen und ohne aus der Puste zu kommen. Borg-Wert 14

Stufe 2: Walking

Dauer: 2 Wochen, absolvieren Sie in dieser Zeit 6 Einheiten

EINHEIT	INHALT	DAUER	TRAININGSEMPFEHLUNG
1	Walking/Trotting	20 Min.	Trotten Sie 2 Minuten ununterbrochen und walken Sie im Anschluss 5 Minuten zügig jeweils im Wechsel. Borg-Wert 14
2	Walking/Trotting	20 Min.	Trotten Sie 2 Minuten ununterbrochen und walken Sie im Anschluss 5 Minuten zügig jeweils im Wechsel. Borg-Wert 14
3	Walking/Trotting	20–30 Min.	Trotten Sie 5 Minuten ununterbrochen und walken Sie im Anschluss 2 Minuten zügig jeweils im Wechsel. Borg-Wert 14
4	Walking/Trotting	20–30 Min.	Trotten Sie 5 Minuten ununterbrochen und walken Sie im Anschluss 2 Minuten zügig jeweils im Wechsel. Borg-Wert 14
5	Walking/Trotting	30 Min.	Trotten Sie 10 Minuten ununterbrochen und walken Sie im Anschluss 5 Minuten zügig jeweils im Wechsel. Borg-Wert 14
6	Walking/Trotting	30 Min.	Trotten Sie 10 Minuten ununterbrochen und walken Sie im Anschluss 5 Minuten zügig jeweils im Wechsel. Borg-Wert 14

Stufe 3: Trotting

Dauer: 2 Wochen und länger, absolvieren Sie in dieser Zeit 6 Einheiten

EINHEIT	INHALT	DAUER	TRAININGSEMPFEHLUNG
1	Trotting	30–35 Min.	Trotten Sie 15 Minuten ununterbrochen und 5 Minuten mit erhöhter Geschwindigkeit. Borg-Wert 14
2	Trotting	30–45 Min.	Trotten Sie 15 Minuten ununterbrochen und 5 Minuten mit erhöhter Geschwindigkeit. Borg-Wert 14
3	Trotting	30 Min.	Trotten Sie mit angepasstem Tempo, sodass Sie die Zeit gerade so schaffen. Borg-Wert 14
4	Trotting	45 Min.	Trotten Sie 20 Minuten ununterbrochen und 2 Minuten zügig jeweils im Wechsel. Borg-Wert 14
5	Trotting/Jogging	45 Min.	Trotten Sie 20 Minuten ununterbrochen und joggen Sie 2 Minuten jeweils im Wechsel. Borg-Wert 14
6	Jogging	30–45 Min.	Joggen Sie 10 Minuten ununterbrochen und 2 Minuten mit erhöhter Geschwindigkeit. Borg-Wert 14

MOTTO-TAGE:
ABWECHSLUNG FÜR DEN
TURBO-STOFFWECHSEL

Zahlreiche aktuelle Studien zeigen, dass es für einen funktionierenden, aktiven Stoffwechsel enorm wichtig ist, lange Phasen der Inaktivität im Alltag zu vermeiden. Langes Verharren vor dem Computer oder Fernseher, starres Sitzen im Büro oder in Meetings, im Zug oder im Auto sind Gift für den Stoffwechsel, weil er seine gesamten Aktivitäten so herunterfährt, dass lediglich noch die Grundfunktionen aufrechterhalten werden.

Für den Weg zum Turbo-Stoffwechsel heißt das: Lange Inaktivitätszeiten müssen unbedingt vermieden werden. Sie sollten also spätestens alle 120 Minuten, besser noch alle 60 Minuten raus aus dem Stuhl oder runter vom Sofa. Sie müssen nicht gleich eine komplette Trainingseinheit absolvieren, das wäre zeitlich ja auch gar nicht möglich. Aber zumindest kurz, so für drei bis fünf Minuten, kann jeder auch zwischendurch problemlos aktiv werden.

Damit das Ganze nicht zu langweilig und eintönig wird und wirklich alle Ihre Körpersysteme davon profitieren, haben wir Ihnen ein paar »Motto-Tage« zusammengestellt. Aus diesen können Sie nach Gusto wählen und so jeweils eine der Anregungen zu Ihrem Tagesmotto werden lassen. Auf diese Art lässt sich höchst abwechslungsreich mehr Bewegung in den Alltag bringen. Und die haben viele bitter nötig. Untersuchungen haben gezeigt, dass wir an einem normalen Bürotag durchschnittlich gerade einmal 2000 bis 3000 Schritte tun. Mindestens 8000 bis 10.000 sollten es sein.

TREPPEN-TAG

Nutzen Sie an diesem Tag sämtliche Treppen, die Ihnen »über den Weg laufen« und vermeiden Sie bewusst jeden Fahrstuhl und jede Rolltreppe.
Steigen Sie an diesem Tag mindestens 20 Etagen nach oben und wieder herunter. Verteilen Sie dieses Pensum aber so über den Tag, dass Sie mindestens alle zwei Stunden Treppen steigen. Schauen Sie zum Beispiel bei den Kollegen im übernächsten Stockwerk vorbei oder suchen Sie eine Toilette in einer anderen Etage auf, um regelmäßig in Schwung zu kommen.

STEH-TAG

Wenn Sie sitzen, verbrennen Sie im Gegensatz zum Stehen nur halb so viele Fette. Stellen Sie sich also jede Stunde für fünf Minuten hin oder laufen Sie langsam herum. Machen Sie zum Beispiel die Ablage im Stehen. Auch im Stehen oder Laufen zu telefonieren, ist eine wunderbare und sehr einfache Möglichkeit, den Fettstoffwechsel zu aktivieren.

NO-MAIL-TAG

Heute werden einmal keine Mails zu den Kollegen in die Nachbarbüros geschickt. Entweder Sie gehen direkt zu denjenigen, die Sie informieren wollen, oder Sie rufen zumindest stehend bei ihnen an (siehe Tipp links). Besser aber ist es, Sie lassen sich persönlich blicken. Denn das fördert außer den Stoffwechsel auch das soziale Zusammensein. Und vielleicht können Sie ganz nebenbei ja noch ein paar Treppen »mitnehmen«?

SCHRITTE-TAG

Heute sammeln Sie so viele Schritte wie möglich im Alltag. Dazu verzichten Sie einmal ganz bewusst aufs Auto und fahren Rad oder laufen zu Fuß. Wenn das nicht geht, parken Sie zumindest weit entfernt vom eigentlichen Zielort. Wenn Sie mit Bus oder Bahn unterwegs sind, dann steigen Sie einfach ein oder zwei Stationen vorher aus und laufen den Rest der Strecke.

Wenn Sie es ganz genau wissen wollen, können Sie sich im Sportfachgeschäft einen Schrittzähler (Pedometer) besorgen. Schaffen Sie 10.000 Schritte am Tag? Diese Zahl empfehlen Experten nämlich allen, die Ihre Gesundheit nachhaltig verbessern wollen.

STRECK- UND RECK-TAG

Strecken und recken Sie sich jede Stunde gegen die Decke. Das können Sie notfalls sogar im Sitzen machen, aber besser wäre es im Stehen. Greifen Sie mit beiden Händen nach oben, als wollten Sie Äpfel von der Decke ernten. (Über-)strecken Sie sich nach hinten oder lehnen Sie sich ganz weit zur Seite. Das lockert die Muskulatur und entspannte Muskeln sorgen für eine bessere Sauerstoffversorgung der Zellen und eine bessere Durchblutung – genau das braucht der Stoffwechsel.

BAUCH- UND RÜCKEN-TAG

Die großen Muskelgruppen am Bauch und Rücken leisten den ganzen Tag Schwerstarbeit, weil sie für Ihre aufrechte Haltung sorgen. Gönnen Sie speziell diesen Muskeln stündlich eine Kur: Beugen Sie sich im Sitzen soweit wie möglich nach vorne und legen Sie den Oberkörper fast auf den Oberschenkeln ab. Dann richten Sie sich auf und strecken ihn nach hinten, so weit es geht. Dies wiederholen Sie fünf- bis sechsmal.

WANDER-TAG

Gerne und viel zu oft sackt das Blut nach unten in die Beine und steht dem Körper dann nicht mehr richtig zur Verfügung. Aktivieren Sie regelmäßig Ihre Muskelpumpe und helfen Sie Ihrem Körper, das Blut »im Kreislauf« zu belassen. Stellen Sie sich jede Stunde (die Schuhe dazu am besten ausziehen, notfalls geht es aber auch mit) auf die Zehenspitzen und senken Sie die Fersen wieder ab. Durch dieses Auf und Ab wird der Kreislauf angeregt. Gleichzeitig wird durch die Aktivität der Wadenmuskeln mechanischer Druck auf die Blutgefäße ausgeübt, sodass der Rückfluss des Blutes aus den Beinen erleichtert wird. Dabei können Sie sich ruhig auch an einem Tisch oder Stuhl festhalten.

FÜR ZWISCHENDURCH – IMMER WIEDER

Legen Sie ab und zu einfach mal die Beine auf den Tisch. Auch das fördert den Rückfluss des Bluts. Durch dieses regelmäßige Aktivsein halten Sie auch die Aktivität Ihrer Myokine dauerhaft hoch. Sie arbeiten dann viel intensiver für Sie und können den Fetten an den Kragen gehen. Myokine brauchen Bewegung, und das so häufig wie möglich. Geben Sie ihnen also alle 60 Minuten einen neuen Reiz.

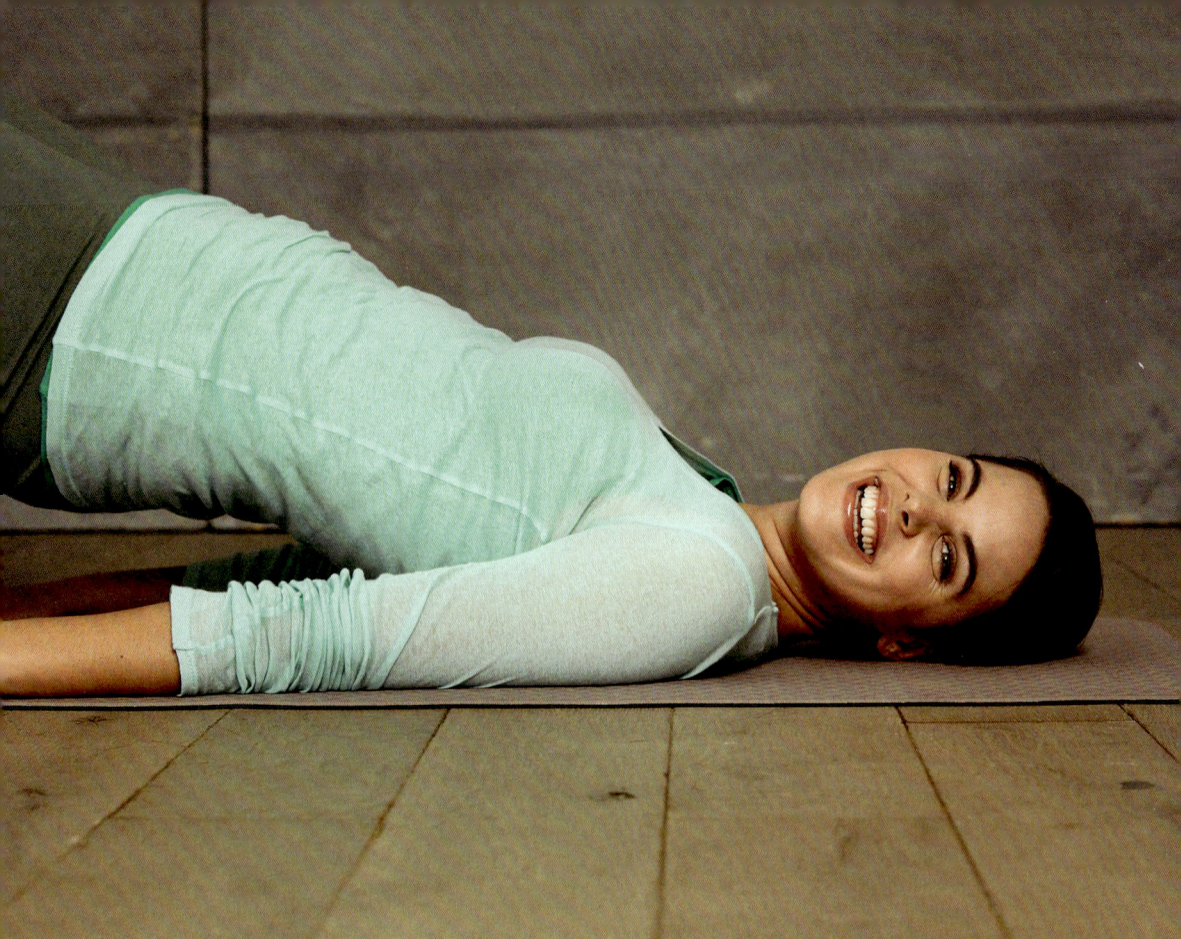

DAS MUSKELTRAINING FÜR DEN TURBO-STOFFWECHSEL

Sie wissen es bereits aus den Erläuterungen im vorderen Teil dieses Buches: Ihre hartnäckigen Fettpolster an Bauch und Taille, Hüfte und Po werden Sie nur durch gezieltes Muskeltraining wieder los: Je mehr Muskeln Sie haben – und vor allem auch benutzen! –, desto schneller schwinden die ungeliebten Speckpölsterchen. Denn Ihre Muskeln sind Ihr größtes »Stoffwechselorgan« und damit die wichtigste Voraussetzung für einen Turbo-Stoffwechsel.

Doch Muskeln wachsen leider nicht von alleine, auch nicht durch das »Ausdauer-Turbo-Programm« ab Seite 102. Muskeln benötigen ganz spezielle Reize, die Ausdauertraining ihnen nicht bietet. Sie müssen systematisch durch eine zielgerichtete und reizintensive Belastung trainiert werden. Diese Reize müssen sowohl der anatomischen als auch der physiologischen Funktion der Muskeln und ihrer Muskelfasern entsprechen. Das schafft nur ein Krafttraining!

ROTE UND WEISSE MUSKELFASERN: NUR GEMEINSAM ZUM TURBO

Die Skelettmuskulatur besteht aus ganz unterschiedlichen Zellen, wobei der wichtigste Baustein für unser Turbo-Programm die Muskelfaser ist, weswegen wir sie an dieser Stelle einmal näher betrachten wollen. Eine Muskelfaser ist 10 bis 100 Mikrometer dünn und kann bis zu 50 Zentimeter lang werden. In den »energiefressenden« Muskeln finden wir vor allem zwei Typen von fasern: weiße und rote Fasern.

- **Die roten Muskelfasern** sind gut durchblutet, kleiner als die weißen und vor allem für die feinen Bewegungen, wie zum Beispiel das Einfädeln eines Fadens, notwendig. Aus diesem Grund werden sie auch oft als langsame Muskelfasern bezeichnet. Darüber hinaus schaffen es die roten Muskelfasern es, uns tagein, tagaus eine gute, aufrechte Haltung zu geben, weil sie ständig für uns arbeiten. Unbemerkt verrichten sie ihre Dienste und sorgen dafür, dass wir unser tägliches Leben bewegt führen können. Dabei ernähren sie sich vor allem von Fetten und Kohlenhydraten.
- **Die großen weißen Fasern** sind dafür da, dass wir uns schnell bewegen oder schwere Gegenstände anheben oder tragen können. Sie sind nicht gut durchblutet und arbeiten vor allem dann, wenn wir intensiv aktiv sind und beispielsweise schnell eine Treppe hochgehen. Die weißen Fasern ernähren sich in erster Linie von Kohlenhydraten. Wenn für ihre Arbeit zu wenig Sauerstoff zur Verfügung steht, produzieren sie Laktat, das als »brennendes Gefühl« in den Muskeln empfunden wird – ein wenig unangenehm, aber ein sicheres Zeichen dafür, dass der Muskel wächst.

Muskeln fordern statt verwöhnen

Um Ihren trägen, vielleicht sogar lahmen oder schlafenden Stoffwechsel in einen Turbo zu verwandeln, müssen Sie beide Muskelfasertypen gezielt trainieren. Dies schaffen Sie in meinem dreistufigen Trainingsprogramm durch unterschiedliche Intensitäten und Wiederholungszahlen. Denn Ihre Muskeln wollen nicht gehätschelt werden! Selbst wenn Sie es jetzt noch nicht glauben: Ihre Muskeln sind Powertypen und genau so müssen Sie sie auch behandeln.

Je mehr Ihrer 656 Muskeln »Sportler« werden, umso größer wird Ihr Verbrennungsmotor. Genau deswegen habe ich das Turbo-Programm so angelegt, dass Sie besonders die großen »Energiefresser« an den Beinen, den Schultern, dem Rücken, dem Bauch und an der Hüfte trainieren – natürlich ohne die kleineren zu vernachlässigen. Das werden Sie spätestens spüren, wenn der erste Muskelkater auftaucht. Jammern Sie dann also nicht über die Schmerzen, sondern freuen Sie sich: Der Muskelkater ist ein Zeichen, dass Ihre Muskulatur und damit Ihr Verbrennungsmotor wächst.

WIE DAS TURBO-MUSKEL-PROGRAMM FUNKTIONIERT

Das Muskeltrainingsprogramm für den Turbo-Stoffwechsel besteht aus drei unterschiedlichen Phasen, die in ihrer Intensität aufeinander aufbauen:

- Die vierwöchige **Vorbereitungsphase** mit acht Übungen
- Die zweiwöchige **Intensivierungsphase** mit zehn Übungen
- Das ebenfalls zweiwöchige **9-Minuten-Turbo-Programm** mit acht Übungen

Alle drei Phasen sind so aufgebaut, dass sie logisch und konsequent den Stoffwechsel direkt beeinflussen. Die Wiederholungszahlen sind immer so angelegt, dass die roten oder die weißen Muskelfasertypen gezielt angesteuert werden. Deswegen ist es wichtig, dass Sie von Anfang an versuchen, die vorgegebene Anzahl wenigstens annähernd zu erreichen. Halten Sie durch!

Schaffen Sie die Vorgabe nicht, was gerade zu Beginn völlig normal ist, dann müssen Sie mit Ihrer letzten Wiederholung dem Muskel wirklich alles – und ich meine tatsächlich alles! – abverlangt haben. Er muss richtig brennen und sich erschöpft anfühlen. Dann haben Sie es richtig gemacht! Sie werden sehen, dass Sie rasch besser werden. Das ist das sicherste Anzeichen dafür, dass Sie auf dem richtigen Weg sind.

Stufe 1: vier Wochen Vorbereitungsphase

Etwa vier Wochen benötigen Sie und Ihr Organismus, um sich an das neue Leben zu gewöhnen. Wecken Sie Ihre Muskeln aus dem Winterschlaf, aber geben Sie ihnen Zeit: Muskeln, Sehnen, Bänder und Gelenke benötigen nach der langen Ruhephase meist ein wenig länger als gedacht, um wieder fit zu werden. Deshalb haben wir das Vorbereitungstraining entwickelt, bei dem alle großen Muskelgruppen wieder zurück ins aktive Stoffwechselleben geholt werden und sich Ihr Motor auf Verbrennung einstellt. Machen Sie die Übungen in dieser Phase vier-, besser fünfmal pro Woche und variieren Sie die Reihenfolge, wenn Sie mögen. Machen Sie zwischen den Übungen eine Pause (maximal 60 bis 90 Sekunden) und lassen Sie die Muskeln »brennen«. Es wird sich dann schnell ein Fortschritt einstellen.

Nach mindestens 20 Trainingstagen können Sie in die nächste Stufe überwechseln, wenn Sie die angegebene Zahl der Wiederholungen und Sätze schaffen.

Aber auch wenn Sie zu diesem Zeitpunkt noch nicht so weit sind, ist das kein Beinbruch: Trainieren Sie dann mit den Übungen der Vorbereitungsstufe einfach weiter. Denn wenn Sie sich zu früh überfordern, können Frust oder Verletzungen die Folge sein und beides würde Sie sehr wahrscheinlich vom Weitermachen abhalten. Aber denken Sie daran: Sie sollen Ihre Muskeln fordern, nicht verwöhnen!

Stufe 2: zwei Wochen Intensivierungsphase

Auf der zweiten Stufe des Turbo-Programms belasten Sie Ihre Muskeln noch ein wenig intensiver. Fünfmal pro Woche sind nun zehn Übungen zu absolvieren, die Ihren gesamten Körper fordern und Ihren Stoffwechsel auf ein nächstes Aktivierungsniveau treiben werden. In zwei Wochen sollten Sie mindestens acht, besser zehn Trainingseinheiten schaffen. Versuchen Sie auch bei

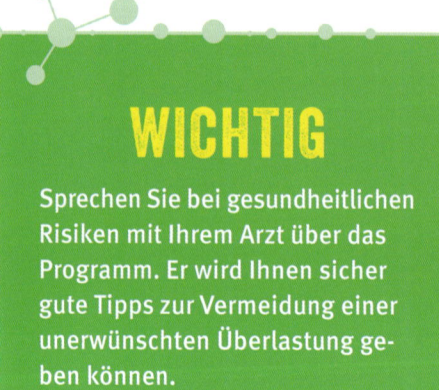

WICHTIG

Sprechen Sie bei gesundheitlichen Risiken mit Ihrem Arzt über das Programm. Er wird Ihnen sicher gute Tipps zur Vermeidung einer unerwünschten Überlastung geben können.

diesen Übungen von Anfang an, die angegebenen Wiederholungszahlen zu erreichen. Wenn es noch nicht klappt, machen Sie wieder so viele Wiederholungen, bis der Muskel richtig ermüdet ist. Schaffen Sie nach zwei Wochen die vorgegebenen Wiederholungen noch nicht, dann trainieren Sie einfach eine Woche länger und absolvieren in dieser Stufe 15 Trainingseinheiten. Danach sind Sie dann gut vorbereitet für den nächsten Abschnitt.

Stufe 3: zwei Wochen 9-Minuten-Turbo-Programm

Noch vor gar nicht so langer Zeit haben zahlreiche Wissenschaftler gedacht, dass ein moderates Muskeltraining im Kraftausdauerbereich der beste Weg für eine negative Kalorienbilanz wäre. Dementsprechend sind auch die meisten Ratgeberbücher angelegt. In Wirklichkeit aber wollen Muskeln beansprucht werden – und zwar richtig! Und tatsächlich habe ich in meiner Arbeit mit Spitzensportlern, aber auch mit untrainierten Laien eines gelernt: Der Energiestoffwechsel des Muskels ist der Schlüssel zum Erfolg beim Schlankerwerden! Daher wundert es mich nicht, dass selbst das renommierte American College of Sports Medicine (ACSM) in Indianapolis/USA gerade an einer deutlichen Intensivierung der Empfehlungen für das Muskeltraining arbeitet.

ZIP – INTENSIV MACHT LEBENSLANG SCHLANK

Unser Programm ist ein Zirkel-Intensiv-Programm, kurz ZIP. Das kennen Sie sicher noch aus der Schulzeit: Rasch abwechselnd werden Übungen ohne Pausen direkt hintereinander absolviert, bis man eine Runde, den Zirkel, beendet hat. Meine Runde für den Turbo-Stoffwechsel dauert etwa neun Minuten und vereint alle Anforderungen an ein optimales und effektives Trainingsprogramm. Wie bei den Übungen der beiden vorbereitenden Phasen 1 und 2 sind auch jetzt keine Gewichte oder Zusatzbelastungen notwendig. Der positive Effekt ergibt sich allein aus der Belastung mit dem eigenen Körpergewicht, der Größe der eingesetzten Muskulatur sowie dem Bewegungstempo.

Forscher des ACSM stellten 2013 fest, dass durch diese Form des Trainings bestimmte enzymatische, also beschleunigende und hormonelle Prozesse (besonders Wachstumshormone) gefördert werden. Sie regen den Stoffwechsel viel besser an, als es bei anderen Trainingsformen der Fall ist. Speziell das »weiße« Fett soll dadurch effektiv reduziert werden.
Das ZIP ist so gestaltet, dass Sie es zu Ihrem lebenslangen Fitnessprogramm machen können. Denn wurde der Stoffwechsel-Turbo erst einmal aktiviert, bleibt er mit dem ZIP eingeschaltet und einem aktiven Leben steht nichts mehr im Weg. Die Ausrede: »Ich habe keine Zeit« zählt bei neun Minuten nun wirklich nicht mehr.

STUFE 1: 4 WOCHEN VORBEREITUNGSTRAINING

Mit diesen acht Übungen bereiten Sie Ihre Muskulatur optimal auf die steigenden Ansprüche vor und gewöhnen sie an ein regelmäßiges Training. Absolvieren Sie das Programm in den vier Wochen insgesamt mindestens 20-mal. Zwischen den Übungen können Sie eine mehrminütige Pause einlegen, die immer kürzer werden sollte, je trainierter Sie sind. Die Reihenfolge der Übungen können Sie beliebig variieren. Wenn Sie diese Sequenz von Anfang an oder schon bald als zu leicht empfinden, weil Ihre Muskeln sportliche Betätigung schon gewohnt sind, dürfen Sie natürlich auch schon früher mit dem Intensivierungsprogramm ab Seite 124 beginnen.

DOUBLE-JUMP

→ **Ziel:** Kräftigung der Beinmuskulatur, Fördern der Koordination und Ausdauer

1 Stellen Sie sich aufrecht hin. Ihre Arme hängen locker herab.
2 Gehen Sie nun leicht in die Hocke und drücken Sie sich aus beiden Sprunggelenken und Knien ab, sodass Sie mit beiden Füßen vom Boden abheben. Die Arme schwingen gleichzeitig nach vorne.

3 Landen Sie an gleicher Stelle sanft und mit leicht gebeugten Knien. Achten Sie darauf, dass Ihr Oberkörper aufgerichtet und in leichter Vorlage ist. Spannen Sie während des Sprungs die Bauch- und Beckenbodenmuskeln leicht an. Führen Sie die Sprünge in einem zügigen Tempo aus.

30 Sekunden, 2 Sätze

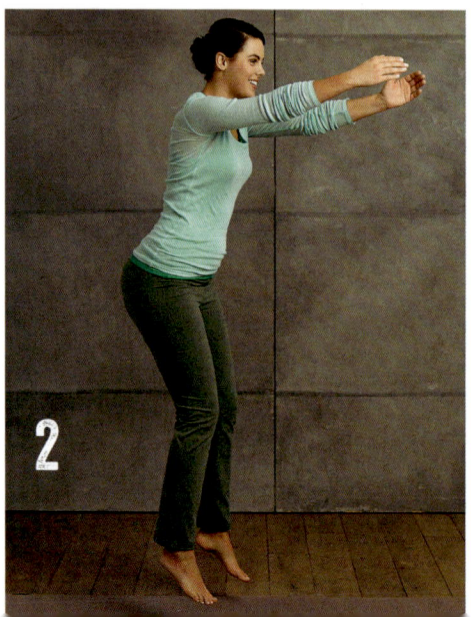

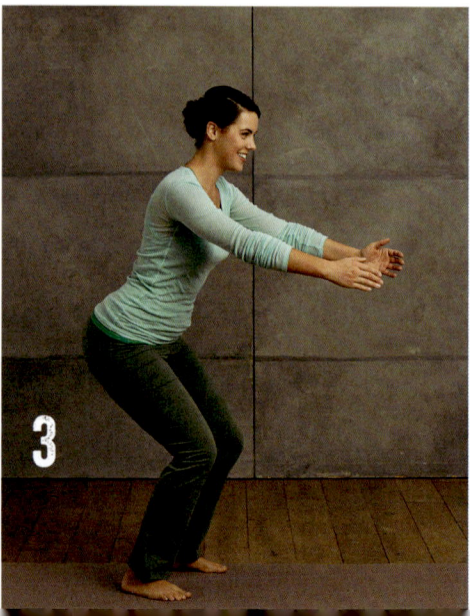

WALL-PUSH-UP

→ **Ziel:** Kräftigung der Armmuskulatur und der Brustmuskulatur

1 Stützen Sie die Hände in Schulterhöhe gegen eine Wand, die Arme sind fast gestreckt, die Fingerspitzen zeigen leicht zueinander. Die Füße stehen etwa einen halben Meter von der Wand entfernt. Je weiter Sie von der Wand wegstehen (bis ein Meter und mehr), umso anstrengender wird die Übung. Je stärker Sie also werden, umso weiter sollten Sie mit den Füßen von der Wand entfernt stehen. Der Körper bildet eine gerade Linie.

2 Atmen Sie ein und beugen Sie die Ellbogen, ohne dabei in der Hüfte einzuknicken. Ziehen Sie bei dieser Übung den Bauchnabel bewusst nach innen und versuchen Sie, den Rücken ganz gerade zu halten. Beim Ausatmen die Arme wieder strecken, aber nicht ganz durchdrücken. Führen Sie die Übung langsam und kontrolliert durch.

12 Wiederholungen, 2 Sätze

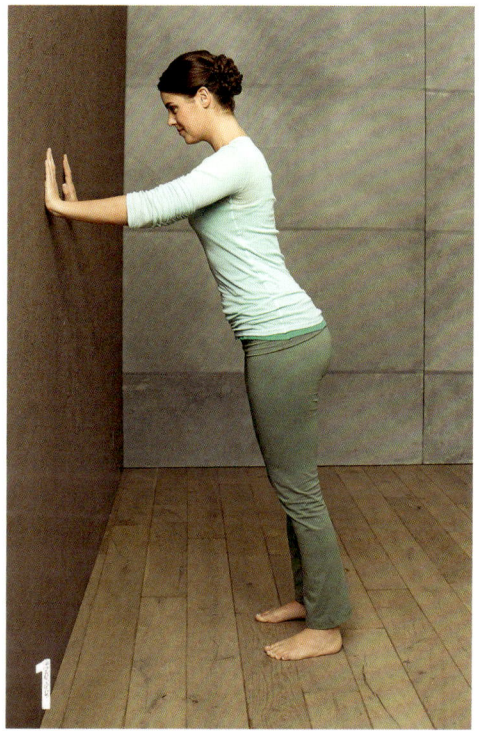

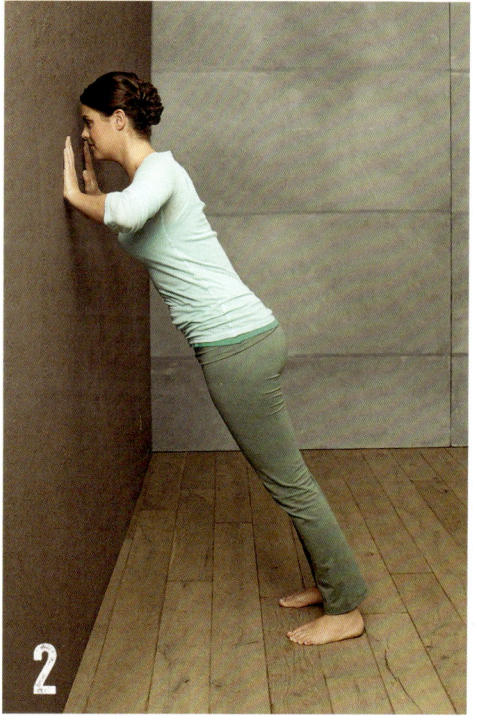

SQUAT

→ **Ziel:** Kräftigung der Bein- und Gesäßmuskulatur, zusätzlich Kräftigung im
unteren Rücken

1 Stellen Sie sich mit schulterbreit geöffne-
ten Beinen hin. Drücken Sie die Brust heraus und spannen Sie den Bauch an.

2 Verlagern Sie das Körpergewicht während
der Übung auf die Ferse. Die Arme strecken Sie nach oben, sodass sie sich mit
dem Kopf in Verlängerung der Wirbelsäule
befinden. Die Handinnenflächen zeigen
zueinander.

3 Beugen Sie nun die Knie so weit wie möglich, als wollten Sie sich auf einen Stuhl
setzen. Dabei senken Sie das Gesäß nach
hinten ab und drücken die Knie leicht
nach außen. Halten Sie die Knie immer
senkrecht über den Füßen und achten Sie
auf einen geraden Rücken.

4 Drücken Sie sich nun wieder hoch in den
Stand. Atmen Sie ein, wenn Sie in die tiefe Sitzposition gehen, und aus, wenn Sie
wieder in den Stand hochkommen.

12 bis 15 Wiederholungen, 2 Sätze

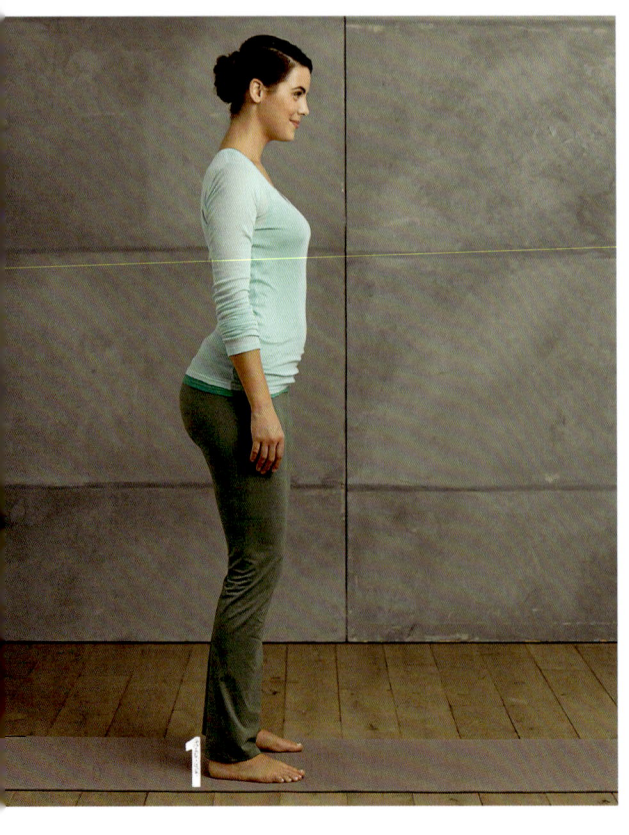

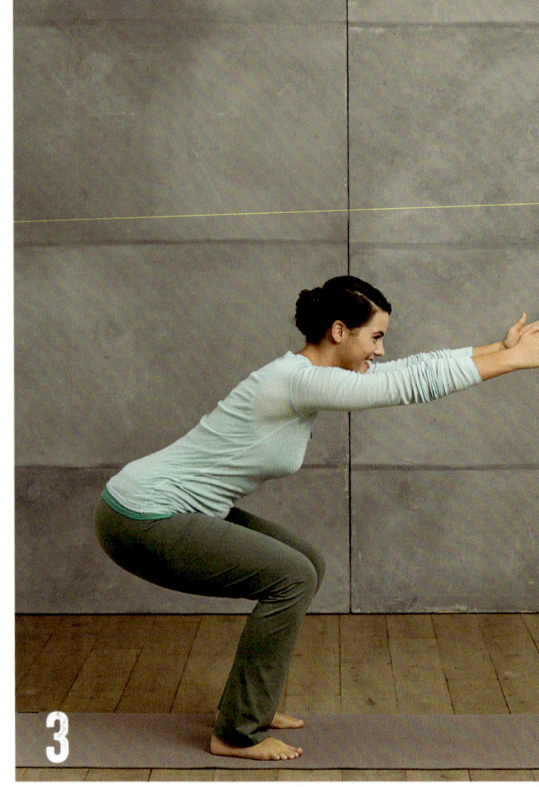

BACK-SIT-UP

→ **Ziel:** Kräftigung der geraden Bauchmuskulatur

1 Setzen Sie sich auf den Boden: Die Füße sind mit der ganzen Sohle auf dem Boden aufgestellt, die Knie 90 Grad gebeugt, der Oberkörper ist aufrecht. Die Hände liegen locker auf den Oberschenkeln.
2 Mit dem Einatmen neigen Sie langsam den Oberkörper zurück, dabei bleiben die Hände auf den Oberschenkeln. Achten Sie darauf, dass der Rücken gerade ist. Vermeiden Sie einen Rundrücken.
3 Spüren Sie ein Ziehen im Bauch? Halten Sie diese Position 15 bis 20 Sekunden und atmen Sie ruhig weiter. Gehen Sie dann mit dem nächsten Ausatmen langsam und kontrolliert in die Ausgangsposition zurück.

10 bis 15 Wiederholungen, 2 Sätze

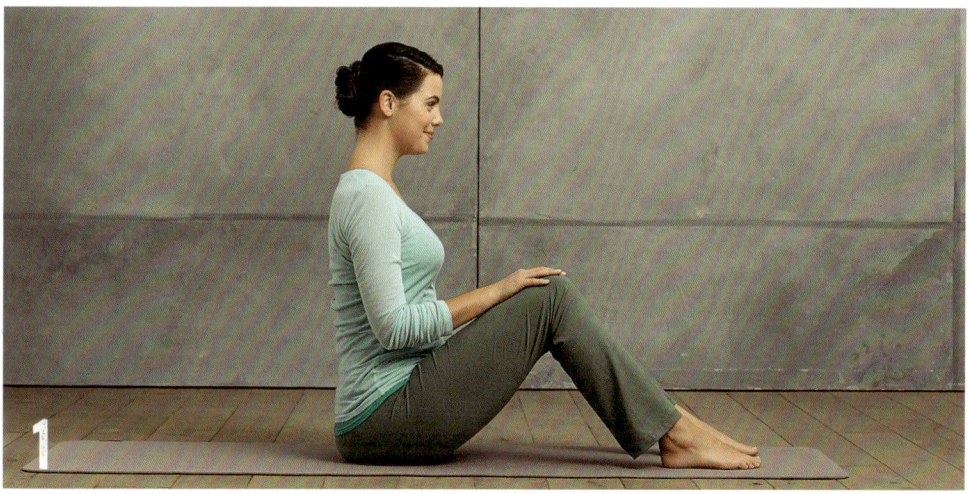

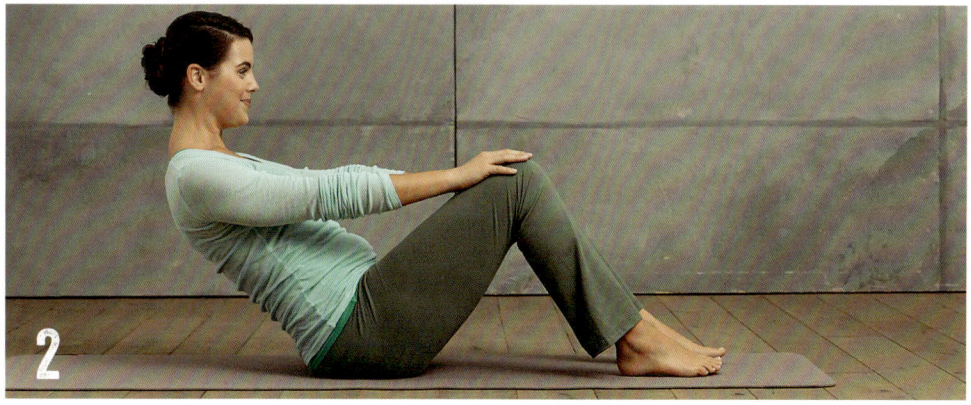

SHOULDER-BRIDGE

→ **Ziel:** Kräftigung des unteren Rückens, zusätzlich Gesäßmuskulatur und Oberschenkelrückseite

1 Legen Sie sich auf den Rücken, Ihre Arme liegen entspannt neben dem Körper. Stellen Sie beide Füße hüftbreit auf. Ihre Lendenwirbelsäule sollte in dieser Position durch die natürliche Krümmung leicht vom Boden gelöst sein.

2 Beim nächsten Ausatmen drücken Sie Ihre Lendenwirbelsäule in den Boden und rollen langsam vom Steißbein über die Lenden- und Brustwirbelsäule jeden einzelnen Wirbel nach oben, sodass Ihr Körper vom Becken bis zu den Knien eine diagonale Linie bildet. Achten Sie auf eine entspannte Schulter- und Nackenmuskulatur, indem Sie Ihr Körpergewicht mehr auf die Füße verlagern. Halten Sie die Position für 2 Atemzüge.

3 Mit dem nächsten Ausatmen rollen Sie langsam wieder Wirbel für Wirbel bis auf die Matte ab.

8 bis 12 Wiederholungen, 2 Sätze

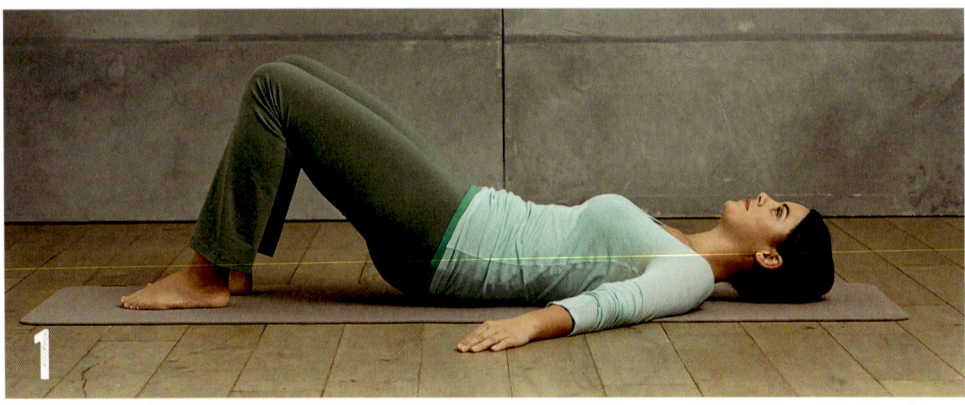

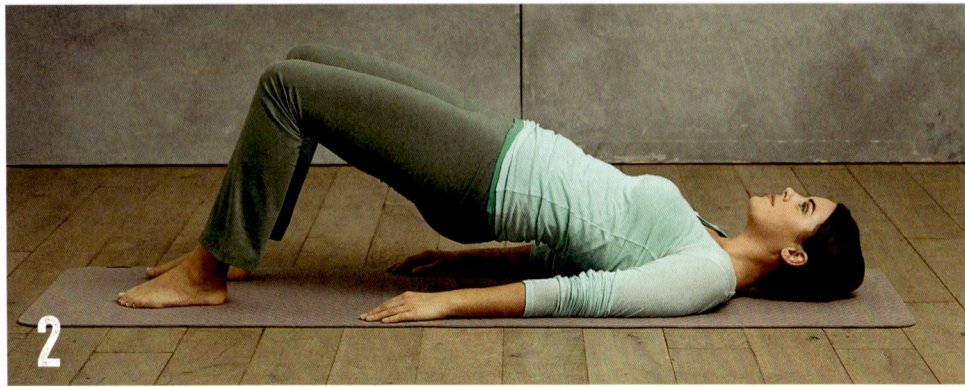

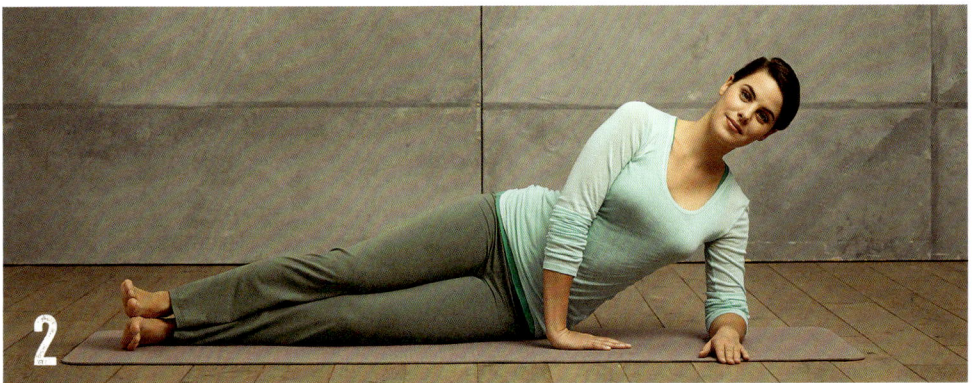

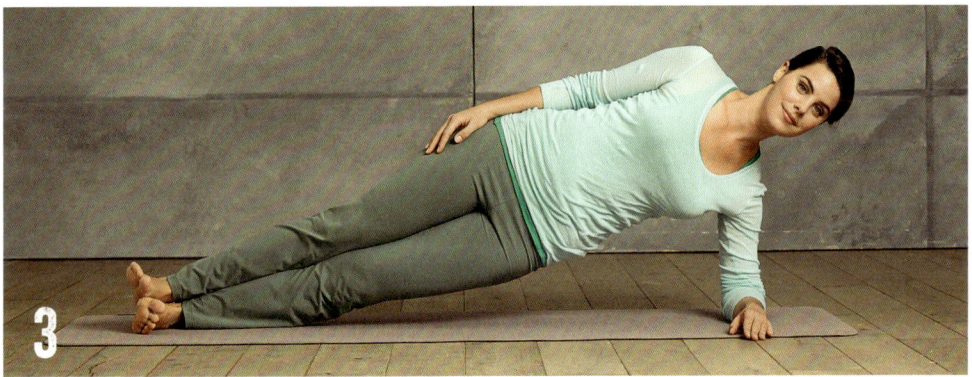

SIDE-BANK

→ **Ziel:** Kräftigung der schrägen Bauchmuskulatur und der Beinaußenseite
sowie der Muskeln, die den Körper
stabilisieren

1 Legen Sie sich auf die linke Seite, der
linke Unterarm zeigt nach vorn, der Ellbogen befindet sich unter der Schulter.
Die Beine sind leicht gebeugt, die Knie
genau übereinander, die Hüfte ist dabei
gestreckt.

2 Richten Sie Ihren Oberkörper auf. Ihr Kopf
ist in Verlängerung der Wirbelsäule und
die Schulterblätter ziehen nach hinten
unten.

3 Bauen Sie Körperspannung auf und
heben Sie mit dem Ausatmen Rumpf,
Becken und Oberschenkel, bis Oberschenkel und Oberkörper eine Linie bilden.

4 Halten Sie diese Position 20–40 Sekunden. Atmen Sie währenddessen ruhig und
gleichmäßig. Achten Sie darauf, dass Sie
die Körperspannung halten, die Schulter
nicht zu den Ohren rutscht und Rücken
sowie Hüfte gestreckt bleiben.

5 Nach einer Wiederholung zurück in die
Ausgangsposition und die Seite wechseln.

**20 bis 40 Sekunden je Seite halten,
2 Sätze**

SUPERMAN

→ **Ziel:** Kräftigung der gesamten Rückenmuskulatur, zusätzlich der Gesäß- und
Beinmuskulatur

1 Legen Sie sich bäuchlings auf den Boden.
Beugen Sie einen Arm und legen Sie auf
der Oberfläche der Hand Ihre Stirn ab.
Den anderen Arm strecken Sie nach vorn
und machen eine Faust.

2 Nun heben Sie den nach vorne gestreckten Arm und das diagonal gegenüber-
liegende Bein.

3 Führen Sie dann Arm und Bein wieder
zum Boden, ohne sie ganz abzulegen. Zur
Stabilisation sollten Sie die Schulterblätter zusammen und nach unten führen, die
Hüftgelenke auf einer Ebene halten sowie
Arme und Beine gut durchstrecken. Vermeiden Sie jegliche Rotation der Hüfte
oder des Rumpfes weg vom Boden.

4 Wiederholen Sie die Übung 10-mal und
wechseln Sie dann Arm und Bein.

10 Wiederholungen je Seite, 2 Sätze

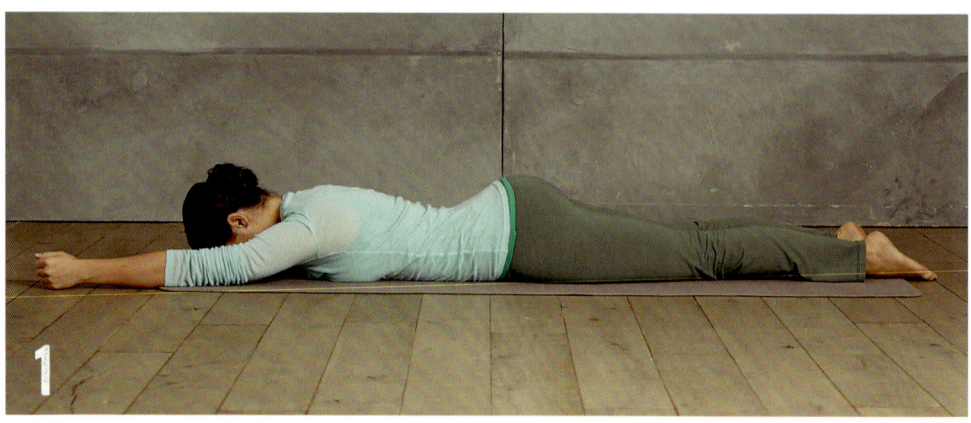

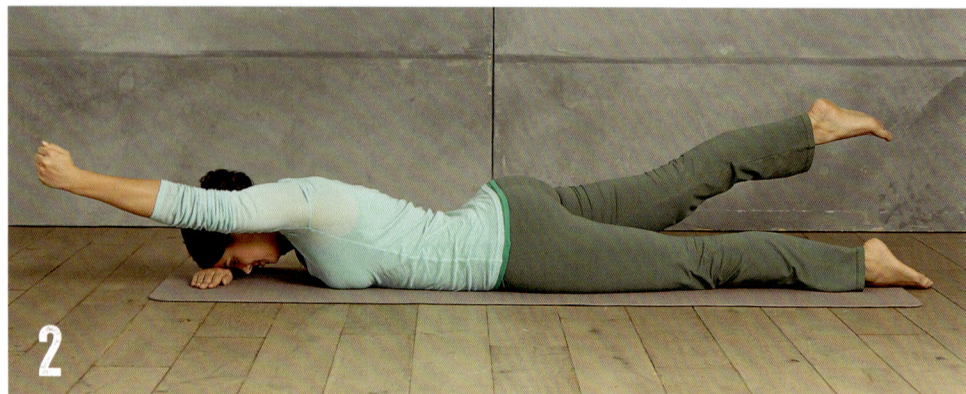

LEG-PULL-FRONT

→ **Ziel:** Kräftigung der tiefen Bauch- und Rückenmuskulatur sowie der Arm- und Beinmuskulatur

1 Gehen Sie in die Liegestützposition: Die Hände stehen unter den Schultern, die Finger zeigen nach vorn, die Beine sind in Verlängerung des Oberkörpers nach hinten gestreckt, die Ballen berühren den Boden.

2 Heben Sie nun Ihr linkes Bein in Verlängerung des Rumpfes hoch, sodass Sie Wirbelsäule und Becken ruhig halten können.

3 Halten Sie diese Position 5 Sekunden und setzen Sie dann das linke Bein mit dem linken Fußballen langsam wieder auf den Boden. Achten Sie darauf, dass die Ellbogen leicht gebeugt sind. Beim Strecken der Beine den Bauch fest anspannen – kein Hohlkreuz. Wählen Sie ein kontrolliertes und kontinuierliches Tempo.

4 Wechseln Sie nach 10 Wiederholungen das Bein.

10 Wiederholungen je Bein, 2 Sätze

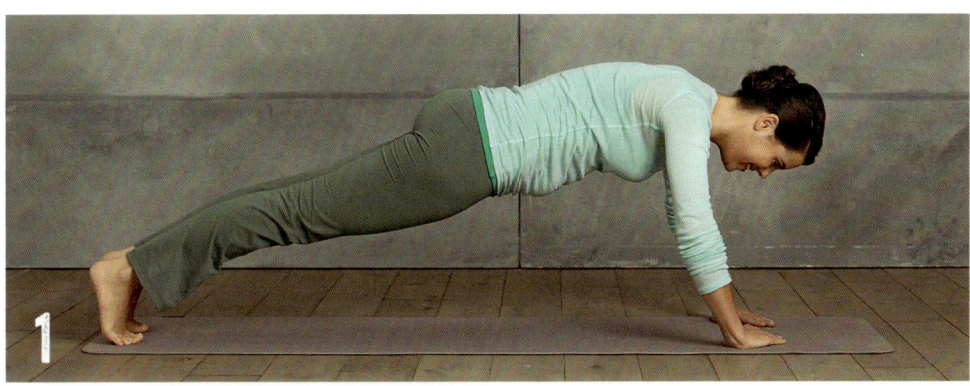

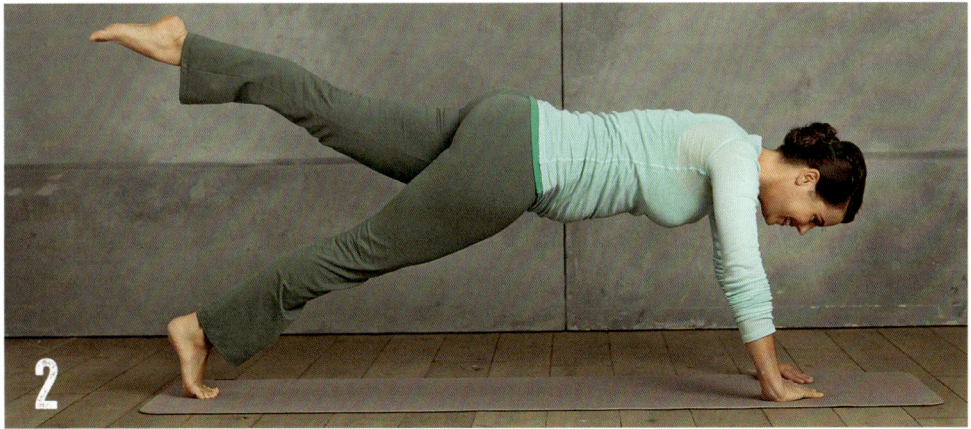

STUFE 2: 2 WOCHEN INTENSIVIERUNGSPROGRAMM

Absolvieren Sie dieses Programm in den nächsten zwei Wochen insgesamt mindes-

tens 8-mal – als Vorbereitung für die Stufe 3 (siehe ab Seite 134) wären 10-mal noch besser. Die Reihenfolge der Übungen kann auch diesmal variiert werden. Und zwischen den Übungen können Sie wie gewohnt kleinere Pausen einlegen.

SIDE-JUMPS

→ **Ziel:** Kräftigung der Beinmuskulatur, Fördern der Koordination und Ausdauer

1 Stellen Sie sich aufrecht hin, die Füße stehen direkt nebeneinander, die Knie sind leicht gebeugt. Denken Sie sich eine Linie seitlich neben Ihrem Körper oder legen Sie einen Schal oder ein Seil als Markierung auf den Boden. Das erleichtert die Kontrolle der Sprünge.

2 Bauen Sie Spannung im Körper auf, nehmen Sie die Arme angewinkelt neben Ihren Körper.

3 Springen Sie nun aus gebeugten Knien seitlich hintereinander weg über diese Linie von links nach rechts und wieder zurück. Bleiben Sie dabei am Platz und landen Sie mit leicht gebeugten Knien. Achten Sie darauf, dass Sie die Sprungkraft aus Knien und Sprunggelenken holen.

4 Machen Sie zunächst kleine Sprünge. Wenn Sie sich sicher fühlen, vergrößern Sie die Side-Jumps in der Breite und in der Höhe.

30 Wiederholungen, 3 Sätze

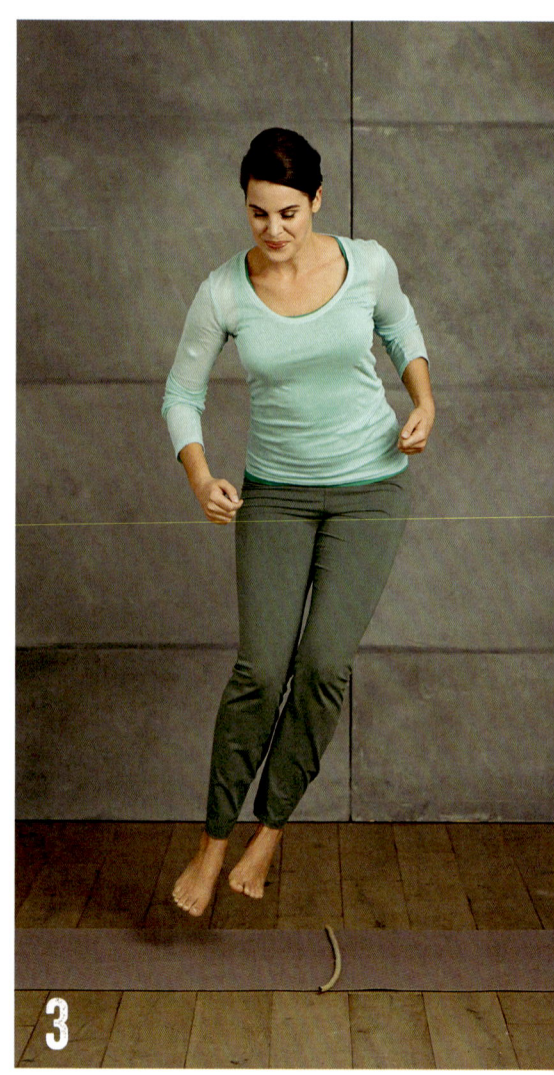

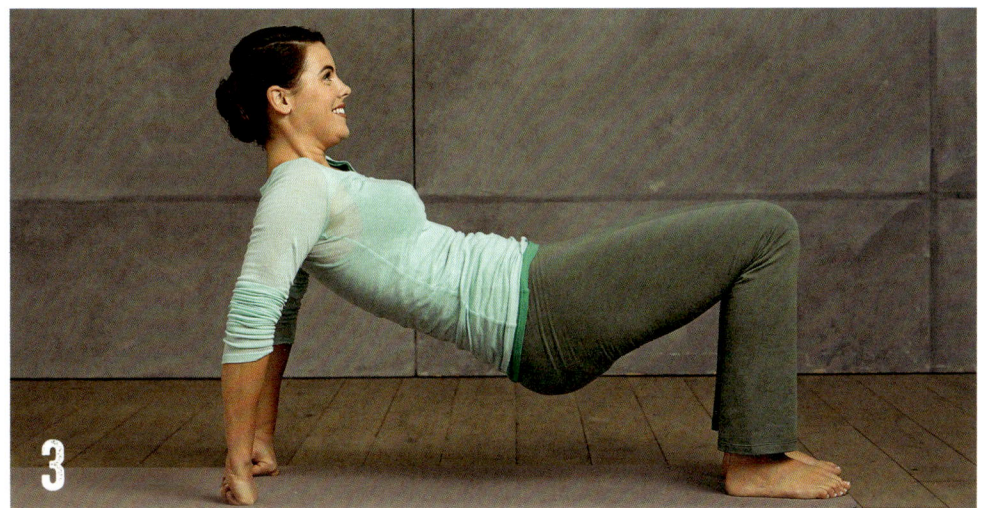

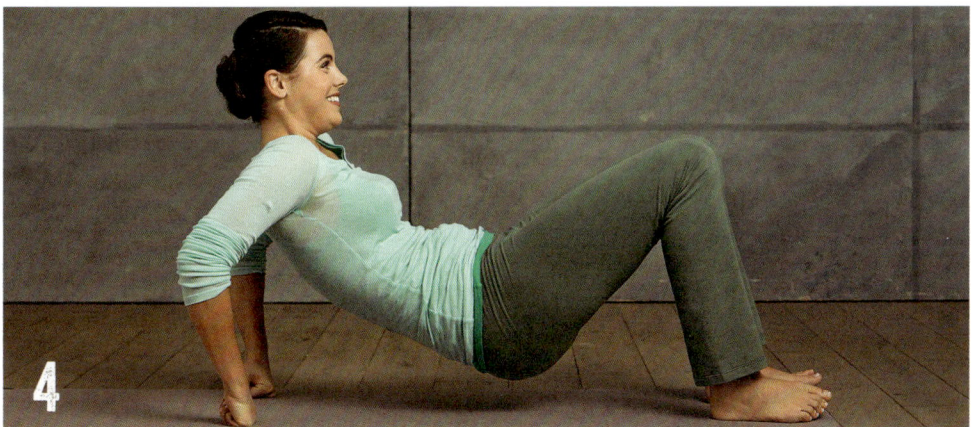

BRIDGE-SHORE-UP

→ **Ziel:** Kräftigung der Arm- und Schulter-
muskulatur

1 Setzen Sie sich aufrecht auf den Boden.
Die Füße sind aufgestellt und die Beine in
90 Grad angewinkelt.

2 Stützen Sie nun Ihre Arme auf den Fäusten hinter Ihrem Oberkörper schulterbreit
am Boden auf.

3 Neigen Sie den Oberkörper soweit nach
hinten, dass ein großer Teil Ihres Körper-
gewichtes auf den Fäusten ruht. Heben
Sie das Gesäß etwas an.

4 Halten Sie den Rumpf stabil und beugen
und strecken Sie die Arme in einem kont-
rollierten, aber zügigen Tempo.

15 bis 20 Wiederholungen, 3 Sätze

FREE-FLOATING-SEAT

→ **Ziel:** Kräftigung der geraden Bauchmuskulatur

1 Setzen Sie sich auf den Boden. Die Knie
sind etwa in 90 Grad angewinkelt und die
Fußsohlen stehen ganz auf dem Boden.
Der Rücken ist aufgerichtet, der Kopf befindet sich in Verlängerung der Wirbelsäule und Sie schauen nach vorn.

2 Legen Sie Ihre Hände auf Ihren Oberschenkeln ab und ziehen Sie Ihre Schultern nach unten.

3 Ziehen Sie mit dem Ausatmen Ihren
Bauchnabel fest nach innen und neigen

Sie Ihren Oberkörper langsam etwas zurück, bis Sie ein leichtes Ziehen in der
Bauchmuskulatur spüren. Ihr Rücken
bleibt dabei gerade. Vergessen Sie nicht
das Weiteratmen.

4 Können Sie die Position gut halten, lösen
Sie beide Füße vorsichtig vom Boden ab,
bis die Unterschenkel eine Parallele zum
Boden bilden.

5 Halten Sie diese Position etwa 15 Sekunden, bevor Sie wieder in die Ausgangsposition zurückkehren.

15 bis 20 Wiederholungen, 3 Sätze

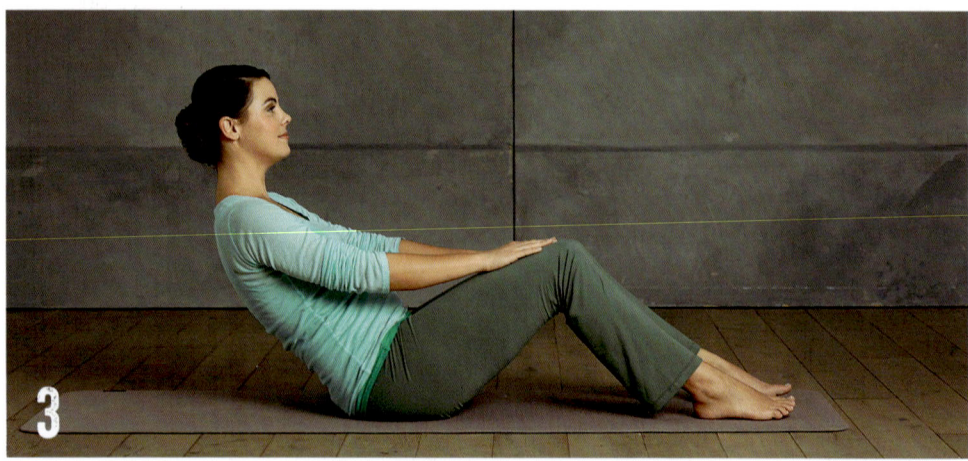

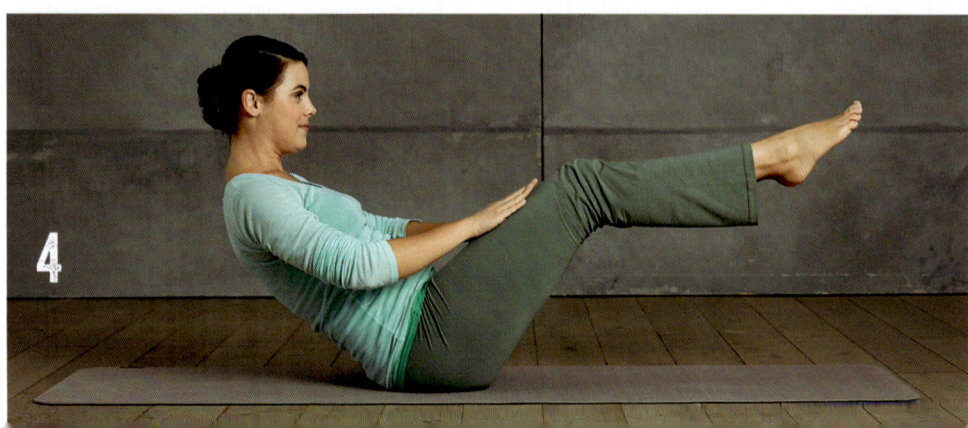

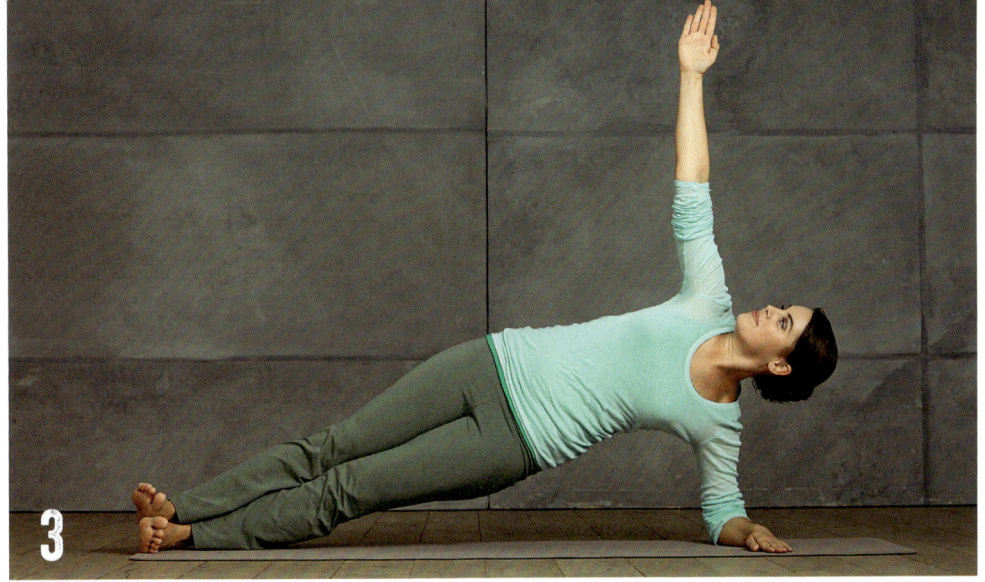

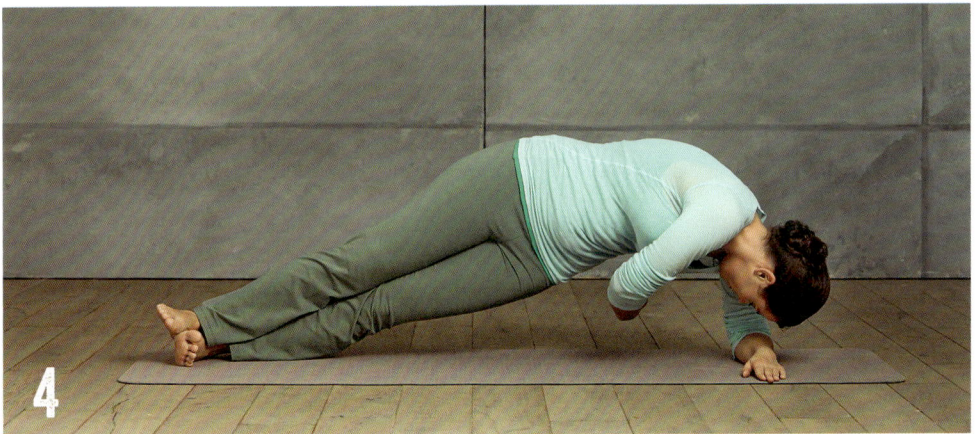

ROTATIONAL-SIDE-SUPPORT

→ **Ziel:** Kräftigung der seitlichen Rumpfmuskulatur

1 Legen Sie sich auf die linke Seite. Stützen
Sie den linken Ellbogen auf, der rechte
Arm liegt auf dem rechten Oberschenkel.
Beide Beine sind gestreckt.

2 Bauen Sie Körperspannung auf und heben Sie den Körper vom Boden ab, sodass Kopf, Oberkörper, Hüfte und Beine
eine möglichst gerade Linie bilden.

3 Heben Sie den rechten Arm zur Decke.
Der Blick geht zur rechten Hand.

4 Führen Sie nun den Arm zur linken Flanke,
als wollten Sie unter Ihrem Oberkörper
nach hinten greifen. Der Oberkörper rotiert
dabei ein wenig mit.

5 Öffnen Sie sich wieder und führen Sie den
Arm erneut zur Decke. Achten Sie auf eine
gleichmäßige Atmung.

15 Wiederholungen pro Seite, 3 Sätze

PUSH-UP

→ **Ziel:** Kräftigung der Armmuskulatur und der Brustmuskulatur, zusätzlich Stabilisation der vorderen Rumpfmuskulatur

1 In der Ausgangsposition schwebt der ganze Körper in der Luft, nur die Zehen und Hände haben Kontakt zum Boden. Das Gewicht ruht auf den Händen und Zehen. Die Hände sind genau unter den Schultern, die Finger zeigen nach vorn. Der Blick ist nach unten gerichtet.
2 Spannen Sie Ihre Bauch- und Gesäßmuskulatur an, damit Sie nicht in der Lendenwirbelsäule durchhängen.

3 Beim Einatmen senken Sie den Oberkörper langsam bis kurz vor den Boden indem sie die Arme beugen.
4 Mit dem Ausatmen drücken Sie sich durch das Strecken der Arme wieder nach oben, wobei in der Endposition die Ellbogen nie ganz durchgestreckt sind. Achten Sie darauf, dass der Rücken gerade bleibt und die Beine bis zum Oberkörper eine gerade Linie bilden. Auf keinen Fall dürfen Sie ins Hohlkreuz gehen. Atmen Sie tief und gleichmäßig weiter.

15 bis 20 Wiederholungen, 3 Sätze

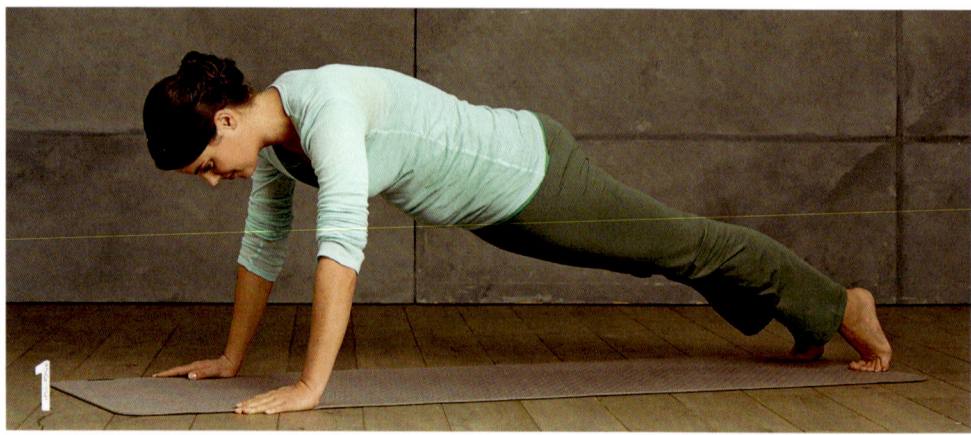

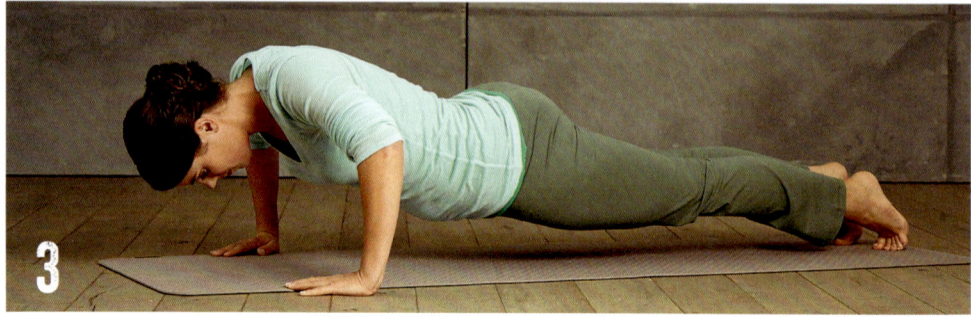

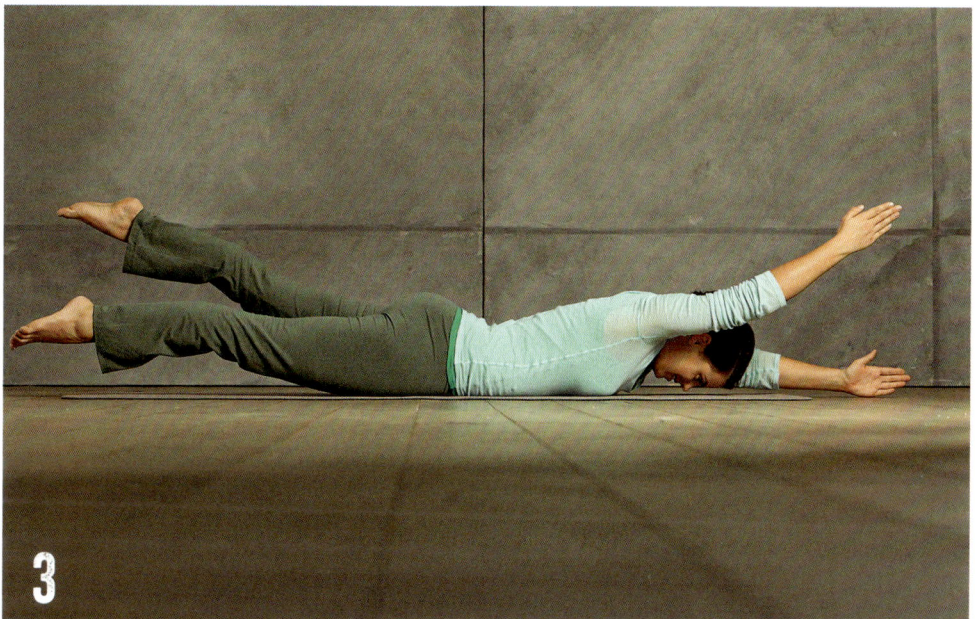

CRAWLER

→ **Ziel:** Kräftigung der gesamten Rückenmuskulatur, zusätzlich der Arm- und
Beinmuskulatur

1 Legen Sie sich mit schulterbreit geöffne-
ten Beinen auf den Bauch. Die Arme liegen gestreckt vor dem Körper. Machen Sie
sich ganz lang und ziehen Sie die Schulterblätter nach hinten unten.

2 Heben Sie nun die gestreckten Arme und
Beine einige Zentimeter vom Boden ab.
Die Zehenspitzen sind gestreckt, die
Handflächen zeigen zueinander. Achten
Sie ganz besonders auf die Position Ihres
Kopfes: Er wird in Verlängerung der Wirbel-
säule gehalten. Der Blick ist während der
Übung immer auf den Boden gerichtet.
Die Nasenspitze berührt fast den Boden.

3 Heben und senken Sie Ihre Arme und Beine diagonal zueinander in der Luft. Wenn
Sie den linken Arm heben, heben Sie
gleichzeitig das rechte Bein. Danach gehen Sie wieder in die Ausgangsposition
zurück und wechseln Arme und Beine. Es
entsteht so eine gleichförmige und kontinuierliche Bewegung. Arme und Beine
werden während der Übungsausführung
nicht mehr auf dem Boden abgelegt.

4 Um eine gute Körperspannung für diese
Übung aufzubauen, ist es wichtig, dass
die Bauchmuskulatur während der gesamten Übung fest ist. Die Schultern werden
aktiv nach unten gezogen. Achten Sie auf
eine gleichmäßige Atmung.

20 Wiederholungen, 3 Sätze

DOG

→ **Ziel:** Kräftigung der Bein- und Gesäß-muskulatur, zusätzlich Kräftigung im unteren Rücken

1 Gehen Sie in den Vierfüßlerstand. Die Hände stützen genau unter der Schulter und zeigen parallel nach vorn.

2 Heben Sie aus dieser Position das rechte Bein nach oben und beugen Sie das Knie. Ober- und Unterschenkel bilden dabei ei-nen 90-Grad-Winkel. Der Rücken bleibt ge-rade und der Kopf in Verlängerung der Wir-belsäule. Der Blick ist zum Boden gerichtet.

3 Heben und senken Sie das angewinkelte Bein im gleichmäßigen Rhythmus. Ach-ten Sie auf eine ruhige und gleichmäßige Atmung.

15 bis 20 Wiederholungen pro Seite, 2 Sätze

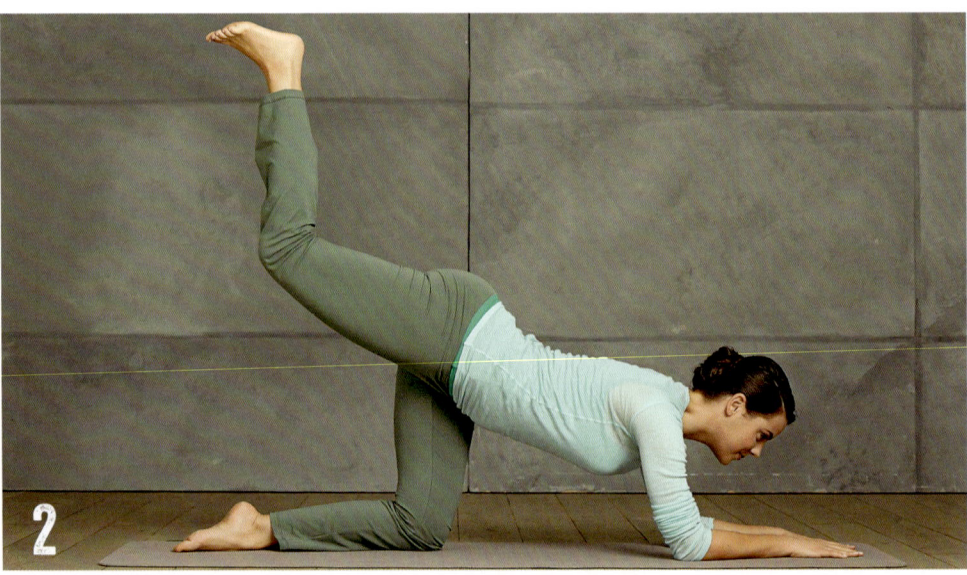

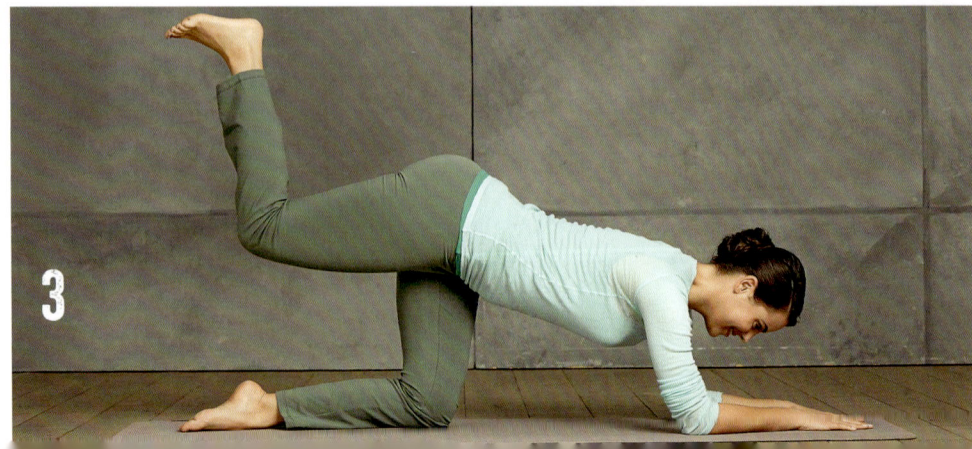

CLIMBERS

→ **Ziel:** Kräftigung der Bauchmuskulatur, der unteren Rückenmuskulatur und des Schultergürtels, Förderung der Ausdauer

1 Gestartet wird die Übung in der Liege-stützposition. Die Hände stehen dabei unter den Schultern, die Finger zeigen nach vorn, die Beine sind in Verlängerung des Oberkörpers nach hinten gestreckt, die Fußballen berühren den Boden.

2 Stellen Sie wechselseitig nacheinander ein Bein nach vorn unter die Brust und direkt wieder nach hinten. Der Fußballen berührt den Boden.

3 Wer etwas mehr Übung hat, kann die Fußballen außen zu den Händen setzen oder kann beide Beine gleichzeitig mit einem kleinen Sprung anhocken und wieder strecken.

4 Achten Sie darauf, dass die Ellbogen während der ganzen Übung leicht ge-beugt sind. Beim Strecken der Beine den Bauch fest anspannen – kein Hohlkreuz machen. Wählen Sie ein kontrolliertes, aber zügiges Tempo.

15 bis 20 Wiederholungen, 3 Sätze

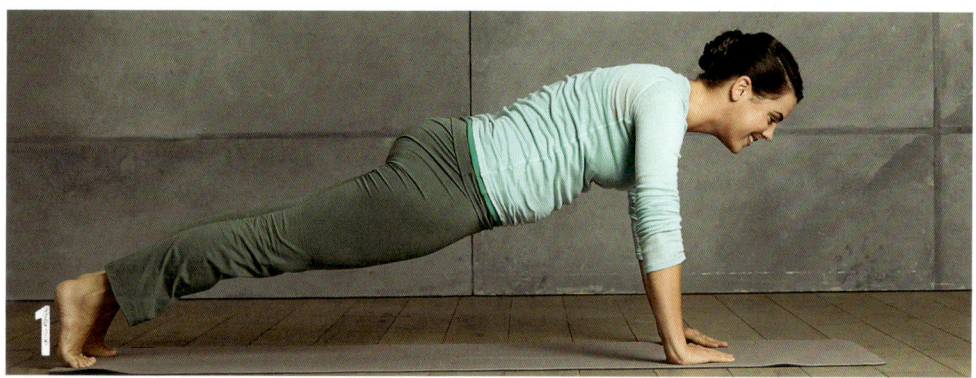

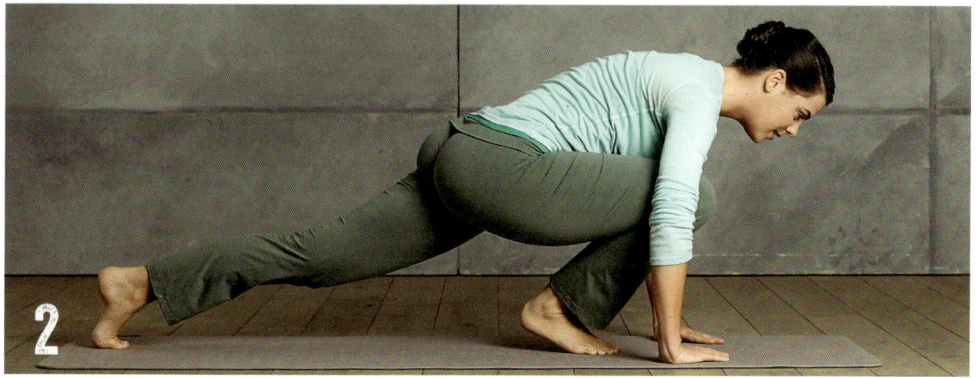

LUNGE-SQUATS

→ **Ziel:** Kräftigung der Bein- und Gesäßmuskulatur

1 Stehen Sie aufrecht und stabil. Halten Sie dabei Ihre Schultern bewusst nach hinten, wobei die Schulterblätter in Richtung Gesäß ziehen. Ihre Rumpfmuskulatur ist angespannt und die Brust angehoben.

2 Machen Sie einen großen Ausfallschritt nach vorn, sodass der Winkel des vorderen Knies beim Absenken in die Hocke etwas größer als 90 Grad ist.

3 Nehmen Sie die Arme hoch über den Kopf, die Handflächen zeigen zueinander.

Gehen Sie gleichzeitig in die Hocke, sodass das hintere Bein mit dem Knie fast den Boden berührt. Achten Sie darauf, dass der Oberkörper die ganze Zeit aufrecht bleibt und das Knie des vorderen Beins nicht über die Zehenspitzen hinausreicht.

4 Dann kraftvoll abdrücken und zurück in die Startposition. Ihre Knie laufen dabei über die gesamte Bewegung wie in einer Schiene und wandern nie über die Fußspitze hinaus.

15 bis 20 Wiederholungen pro Seite, 2 Sätze

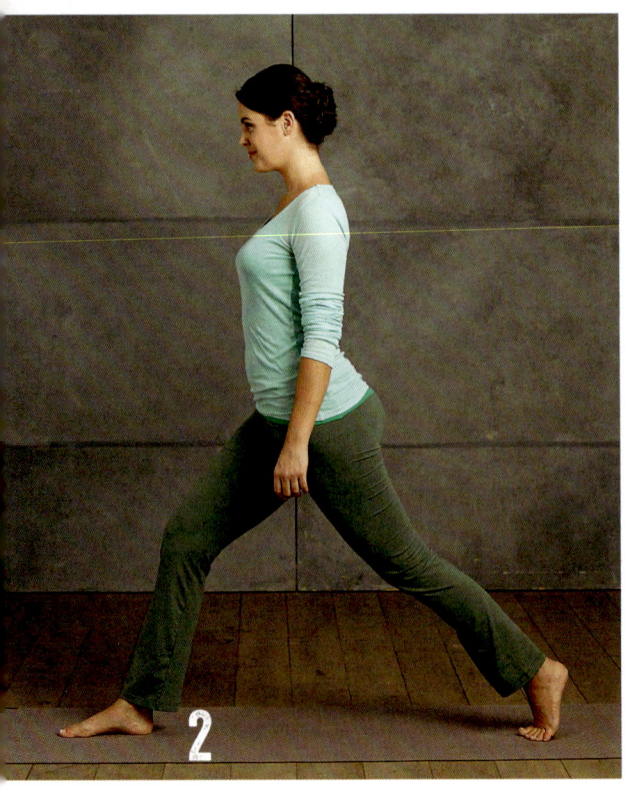

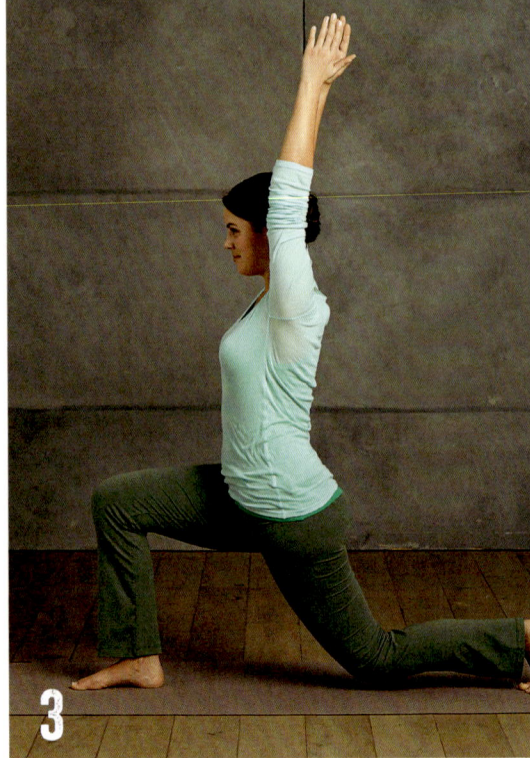

KNEE-LIFT

→ **Ziel:** Kräftigung der Beinmuskulatur und Förderung der Ausdauer

1 Stellen Sie sich aufrecht und hüftbreit hin. Ihre Arme sind rechtwinklig im Ellbogen gebeugt, die Handflächen zeigen zueinander.

2 Beginnen Sie nun, auf der Stelle Ihre Knie abwechselnd bis zu einem 90-Grad-Winkel hochzuziehen, sodass die Oberschenkel parallel zum Boden zeigen. Nehmen Sie dabei Ihre Arme aktiv mit und achten Sie auf einen aufgerichteten Oberkörper. Atmen Sie gleichmäßig.

3 Wählen Sie ein kontrolliertes, aber zügiges Tempo. Stellen Sie sich vor, der Boden wäre sehr heiß und Sie wollten die Füße schnell wieder von ihm lösen. Jeder Kniehub gilt als eine Wiederholung.

20 Wiederholungen, 3 Sätze

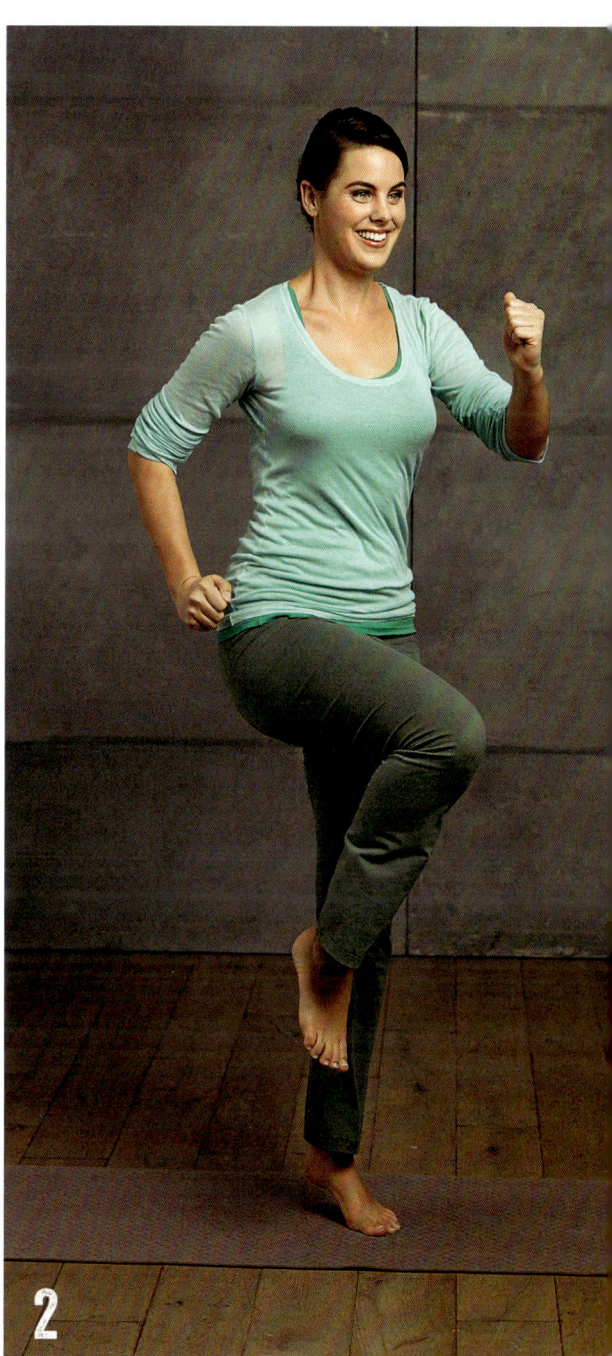

STUFE 3: 9-MINUTEN-WORKOUT FÜR DEN TURBO-STOFFWECHSEL

Das ZIP, das Zirkel-Intensiv-Programm, bringt Ihren Stoffwechsel richtig auf Trab und rückt damit den Fettpolstern zu Leibe. Keine Frage: Das wird durchaus anstrengend, dafür ist es aber auch nach wenigen Minuten schon vorbei.

Der Stoffwechsel-Zirkel setzt sich aus acht völlig unterschiedlichen Übungen zusammen, die Sie bis auf eine schon kennen und beherrschen. Absolvieren Sie die Übungen unbedingt in der vorgegebenen Reihenfolge. Ziel ist es, dazwischen **keine Pause** zu machen. Allerdings sind zu Beginn 30 Sekunden zum Durchschnaufen und für den Positionswechsel erlaubt. Bei längeren Pausen verschwindet der Stoffwechseleffekt. Je besser Sie werden, umso schneller können Sie die Übungen ausführen. Übertreiben Sie es aber nicht. Achten Sie auf die Ausführung und powern Sie sich nicht völlig aus. Das ist absolut nicht sinnvoll und notwendig. Absolvieren Sie dieses Programm 5-mal pro Woche. Am Ende der beiden Wochen mit insgesamt zehn Trainingseinheiten, sollten Sie es in neun Minuten schaffen.

Damit sind Sie am Ziel: Herzlichen Glückwunsch! Sie haben nun Ihr lebenslanges Fitnessprogramm, das Ihren Stoffwechsel dauerhaft im Turbo hält. Wenn Sie die Übungen irgendwann in- und auswendig kennen, können Sie die Reihenfolge auch ändern und an anderen Stellen des Zirkels einsteigen. Nur »Burpees« sind nicht unbedingt als erste Übung geeignet. Warum nicht, werden Sie sofort verstehen, wenn Sie diese Übung einmal gemacht haben.

ZIRKELTRAINING

1 Side-Jumps (siehe Seite 124)
   30 Wiederholungen
2 Bridge-Shore-Up (siehe Seite 125)
   15 bis 20 Wiederholungen
3 Free-Floating-Seat (siehe Seite 126)
   15 bis 20 Wiederholungen
4 Rotational-Side-Support (siehe Seite 127)
   15 Wiederholungen pro Seite
5 Push-up (siehe Seite 128)
   15 bis 20 Wiederholungen
6 Crawler (siehe Seite 129)
   20 Wiederholungen
7 Lunge-Squats (siehe Seite 132)
   15 bis 20 Wiederholungen pro Seite
8 Burpees: Die Anleitung für diese Übung finden Sie auf der nächsten Doppelseite.

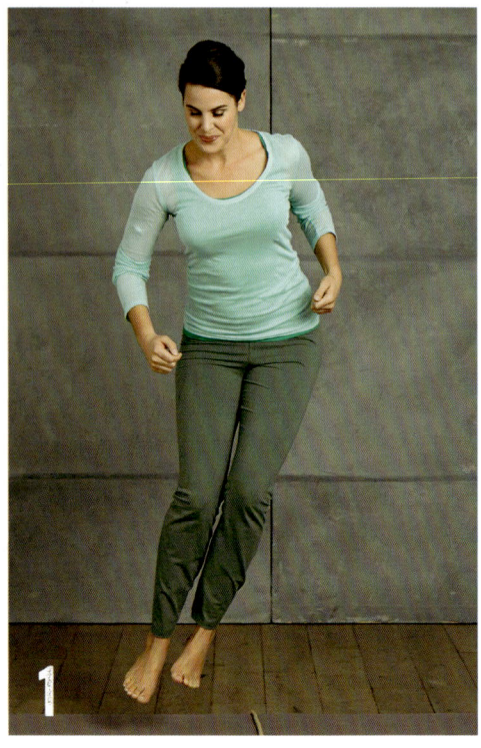

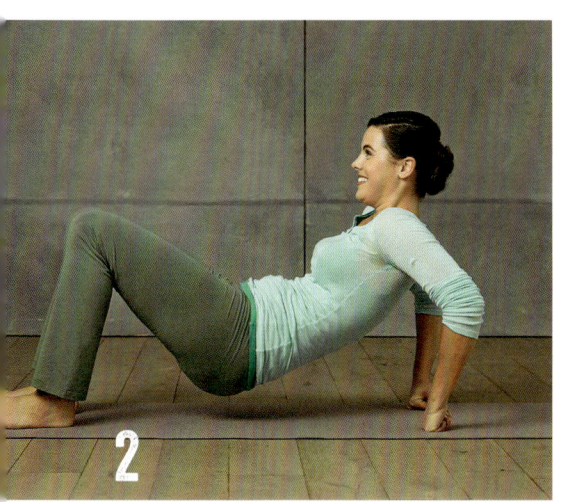

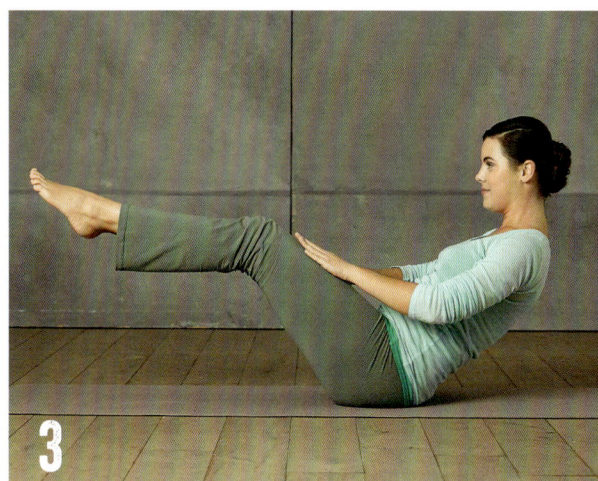

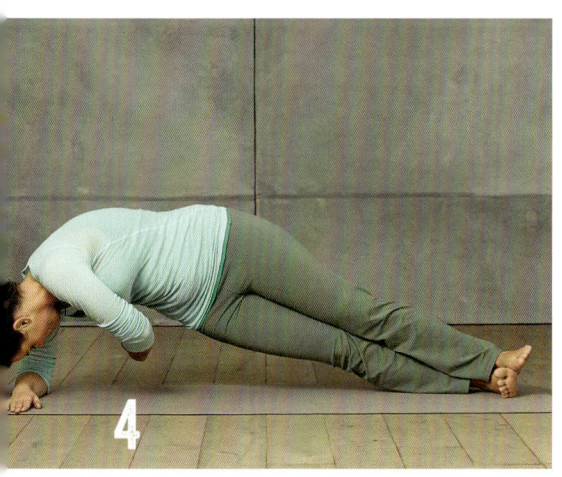

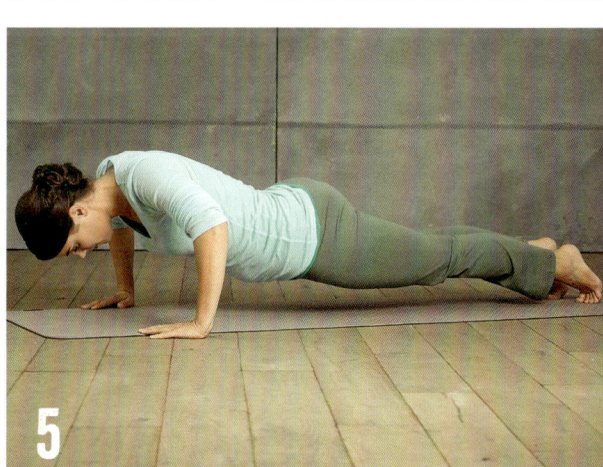

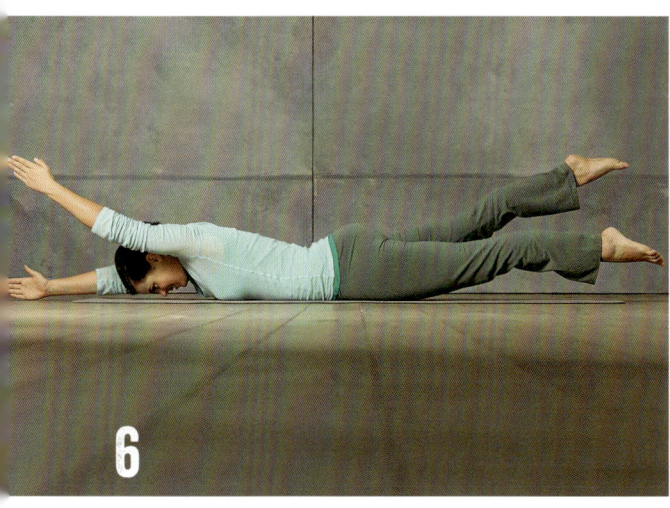

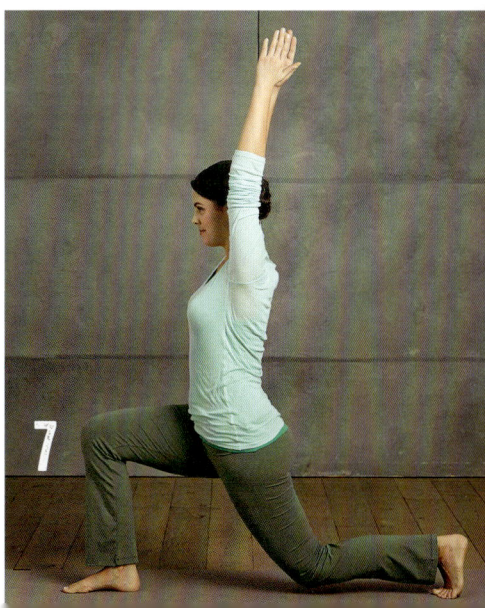

BURPEES

→ **Ziel:** Kräftigung des ganzen Körpers und Förderung der Ausdauer

1 Stellen Sie sich aufrecht hin und positionieren Sie Ihre Füße hüftbreit.

2 Gehen Sie wie bei einer Kniebeuge (Squat) in die Hocke und stützen Sie sich mit den Händen vor dem Körper auf dem Boden ab.

3 »Schießen« Sie mit Ihren Beinen nach hinten, sodass Sie in eine Liegestütz- position kommen.

4 Machen Sie einen Liegestütz und springen Sie aus dieser Position wieder in die Hocke.

5 Führen Sie dann einen Sprung aus, wobei Sie einmal mit den Händen über Kopf klatschen.

6 Sie landen wieder in einer aufrechten Position und sind bereit für den nächsten Burpee.

7 Achten Sie darauf, dass besonders beim unteren Teil der Bewegung der Bauch angespannt ist, der Rücken gerade bleibt und auf keinen Fall ein Hohlkreuz bildet. Atmen Sie tief und gleichmäßig weiter.

20 Wiederholungen

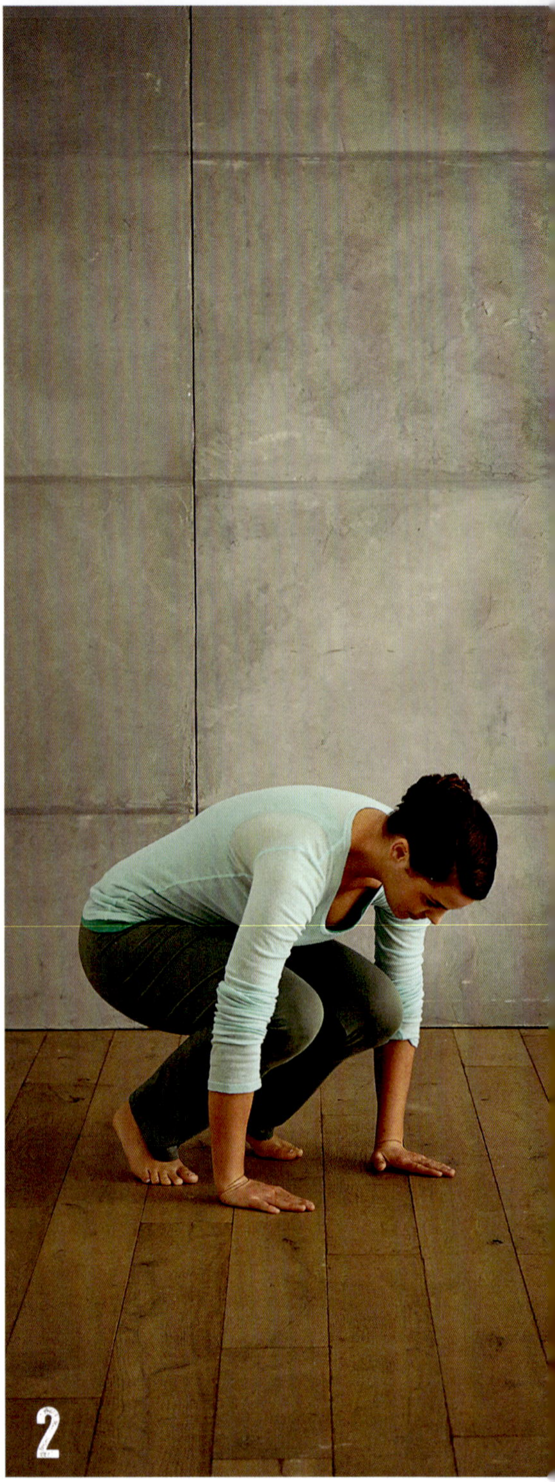

2

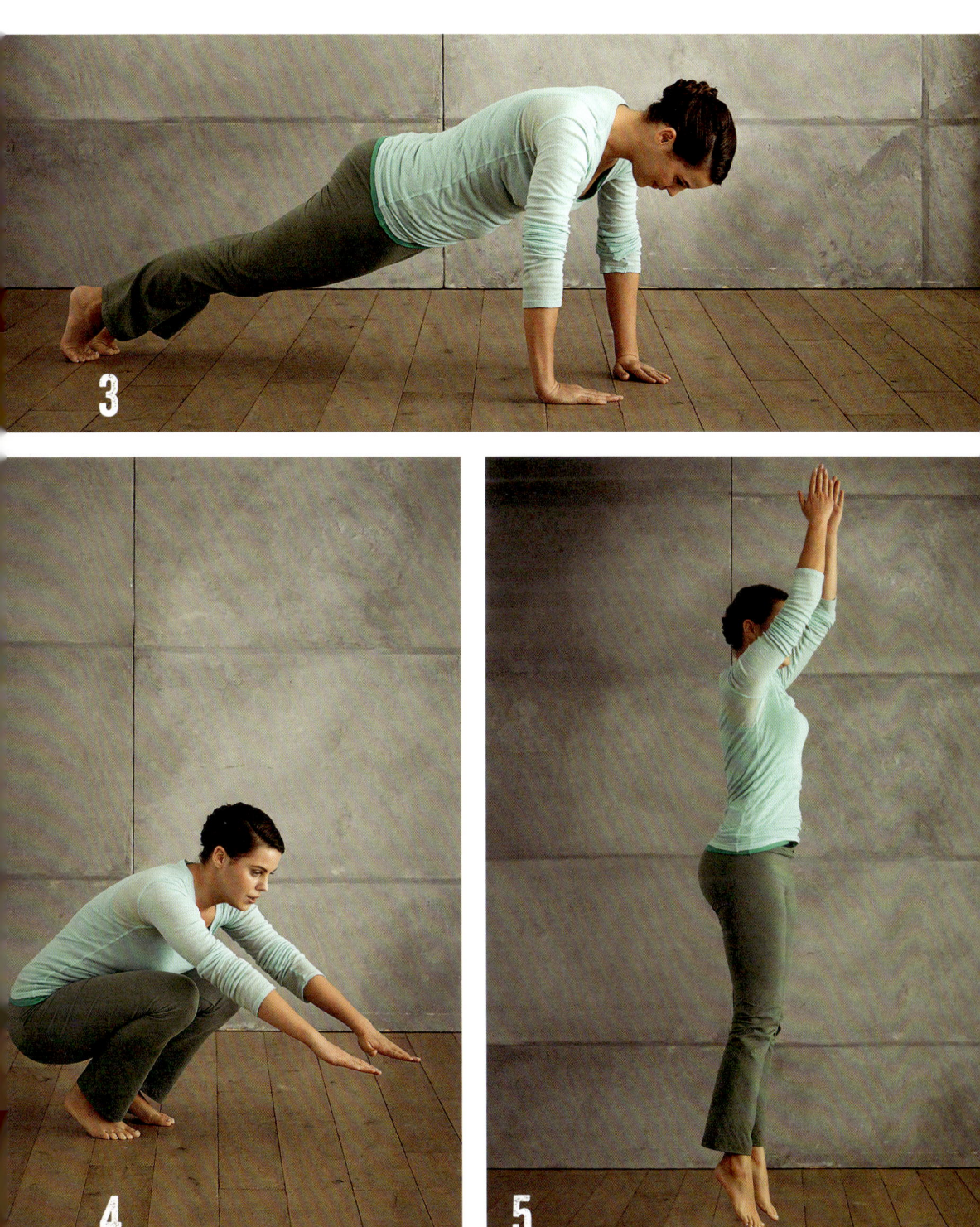

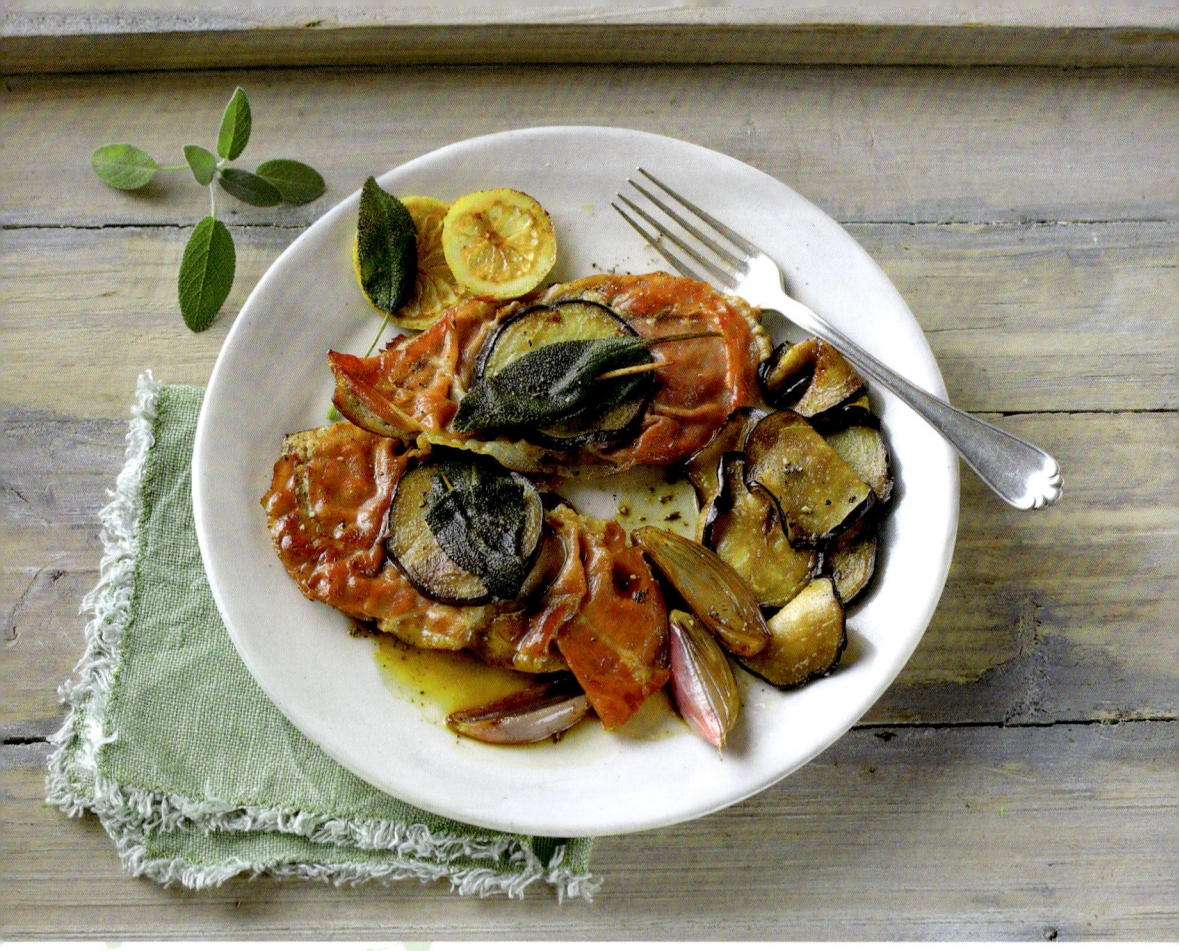

DAS STOFFWECHSEL-TURBO-
ERNÄHRUNGSPROGRAMM

Sie wissen ja bereits, dass Sie Ihren Stoffwechsel nicht nur mit der richtigen Bewegung, sondern auch mit der passenden Ernährung auf Turbo-Geschwindigkeit bringen können. Und natürlich haben Sie verstanden, dass Sie am besten morgens energiereich mit Vollkorn essen, mittags vitalstoffreiche Mischkost und abends viel Eiweiß und wenig Kohlenhydrate (siehe ab Seite 91). Trotzdem ist es für viele Menschen gerade anfangs mühselig, das umzusetzen.

Viel leichter fällt es mit konkreten Beispielen. In diesem Kapitel finden Sie daher nicht nur Vorschläge, wie Sie sich nach dem Baukastenprinzip jeden Tag ein abwechslungsreiches Frühstück zusammenstellen können. Auch die köstlichen, meist unaufwendigen Rezeptideen ab Seite 144 helfen Ihnen über die ersten Wochen. Mit Sicherheit ist etwas für Ihren Geschmack dabei und Sie können mithilfe dieser Rezepte feststellen, dass Abnehmen nichts mit Verzicht zu tun haben muss. Probieren Sie die Turbo-Rezepte aus und nehmen Sie sie zum Anlass, neue Lebensmittel und Rezepte auszuprobieren. Mit der Zeit wissen Sie dann immer besser, wie hoch Ihr Energiebedarf ist und wie Sie Ihren Stoffwechsel auf Trab bringen (8-Wochen-Stoffwechsel-Formel, siehe Seite 30). Dann können Sie auch eigene Lieblingsrezepte entsprechend abwandeln oder neue Gerichte kreieren.

NUTZEN SIE DIE POWER DER NATUR FÜR IHREN STOFFWECHSEL

Wenn Sie für Ihre Mahlzeiten viele frische Lebensmittel und darunter vor allem Obst und Gemüse sowie hochwertige Fette und wenig Industriekost nutzen, liegen Sie immer richtig. Sie können den Turbo allerdings noch unterstützen, indem Sie ganz gezielt solche Lebensmittel für die Rezepte verwenden, die Ihre Gesundheit fördern und den Stoffwechsel auf Touren bringen. Hier die Top 5 dafür:

- **Äpfel:** Sie enthalten den wasserlöslichen Ballaststoff Pektin. Dieser regt die Verdauung und die Nährstoffverarbeitung an, insbesondere von Fetten. Sie landen also nicht so schnell auf den Hüften.
- **Aprikosen:** Die gelben Früchtchen enthalten viel Chrom. Dieses Spurenelement ist direkt am Muskelaufbau beteiligt, passt also bestens zum Muskelaufbauprogramm.
- **Chili, Paprika und Co:** Scharfe Gewürze regen die Ausschüttung von Hormonen an und darüber wiederum den Stoffwechsel. Das spüren Sie meist schon beim oder kurz nach dem Essen, wenn Sie vermehrt schwitzen – ein wunderbares Beispiel für die Thermogenese!
- **Frische Feigen:** Die Früchte sind ebenfalls reich an Pektin. Sie enthalten zudem das Enzym Ficin, das die Verdauung fördert und den Aufbau von Muskeln unterstützt. Frische Feigen schmecken zum Beispiel morgens im Müsli oder auch mittags in einem gemischten Salat.
- **Zitrone:** Sie regt in den Nebennieren die Ausschüttung von Noradrenalin an, das nicht umsonst auch als Aktivitätshormon bezeichnet wird. Zudem profitiert nicht nur unser Immunsystem von dem hohen Vitamin-C-Gehalt der Südfrucht, sondern auch die Schilddrüse. Und die hat, wie Sie wissen, einen enormen Einfluss auf den Stoffwechsel (siehe ab Seite 22).

PFEFFER ALS SCHLANKMACHER

Nicht nur Chili ist gut für die Figur. Forscher sind auch dem schlankmachenden Effekt von Pfeffer auf die Spur gekommen. Im Mund brennt er, aber Fettzellen hemmt er. Hinter der Kraft des Pfeffers steht dabei offenbar die Substanz Piperin. Wissenschaftler der Universität in Seoul (Südkorea) fanden heraus, dass »Vorläufer-Fettzellen« unter dem Einfluss von Piperin weniger ausgewachsene Fettzellen bilden. Und die adulten Fettzellen nahmen auch selber deutlich weniger Fett auf, weil das Piperin die Aktivität verschiedener Gene blockiert. Es lohnt sich also, ab und an eine größere Portion Pfeffer zu nehmen!

FRÜHSTÜCKSBAUKASTEN

Die Zusammenstellung des Frühstücks richtet sich nach Ihren individuellen Bedürfnissen. Suchen Sie sich aus dem Baukasten heraus, was Ihnen schmeckt. Kaffee mit oder ohne Milch sowie Tee (grün, weiß, schwarz, Kräutertee) sollten Sie am besten ungesüßt genießen. Früchtetee ist nicht ideal, weil er meist viel Fruktose enthält.

LEBENSMITTEL	Übliche Portions- größe	Kohlenhydrate (in g)		Fett (in g)		Eiweiß (in g)		Kilokalorien	
		pro Portion	pro 100 g/ 100 ml	pro Portion	pro 100 g/ 100 ml	pro Portion	pro 100 g/ 100 ml	pro Portion	pro 100 g/ 100 ml
BROT & GEBÄCK									
Buttercroissant	70 g	29,9	42,7	14,9	21,3	4,3	6,2	271,6	388
Knäckebrot	9 g	6,6	73	0,2	2	1	11	32	356
Mischbrot	40 g	17,6	44	0,3	0,8	2,3	5,7	86	215
Pumpernickel	40 g	15,2	38	0,4	1	2,6	6,5	78	195
Toast	35 g	16,5	47	1,4	4	2,8	8	92	262
Vollkornbrot	40 g	15,2	38	0,4	1	2,6	6,5	75	188
Vollkornbrötchen	65 g	27,6	42,4	1	1,5	5,4	8,3	162,5	250
Vollkorn- knäckebrot	12 g	7,9	66	0,2	1,5	1,1	9	42	350
Vollkorntoast	24 g	10,1	42	1,1	4,5	2,2	9	58	242
Weizenbrötchen	70 g	38,9	55,5	1,3	1,9	6,1	8,7	191,8	274
MÜSLI & FLOCKEN									
Tipp: Bei Laktoseintoleranz können Sie Ihr Müsli anstelle von Milch oder Joghurt auch mit verschiedenen Säften, Soja- oder Reismilch anrühren.									
Cornflakes	30 g	24	80	0,2	0,6	2,1	7	107	357
Früchtemüsli	30 g	18,6	62	1,3	4,4	2,8	9,3	98	327
Haferflocken	30 g	17,6	58,7	2,1	7	4,1	13,5	111,6	372
Knuspermüsli	30 g	21	69	2,9	9,5	3	10	120	400
Weizenkeime	30 g	10,5	35	3,3	11	9,3	31	108	360
NÜSSE UND SAMEN									
Tipp: Nüsse liefern gesunde Fette. Geben Sie aber immer nur ein paar ins Müsli, da sie fettreich sind.									
Cashewkerne	20 g	6,2	31	8,4	42	3,5	17,5	114	570
Haselnüsse	20 g	2,2	11	12,2	61	2,6	13	129	645
Leinsamen	20 g	0	0	6,2	31	4,8	24	74	370
Mandeln	20 g	1,1	5,4	10,8	54	3,8	19	115,2	576

LEBENSMITTEL	Übliche Portionsgröße	Kohlenhydrate (in g)		Fett (in g)		Eiweiß (in g)		Kilokalorien	
		pro Portion	pro 100 g/ 100 ml	pro Portion	pro 100 g/ 100 ml	pro Portion	pro 100 g/ 100 ml	pro Portion	pro 100 g/ 100 ml
Sonnenblumenkerne	20 g	2,4	12	9,8	49	4,6	23	116	580
Walnüsse	20 g	2,1	11	12,5	63	2,9	14,4	132,6	663

STREICHFETTE

LEBENSMITTEL	Übliche Portionsgröße	pro Portion	pro 100 g/ 100 ml	pro Portion	pro 100 g/ 100 ml	pro Portion	pro 100 g/ 100 ml	pro Portion	pro 100 g/ 100 ml
Butter	10 g	0,07	0,7	8,3	83	0,07	0,7	75,4	754
Halbfettbutter	10 g	0,4	3,5	4	39,8	0,4	4	38,2	382
Halbfettmargarine	10 g	0	0	4	40	0	0	35	350
Pflanzenmargarine	10 g	0	0	6	60	0	0	72	720
Sojamargarine	10 g	0	0	7	70	0	0	63	630

BROTAUFSTRICHE UND AUFSCHNITT

LEBENSMITTEL	Übliche Portionsgröße	pro Portion	pro 100 g/ 100 ml	pro Portion	pro 100 g/ 100 ml	pro Portion	pro 100 g/ 100 ml	pro Portion	pro 100 g/ 100 ml
Fruchtmarmelade	10 g	6,3	63	0,03	0, 3	0,04	0,4	24	240
Honig	10 g	8,1	81	0	0	0,03	0,3	32,7	327
Käse (z. B. Edamer (30 % Fett i. Tr.)	30 g	0	0	4,9	16,2	7,9	26,4	76,2	254
Kochschinken	33 g	0,3	1	1,32	4	6,27	19	35	106
Lachsschinken	15 g	0,2	1	0,7	4,4	2,8	18,3	17,4	116
Nussnougatcreme	10 g	5,2	52,1	3,6	35,7	0,6	6	55,3	553
Pflaumenmus	10 g	4,8	48	0,3	0,3	0,1	1	20,8	208
Rübenkraut	10 g	6,5	64,5	0,01	0,1	0,3	2,9	27,1	271
Vegetarischer Aufstrich i. D.	10 g	0,8	7,5	1,3	12,5	0,9	9,4	18,4	184

MILCH, MILCHERSATZ UND EIER

Tipp:
Wer unter einer Laktoseintoleranz leidet, verwendet besser vergorene Milchprodukte wie Buttermilch oder laktosefreie beziehungsweise -reduzierte Milch. Sojamilch ist ein idealer Ersatz.

LEBENSMITTEL	Übliche Portionsgröße	pro Portion	pro 100 g/ 100 ml	pro Portion	pro 100 g/ 100 ml	pro Portion	pro 100 g/ 100 ml	pro Portion	pro 100 g/ 100 ml
Buttermilch	250 ml	10	4	1,3	0,5	8	3,2	90	36
Ei (M)	55 g	0,4	0,7	6,2	11,3	7,1	12,9	85,8	156
Haferdrink	250 ml	15	6	3,3	1,3	1,5	0,6	100	40
Milch, 1,5 % Fett	250 ml	12,5	5	3,8	1,5	8,8	3,5	118	47
Milch, 3,5 % Fett	250 ml	12	4,8	8,8	3,5	8,3	3,3	160	64
Reisdrink	250 ml	24	9,6	2,5	1	0,3	0,1	120	48
Sojamilch	250 ml	6,8	2,7	4,5	1,8	8,3	3,3	105	42

LEBENSMITTEL	Übliche Portionsgröße	Kohlenhydrate (in g)		Fett (in g)		Eiweiß (in g)		Kilokalorien	
		pro Portion	pro 100 g/ 100 ml	pro Portion	pro 100 g/ 100 ml	pro Portion	pro 100 g/ 100 ml	pro Portion	pro 100 g/ 100 ml

JOGHURT & CO.

Tipp:
Naturjoghurt sollten Sie eher abends essen, da Ihr Körper das Eiweiß dann besser verwerten kann und der Darm gesunde Bakterien für seine »Nachtarbeit« bekommt.

LEBENSMITTEL									
Magerquark	250 g	8	3,2	0,8	0,3	33,8	13,5	180	72
Naturjoghurt, 1,5 % Fett	150 g	6,2	4,1	2,3	1,5	5,1	3,4	70,5	47

ROHKOST

LEBENSMITTEL									
Frische Kräuter (i. D.*)	15 g	0,4	2,7	0,1	0,6	0,5	3,2	3,5	23
Gurken	250 g	4,5	1,8	0,5	0,2	1,5	0,6	30	12
Kresse	15 g	0,4	2,5	0,1	0,7	0,6	4,2	5	33
Möhren	200 g	9,6	4,8	0,4	0,2	2	1	50	25
Paprika, gelb	100 g	5,3	5,3	0,3	0,3	1,2	1,2	32	32
Paprika, grün	100 g	2,2	2,2	0,3	0,3	1,2	1,2	21	21
Paprika, rot	100 g	6,4	6,4	0,5	0,5	1,3	1,3	39	39
Radieschen	50 g	1	2,1	0	0,1	0,6	1,1	7	14
Tomaten	50 g	1,3	2,6	0,1	0,2	0,5	1	9	17
Tomaten (getrocknet)	20 g	4,8	24	0,2	1,1	1,4	6,9	26,4	132

* im Durchschnitt

FRISCHES OBST

LEBENSMITTEL									
Ananas	150 g	19,5	13	0,3	0,2	0,8	0,5	89	59
Apfel	130 g	14,8	11,4	0,8	0,6	0,4	0,3	68	52
Banane	120 g	24	20	0,2	0,2	1,4	1,2	108	90
Birne	140 g	17,4	12,4	0,4	0,3	0,7	0,5	77	55
Pfirsich	120 g	10,8	9	0,1	0,1	1	0,8	49	41
Kiwi	70 g	6,4	9,1	0,4	0,6	0,7	1	35,7	51
Weintraube	150 g	23,4	15,6	0,5	0,3	1,1	0,7	107	71

TROCKENFRÜCHTE

LEBENSMITTEL									
Apfelringe	50 g	28,5	57	0,7	1,4	0,7	1,4	127	254
Aprikosen	50 g	24	47,9	0,25	0,5	2,5	5	120	240
Bananenchips	40 g	23,2	58	12,4	31	0,8	1,9	212	530
Datteln	10 g	6,6	66	0,1	0,5	0,2	2	29	285
Feigen	25 g	13,5	54	0,3	1,3	0,9	3,5	60,5	242

LEBENSMITTEL	Übliche Portions- größe	Kohlenhydrate (in g)		Fett (in g)		Eiweiß (in g)		Kilokalorien	
		pro Portion	pro 100 g/ 100 ml	pro Portion	pro 100 g/ 100 ml	pro Portion	pro 100 g/ 100 ml	pro Portion	pro 100 g/ 100 ml
Pflaumen	50 g	28	56	0,5	1	0,7	3,3	130	260
Rosinen	35 g	23,1	66	0,2	0,6	0,8	2,5	104	297

GETRÄNKE

Tipp:
Wer Latte macchiato, Milchkaffee und Co liebt, sollte dennoch auf die Menge achten, um nicht über den Tag verteilt zu viele Kalorien aufzunehmen.

LEBENSMITTEL	Übliche Portions- größe	pro Portion	pro 100 g/ 100 ml	pro Portion	pro 100 g/ 100 ml	pro Portion	pro 100 g/ 100 ml	pro Portion	pro 100 g/ 100 ml
Cappuccino*, mit Milch 1,5 % Fett	250 ml	16,3	6,5	3,8	1,5	8,5	3,4	133,5	53,4
Espresso*	ca. 20 ml	4	20	0	0	0	0	16,8	84
Fruchtsaft- getränke i. D.	250 ml	27,5	11	0	0	0,5	0,2	118	47
Kaffee*, mit Milch 1,5 % Fett	250 ml	4	1,6	0	0	0	0	21	8,4
Kakao mit Milch 1,5 % Fett	250 ml	13,3	5,3	5	2	10	4	136	55
Latte macchiato*, mit Milch 1,5 % Fett	250 ml	29	11,6	3,8	1,5	7,4	3	136	54,4
Milchkaffee*, mit 50 % Kaffee und 50 % Milch 1,5 % Fett	250 ml	10,1	4	1,9	0,8	4,3	1,7	77,3	31,9
Schwarztee	250 ml	0,5	0,2	0	0	0,3	0,1	3,2	1,2
Smoothie i. D.	150 ml	19,5	13	0,3	0,2	0,9	0,6	190	127

* mit 1 kleinem TL Zucker (4 g) = 16 kcal = 4 g kH

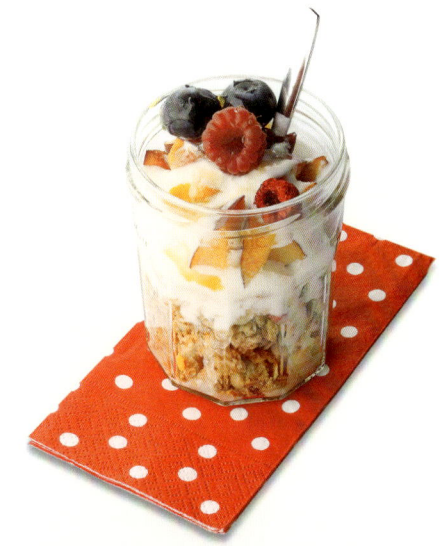

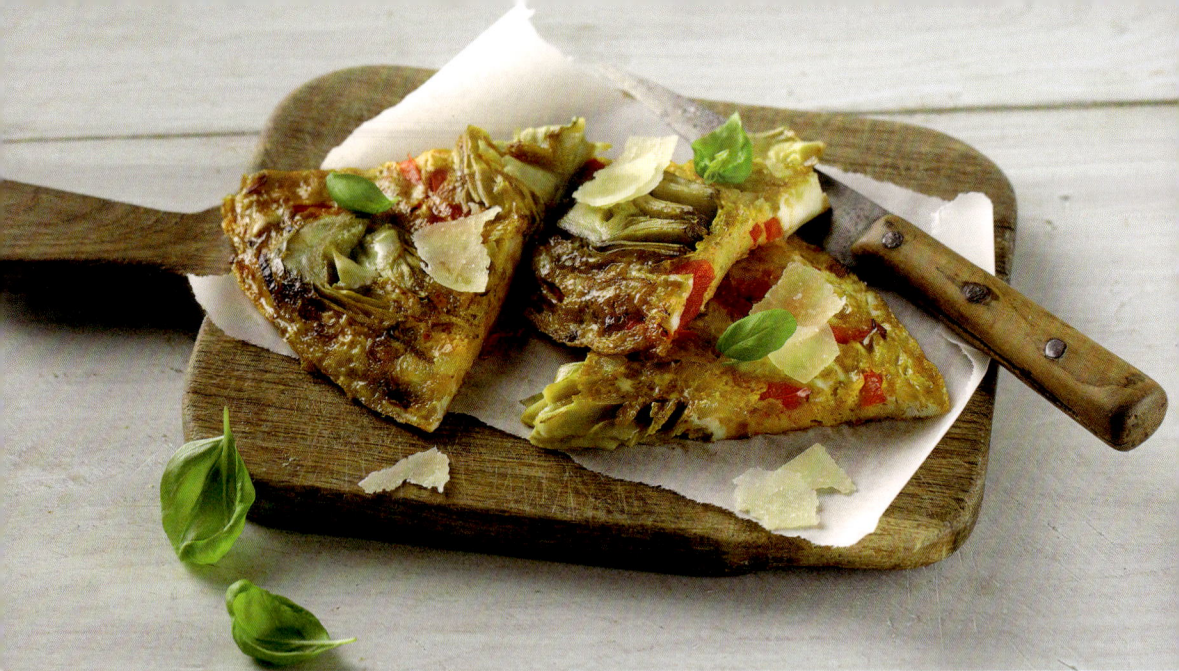

TORTILLA ITALIA
mit Artischockenherzen

ZUTATEN

- 1 Zwiebel
- 1 Knoblauchzehe
- 1 kleine rote Paprika
- 350 g Artischockenherzen
  aus der Dose
  (180 g Abtropfgewicht)
- 3 Eier
- 6 EL Milch (1,5 % Fett)
- 1 TL rotes Pesto
- Salz, Pfeffer
- 1 TL Rapsöl
- Basilikum zum Garnieren
- 30 g geriebener Parmesan

Für 2 Personen

25 Minuten Zubereitung
Pro Portion: ca. 275 kcal /
11 g KH / 20 g E / 17 g F

ZUBEREITUNG

1 Zwiebel und Knoblauch schälen und fein würfeln. Paprika waschen, putzen, halbieren, entkernen und in feine Streifen schneiden. Artischockenherzen in einem Sieb abtropfen lassen und halbieren. Auf Küchenkrepp trocknen lassen.

2 In einer Schüssel Eier, Milch und Pesto verquirlen. Mit Salz und Pfeffer würzen.

3 In einer beschichteten Pfanne (ca. 24 cm Durchmesser) das Rapsöl erhitzen. Zwiebel und Knoblauch auf mittlerer Flamme darin etwas Farbe annehmen lassen. Paprika und Artischocken hinzufügen und ebenfalls leicht andünsten.

4 Die verquirlten Eier darübergießen. Einen Deckel auf die Pfanne setzen und die Eimasse bei niedriger Temperatur 5–8 Minuten stocken lassen.

5 In der Zwischenzeit das Basilikum waschen, trockenschütteln und ein paar Blättchen abzupfen. Parmesan reiben.

6 Tortilla mit einem Pfannenwender oder mit Hilfe eines Tellers vorsichtig wenden, Parmesan darüberstreuen und kurz anschmelzen lassen. Tortilla in Stücke schneiden und mit Basilikumblättchen bestreut servieren.

CHILI CON CARNE
mit Hähnchenfleisch

ZUTATEN

- 300 g Hähnchenbrust
- 1 kleine Dose Kidney-bohnen
- 1 Schalotte
- 1 Knoblauchzehe
- 1 rote Spitzpaprika
- 1 kleine Chilischote
- 1 EL Rapsöl
- 1 EL Paprikapulver (edelsüß)
- 150 ml Gemüsebrühe
- 100 g Tomaten (Dose)
- 3 Zweige frischer Thymian
- Salz, Pfeffer

Für 2 Personen
40 Minuten Zubereitung
Pro Portion: ca. 420 kcal /
26 g KH / 43 g E / 15 g F

ZUBEREITUNG

1 Bei der Hähnchenbrust eventuell die Haut entfernen, das Fleisch unter kaltem Wasser abspülen, mit Küchenkrepp trocken tupfen und in mundgerechte Würfel schneiden.

2 Kidneybohnen in ein Sieb gießen, kurz unter kaltem Wasser abbrausen und abtropfen lassen.

3 Schalotte und Knoblauch schälen und fein würfeln.

4 Paprika putzen, waschen, halbieren, entkernen und fein würfeln. Chilischote waschen und in feine Ringe schneiden, dabei die scharfen Kernchen entfernen.

5 Das Rapsöl in einer beschichteten Pfanne erhitzen und die Hähnchenwürfel darin bei mittlerer Temperatur anbraten. Paprikapulver, Schalotten- und Knoblauchwürfel, Chiliringe und gewürfelte Paprikaschote zufügen und kurz mitbraten. Gemüsebrühe und Tomaten zugeben, alles einmal aufkochen und dann etwa 20 Minuten sanft köcheln lassen.

6 Bohnen unterheben und weitere 5 Minuten köcheln lassen.

7 Thymian waschen, trocken schütteln und die Blättchen abzupfen. Das Chili mit Salz, Pfeffer und Thymian herzhaft abschmecken.

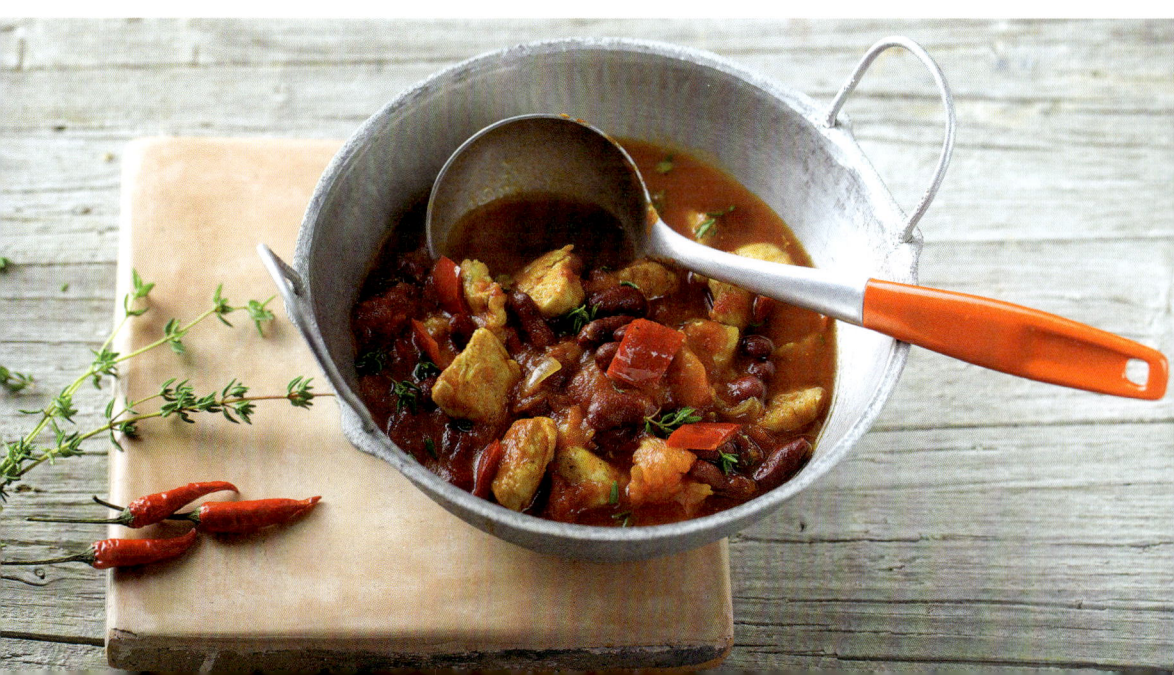

ÜBERBACKENE ZUCCHINI
mit fruchtiger Mangosauce

ZUTATEN

- 40 g Hirse
- 100 ml Gemüsebrühe
- 2 Zucchini
- 100 g Ziegenfrischkäse
- 2 TL gemahlene Mandeln
- Salz, Pfeffer
- 1 kleine reife Mango
- 2 Stiele Minze
- ½ Orange
- 1 Msp. Sambal Oelek

Für 2 Personen

60 Minuten Zubereitung
Pro Portion: ca. 350 kcal /
37 g KH / 15 g E / 15 g F

ZUBEREITUNG

1 Hirse in einem Sieb mit Wasser abbrausen und abtropfen lassen. In einen Topf geben, Brühe zufügen und zum Kochen bringen. Zugedeckt auf kleiner Flamme 20 Minuten garen.

2 In der Zwischenzeit den Backofen auf 200 °C vorheizen. Zucchini waschen, putzen, längs halbieren und die Kerne mit einem Teelöffel herauskratzen.

3 Hirse mit Frischkäse und Mandeln vermengen. Salzen, pfeffern und in die Zucchinihälften füllen. Diese in eine Form legen und im heißen Ofen 30 Minuten überbacken.

4 Inzwischen die Mango schälen und das Fruchtfleisch vom Stein schneiden. Eine Hälfte klein, die andere grob würfeln. Die größeren Stücke mit dem Stabmixer pürieren.

5 Minze abbrausen, trocken schwenken, die Blättchen abzupfen und in Streifen schneiden. Ein paar Blättchen für die Dekoration beiseite lassen. Orange auspressen. Minzestreifen mit Mangopüree, -würfelchen sowie 1–2 TL Orangensaft verrühren. Mit Sambal Oelek und Salz abschmecken.

6 Die Zucchinihälften mit der Mangosauce anrichten und mit Minzeblättern garnieren.

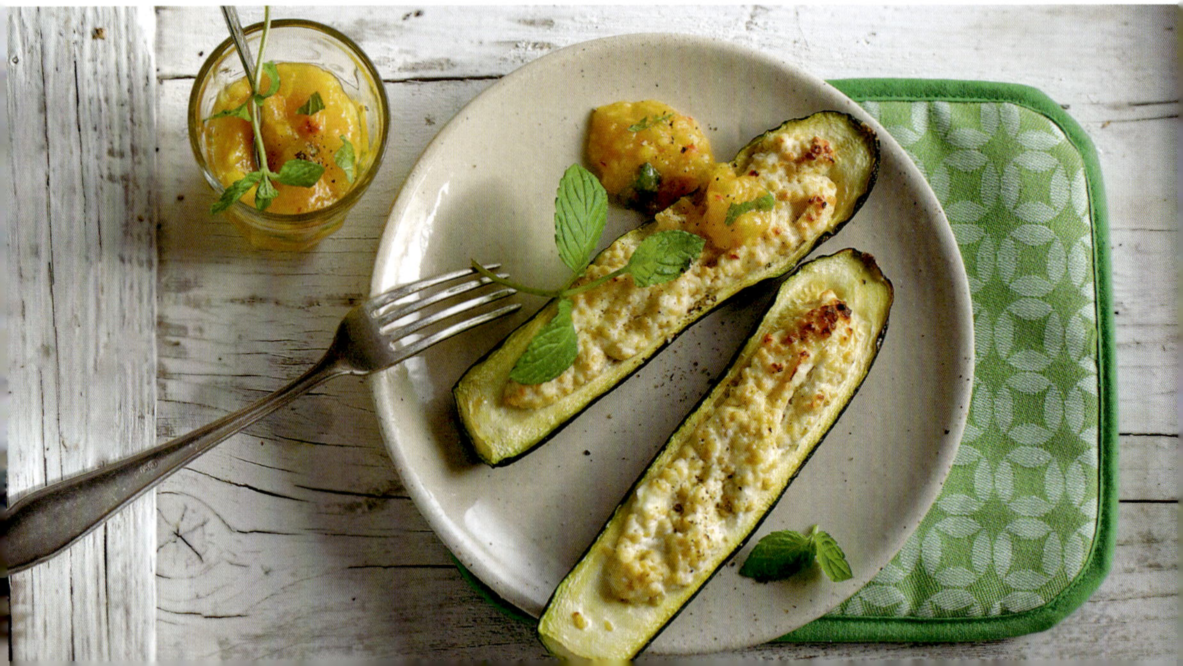

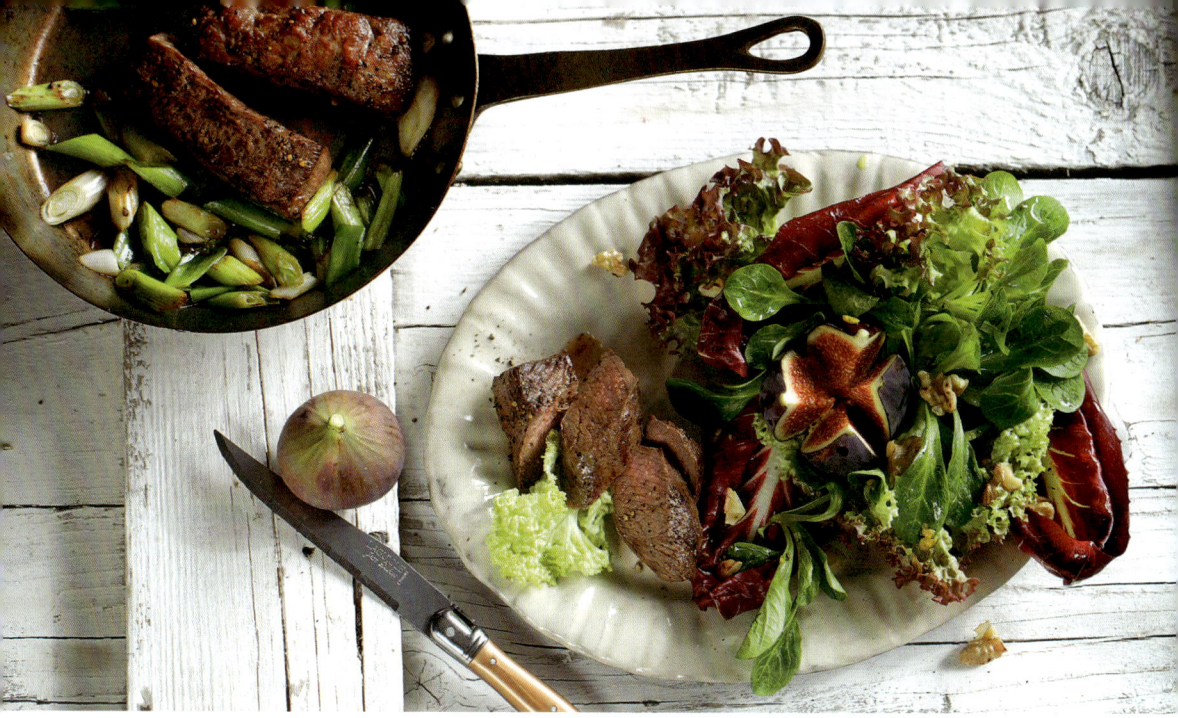

LAMMFILET AN BUNTEM SALAT
mit frischen Feigen

ZUTATEN
- 2 EL gehackte Walnüsse
- 1 Bund Frühlingszwiebeln
- 1 kleiner Lollo rosso
- 1 kleiner Radicchio
- 50 g Feldsalat
- 3 EL Aceto balsamico
- 1 TL Senf
- 1 TL Honig
- Salz, Pfeffer
- 4 EL Walnussöl
- 4 frische Feigen
- 6 Lammfilets (à 50 g)
- 1 EL Rapsöl

Für 2 Personen:

35 Minuten Zubereitung
Pro Portion: ca. 640 kcal /
28 g KH / 38 g E / 41 g F

ZUBEREITUNG
1 Walnüsse hacken und in einer Pfanne ohne Fett rösten.
2 Frühlingszwiebeln putzen, waschen und schräg in etwa
3 cm lange Stücke schneiden.
3 Salate putzen, waschen und trocken schleudern. Lollo rosso und Radicchio klein zupfen.
4 Für das Dressing Aceto balsamico, Senf, Honig, Salz und
Pfeffer verrühren. Walnussöl unterschlagen.
5 Lammfilets von allen Seiten mit Salz und Pfeffer würzen.
Rapsöl in einer beschichtete Pfanne erhitzen und das
Fleisch darin von allen Seiten bei mittlerer Hitze 7–8 Minuten braten. Frühlingszwiebeln zufügen und alles weitere
5 Minuten braten. Das Fleisch herausnehmen und in
Scheiben schneiden.
6 Dressing unter den Salat heben und diesen auf Teller verteilen. Die Feigen waschen, trocken tupfen, vierteln und
aufs Salatbett setzen. Lammfilets und Frühlingszwiebeln
dazulegen und alles mit gerösteten Walnüssen garnieren.

TIPP: Statt Feigen Granatapfelkerne verwenden.

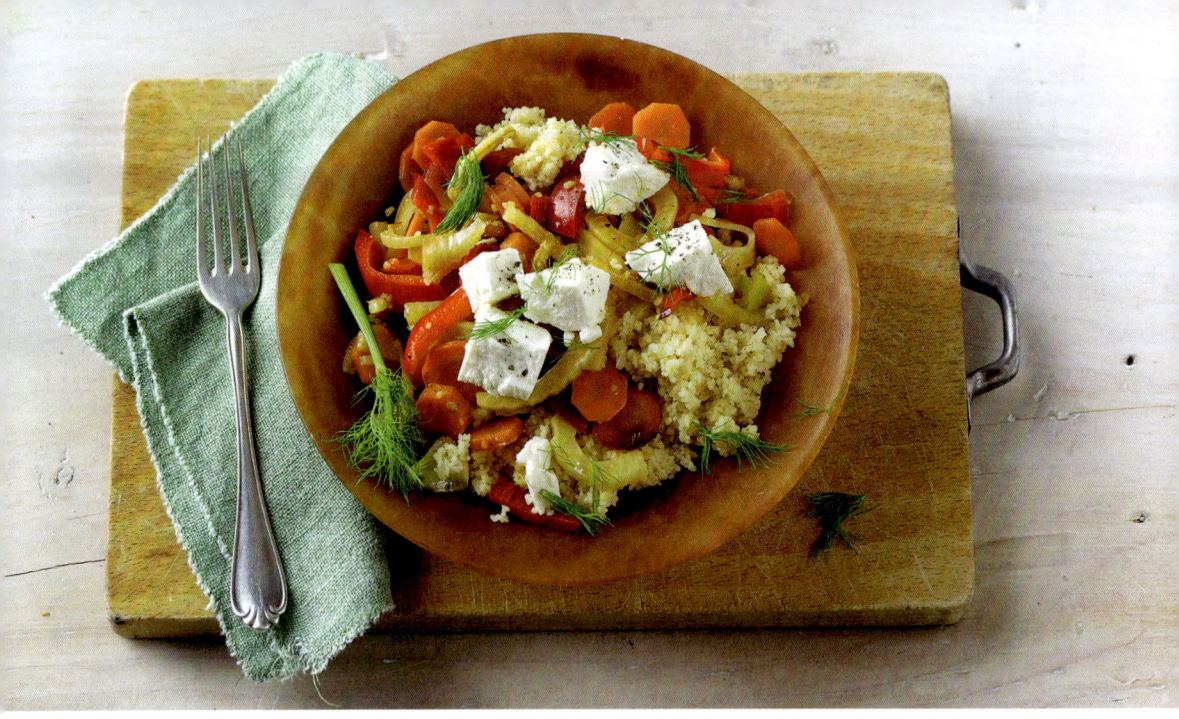

COUSCOUS-GEMÜSE-PFANNE

mit Ziegenkäse

ZUTATEN

- 300 ml Gemüsebrühe
- 100 g Couscous
- 1 Fenchel mit Grün
- 1 Möhre
- 1 rote Paprikaschote
- 1 EL Rapsöl
- Salz, Pfeffer
- 100 g Ziegenkäse

Für 2 Personen

35 Minuten Zubereitung
Pro Portion: ca. 410 kcal /
45 g KH / 20 g E / 16 g F

ZUBEREITUNG

1 In einem Topf 200 ml Brühe zum Kochen bringen. Couscous einrühren, den Topf vom Herd ziehen und den Couscous zugedeckt 5 Minuten quellen lassen.

2 Währenddessen den Fenchel putzen, waschen und halbieren. Den harten Strunk keilförmig herausschneiden, den Rest in feine Scheiben schneiden. Fenchelgrün hacken und beiseite stellen.

3 Möhre putzen, waschen und in dünne Scheiben schneiden. Paprikaschote putzen, waschen, halbieren, entkernen und in Würfel schneiden.

4 Das Rapsöl in einer beschichteten Pfanne erhitzen. Gemüse zugeben und bei mittlerer Hitze 2–3 Minuten dünsten. Salzen, pfeffern, die restliche Brühe zugeben und alles etwa 5 Minuten sanft köcheln lassen. Zum Schluss Couscous untermischen und ein letztes Mal abschmecken.

5 Ziegenkäse in Würfel schneiden und auf der Coucous-Gemüse-Pfanne verteilen. Mit Fenchelgrün bestreuen.

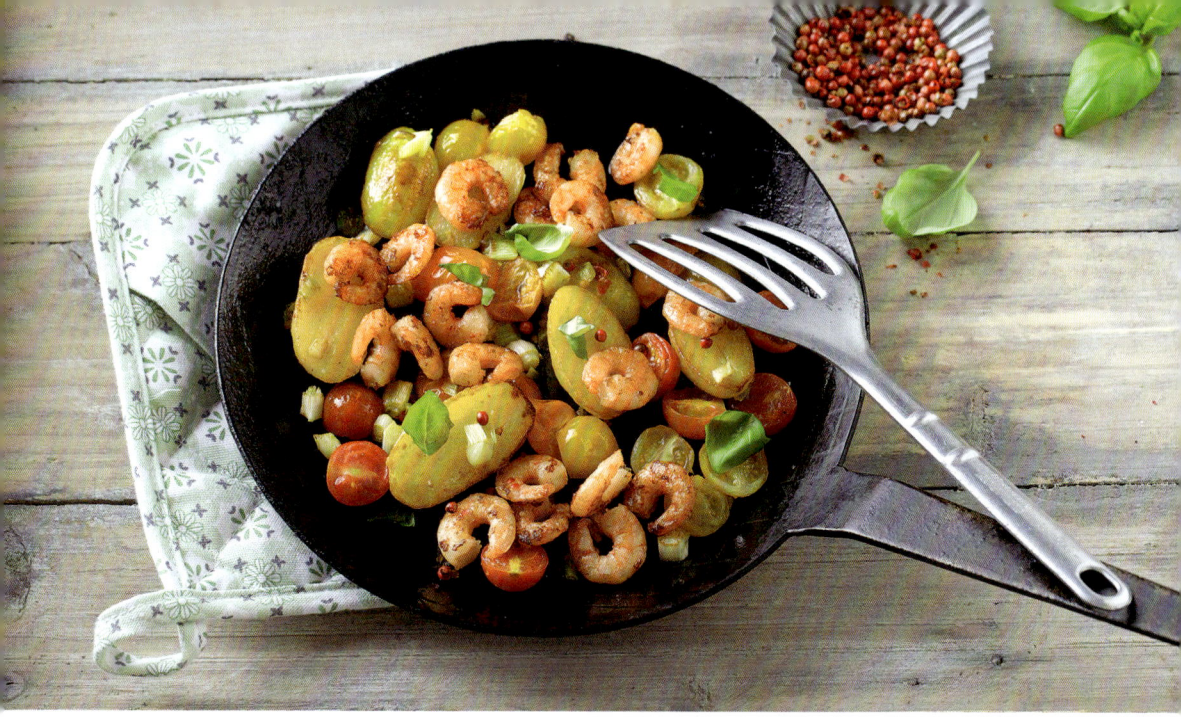

KARTOFFEL-GARNELEN-PFANNE
mit Cocktailtomaten

ZUTATEN
- 400 g neue Kartoffeln
- Salz
- 2 Frühlingszwiebeln
- 150 g Cocktailtomaten
- 1 Handvoll Basilikum
- 300 g Garnelen (küchenfertig)
- Pfeffer
- 2 EL Rapsöl
- 1 TL rosa Pfefferbeeren

Für 2 Personen
45 Minuten Zubereitung
Pro Portion: ca. 375 kcal /
32 g KH / 33 g E / 13 g F

ZUBEREITUNG

1 Kartoffeln waschen, in kochendem Salzwasser etwa 20 Minuten garen, noch heiß schälen, dann abkühlen lassen und halbieren.

2 Frühlingszwiebeln putzen, waschen und in schmale Ringe schneiden. Cocktailtomaten waschen und halbieren. Basilikum waschen und trocken schwenken.

3 Garnelen am Rücken der Länge nach einschneiden und den dünnen schwarzen Darm entfernen. Dann kalt abbrausen, trockentupfen, salzen und pfeffern.

4 In einer beschichteten Pfanne 1 EL Rapsöl erhitzen und die Garnelen darin von jeder Seite 1–2 Minuten braten. Aus der Pfanne nehmen.

5 Restliches Öl in die Pfanne geben und heiß werden lassen. Kartoffeln und Frühlingszwiebelringe zugeben und unter häufigem Wenden etwa 5 Minuten goldbraun braten. Tomaten zugeben und noch 1 Minute weiterbraten. Mit Salz, Pfeffer und rosa Pfefferbeeren würzen.

6 Garnelen zurück in die Pfanne geben und nochmals warm werden lassen. Mit Basilikumblättchen garnieren.

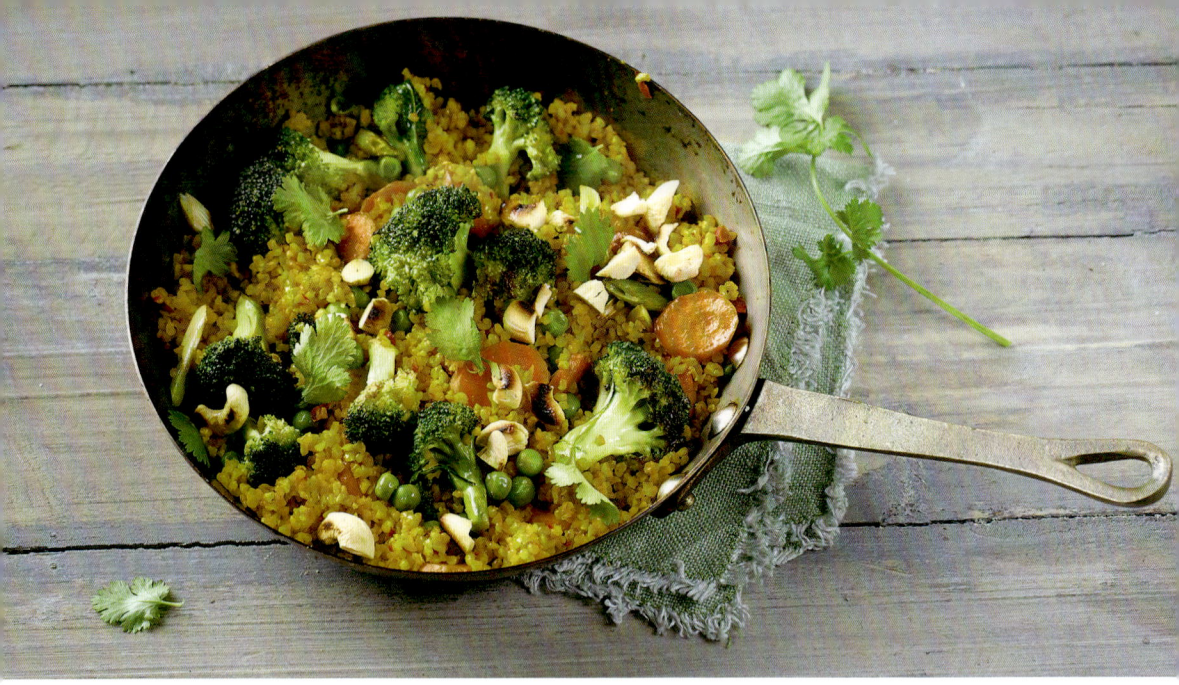

ORIENTALISCHE GEMÜSEPFANNE
mit Bulgur

ZUTATEN
- 250 g Brokkoli
- 1 Möhre
- 2 Frühlingszwiebeln
- 2 EL Rapsöl
- 75 g TK-Erbsen
- 1 EL Currypulver
- 1 TL Harissa (arabische Würzpaste; Asialaden)
- Salz, Pfeffer
- 200 ml Gemüsebrühe
- 100 g Bulgur
- ½ Bund Koriander
- 30 g Cashewnüsse

Für 2 Personen
30 Minuten Zubereitung
Pro Portion: ca. 455 kcal /
51 g KH / 17 g E / 18 g F

ZUBEREITUNG

1 Brokkoli waschen, putzen und in Röschen teilen. Den Stiel schälen und fein raspeln.

2 Möhre waschen, schälen und schräg in etwa 5 mm dicke Scheiben schneiden. Frühlingszwiebeln waschen, putzen und schräg in kleine Stücke schneiden.

3 In einer Pfanne das Rapsöl erhitzen. Brokkoli, Möhre und Frühlingszwiebeln zugeben und bei mittlerer Temperatur kurz anbraten.

4 TK-Erbsen, Currypulver und Harissa zum Gemüse in die Pfanne geben. Salzen und pfeffern. Gemüsebrühe angießen, zum Kochen bringen und 1 Minute köcheln lassen.

5 Bulgur einrühren und alles erneut aufkochen. Den Herd ausschalten und den Topf zugedeckt noch etwa 10 Minuten auf der warmen Platte stehen lassen, damit der Bulgur quellen kann. Bei Bedarf weitere Brühe angießen.

6 Währenddessen Koriander waschen und die Blättchen abzupfen. Cashewnüsse hacken und in einer Pfanne ohne Fett rösten, bis sie leicht bräunen.

7 Vor dem Servieren den Gemüse-Bulgur mit Koriander und gerösteten Cashewnüssen bestreuen.

ASIATISCHER ZUCKERSCHOTENSALAT
mit Lachs

ZUTATEN

- 1 Zitrone
- 1 EL Honig
- 1 EL Erdnussöl
- 2 EL Sojasauce
- 2 Lachsfilets (ohne Haut à ca. 150 g)
- 1 EL Erdnusskerne (ungesalzen)
- 2 Frühlingszwiebeln
- 200 g Zuckerschoten
- Salz
- 2 EL Austernsauce
- 1 EL Sesamöl
- 1 rote Chilischote

Für 2 Personen

35 Minuten Zubereitung
Pro Portion: ca. 545 kcal /
21 g KH / 36 g E / 35 g F

ZUBEREITUNG

1 Für die Marinade Zitrone auspressen. 1 EL vom Saft mit Honig, Erdnussöl und 1 EL Sojasauce verrühren.

2 Lachsfilets kalt abbrausen, trockentupfen und 20 Minuten in der Marinade ziehen lassen. Währenddessen den Backofen mit einem Backblech darin auf 220 °C vorheizen.

3 Die Erdnüsse in einer beschichteten Pfanne ohne Fett goldgelb rösten, abkühlen lassen und grob hacken.

4 Frühlingszwiebeln putzen, waschen und schräg in 3 cm lange Stücke schneiden. Zuckerschoten waschen, putzen und zusammen mit den Frühlingszwiebeln 20 Sekunden in kochendem Salzwasser blanchieren. Sofort in eiskaltem Wasser abschrecken, dann abtropfen lassen.

5 Für das Dressing restliche Sojasauce mit 1 EL Zitronensaft, Austernsauce und Sesamöl verrühren. Chilischote waschen und in Ringe schneiden; dabei die scharfen Kernchen entfernen. Ins Dressing geben und das Gemüse untermischen.

6 Lachs auf das heiße Backblech legen und im Ofen auf der mittleren Schiene 10 Minuten garen. Herausnehmen, auf den Zuckerschoten anrichten und mit Erdnüssen bestreuen.

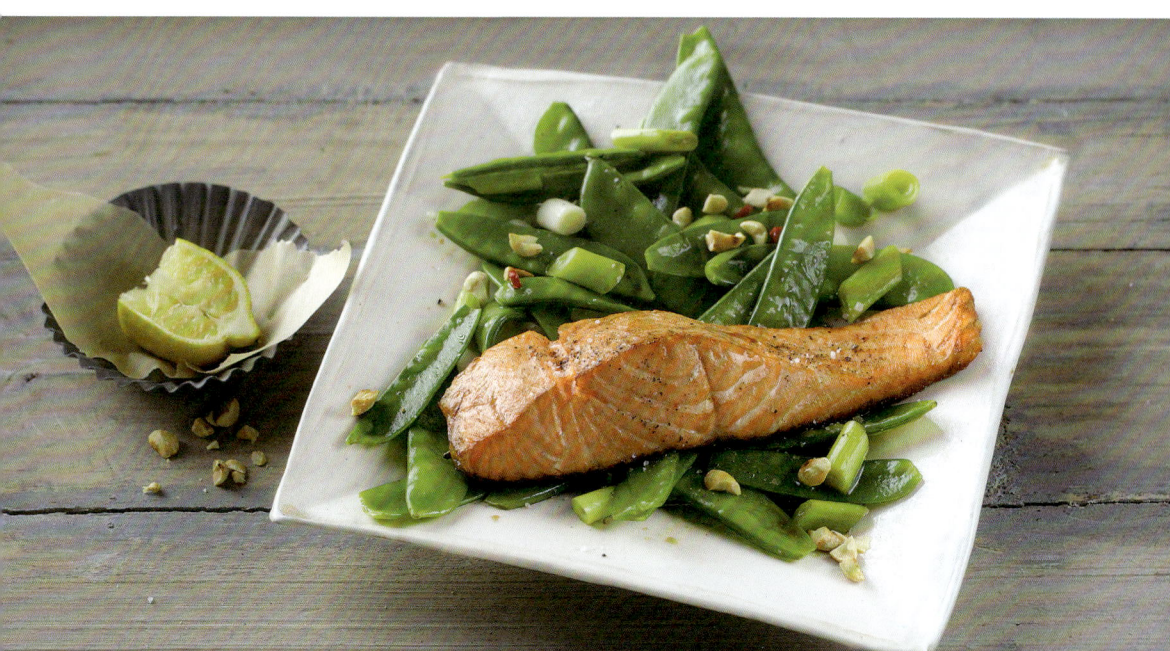

TOMATENSUPPE
mit Möhren

ZUTATEN

- 2 Möhren
- 1 Schalotte
- 1 Stück Ingwerwurzel (ca. 4 g)
- 1 rote Chilischote
- 300 g Tomaten
- 2 EL Rapsöl
- 1 TL Garam Masala (indische Gewürzmischung)
- Salz, Pfeffer
- 1 Stiel Koriander

Für 2 Personen

60 Minuten Zubereitung
Pro Portion: ca. 145 kcal / 9 g KH / 3 g E / 11 g F

ZUBEREITUNG

1 Möhren waschen und putzen. Erst in Streifen, dann in Würfel schneiden. Schalotte und Ingwer schälen und fein würfeln. Chili längs halbieren, entkernen, waschen und hacken.

2 Tomaten am Stielansatz kreuzweise einschneiden, in kochendem Wasser blanchieren, abschrecken, häuten, vierteln, entkernen und grob würfeln.

3 In einem Topf 1 EL Rapsöl erhitzen und Schalotte, Ingwer und Chili 1–2 Minuten darin andünsten. Garam Masala zufügen und 250 ml Wasser angießen. Salzen und pfeffern.

4 Tomatenwürfel sowie die Hälfte der Möhren zugeben und alles zugedeckt bei kleiner Hitze etwa 30 Minuten vor sich hin köcheln lassen. Gelegentlich umrühren.

5 Währenddessen die restlichen Möhren in einer Pfanne im verbliebenen Öl anbraten.

6 Die Suppe mit dem Stabmixer fein pürieren; eventuell noch etwas heißes Wasser zufügen. Mit gebratenen Möhrenwürfelchen und abgezupften Korianderblättchen servieren.

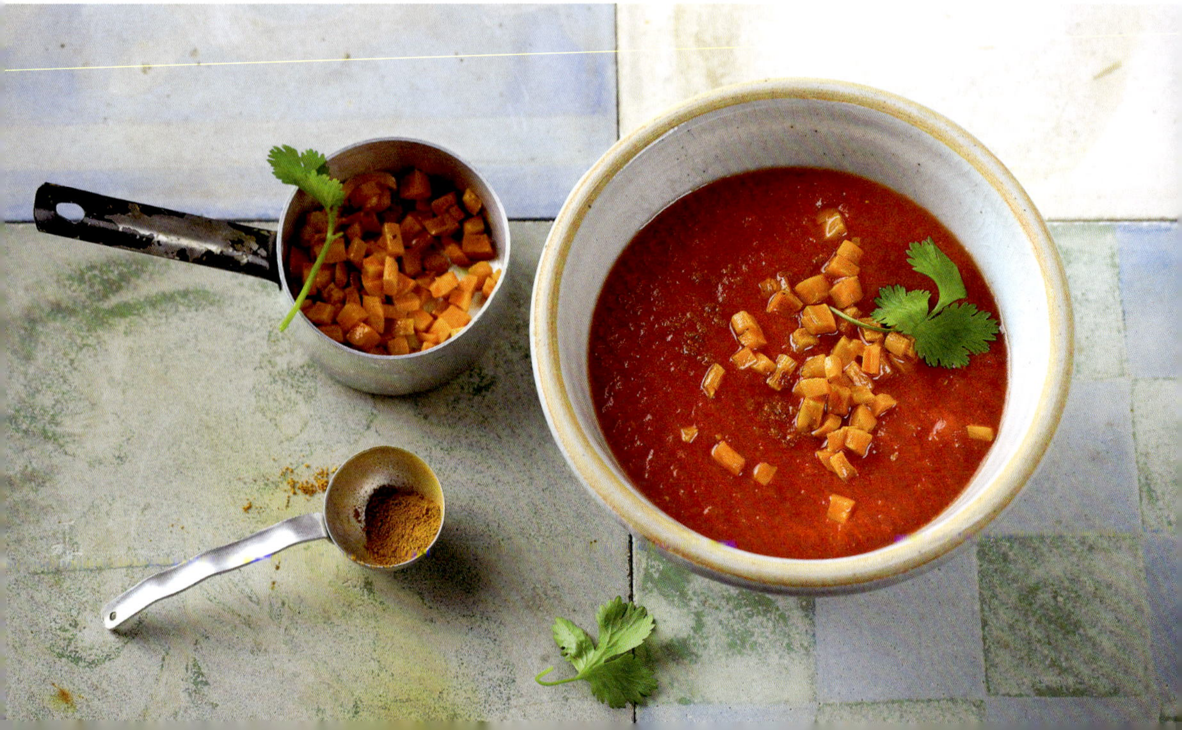

PFIRSICH-TOMATEN-SALAT
mit Büffelmozzarella

ZUTATEN

- 250 g Cocktailtomaten
- 2 Pfirsiche (à ca. 125 g)
- Salz, Pfeffer
- 80 g gemischter Salat
  (z. B. Rucola, Babyspinat,
  Endivie, Radicchio)
- 1 Frühlingszwiebel
- 2 EL Aceto balsamico
- 1 EL Olivenöl
- 1 TL Honig
- 60 g Büffelmozzarella
- 8 Basilikumblättchen

Für 2 Personen
30 Minuten Zubereitung
Pro Portion: ca. 260 kcal /
20 g KH / 10 g E / 15 g F

ZUBEREITUNG

1 Cocktailtomaten waschen und halbieren. Pfirsiche waschen, enthäuten, dann halbieren, entsteinen und in dünne Spalten schneiden. MIt den Tomaten in eine Schüssel geben, salzen, pfeffern und 10 Minuten ziehen lassen.

2 Währenddessen den gemischten Salat putzen, waschen, trocken schleudern und je nach Sorte in mundgerechte Stücke zupfen. Frühlingszwiebel putzen, waschen und in feine Ringe schneiden.

3 Tomaten und Pfirsiche in einem Sieb abtropfen lassen und mit Salat und Frühlingszwiebeln in eine Schüssel geben.

4 Aceto balsamico, Olivenöl und Honig vermischen und über den Salat träufeln. Basilikum waschen, trocken schütteln und in feine Streifen schneiden. Zum Salat geben und alles vorsichtig miteinander vermengen.

5 Büffelmozzarella abtropfen lassen und klein schneiden. Auf dem Salat verteilen und nochmals mit Salz und Pfeffer abschmecken.

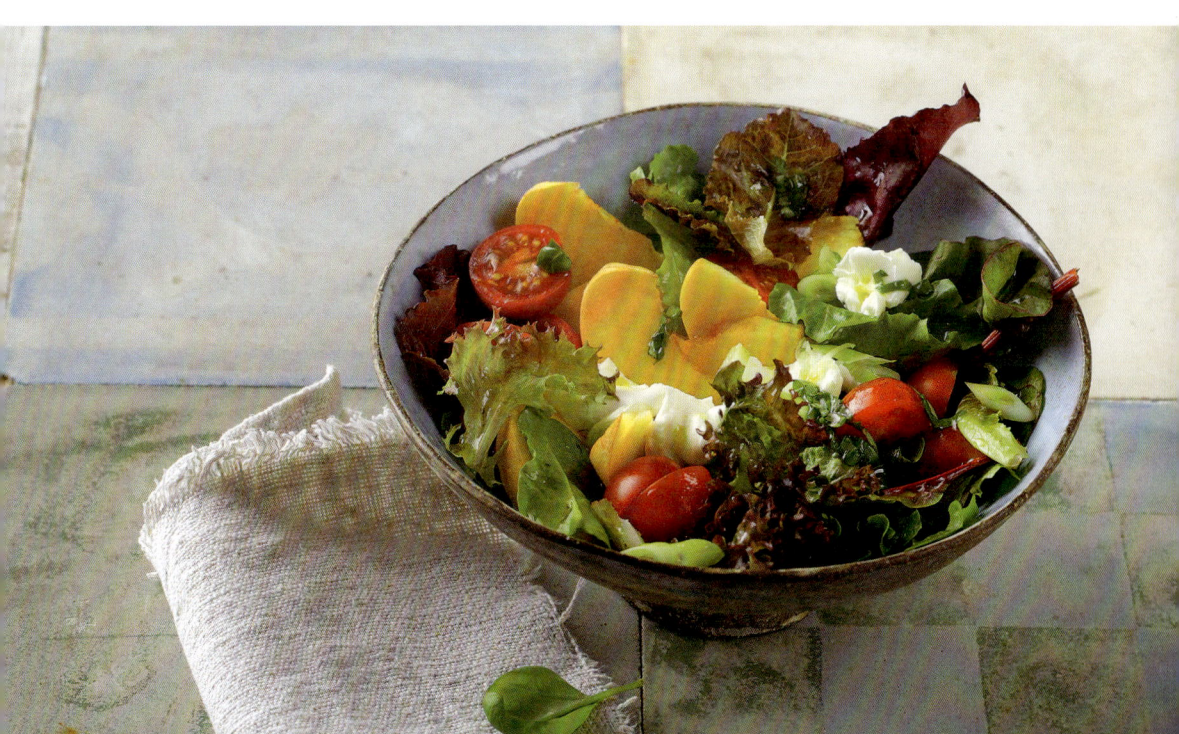

BUNTER GEMÜSEAUFLAUF
italienische Art

ZUTATEN

- 1 Möhre
- 1 gelbe Paprikaschote
- 1 kleiner Zucchino
- 125 g Cocktailtomaten
- 2 Schalotten
- 2 Knoblauchzehen
- 3 Zweige Thymian
- 1 Zweig Rosmarin
- 2 Salbeiblätter
- 1 EL Olivenöl
- Salz, Pfeffer
- Zitronensaft
- 2 EL frisch geriebener Pecorino

Für 2 Personen:
45 Minuten Zubereitung
Pro Portion: ca. 140 kcal /
9 g KH / 6 g E / 9 g F

ZUBEREITUNG

1 Den Backofen auf 180 °C vorheizen. Möhre, Paprikaschote und Zucchino waschen, putzen und in mundgerechte Würfel schneiden. Cocktailtomaten waschen und halbieren. Schalotte und Knoblauch schälen und fein hacken.

2 Thymian, Rosmarin und Salbei waschen, trocken schwenken, Blättchen beziehungsweise Nadeln abzupfen und fein hacken.

3 Das Olivenöl in einer beschichteten Pfanne erhitzen. Möhren, Paprika und Zucchiniwürfel darin anbraten. Nach 3 Minuten Schalotten und Knoblauch zugeben, nach 1 weiteren Minute auch die Cocktailtomaten. 2 Minuten weiter dünsten. Zum Schluss die gehackten Kräuter unterrühren und alles mit Salz, Pfeffer und etwas Zitronensaft herzhaft abschmecken.

4 Das Gemüse in eine Auflaufform umfüllen, mit Pecorino bestreuen und im heißen Ofen 15–20 Minuten überbacken.

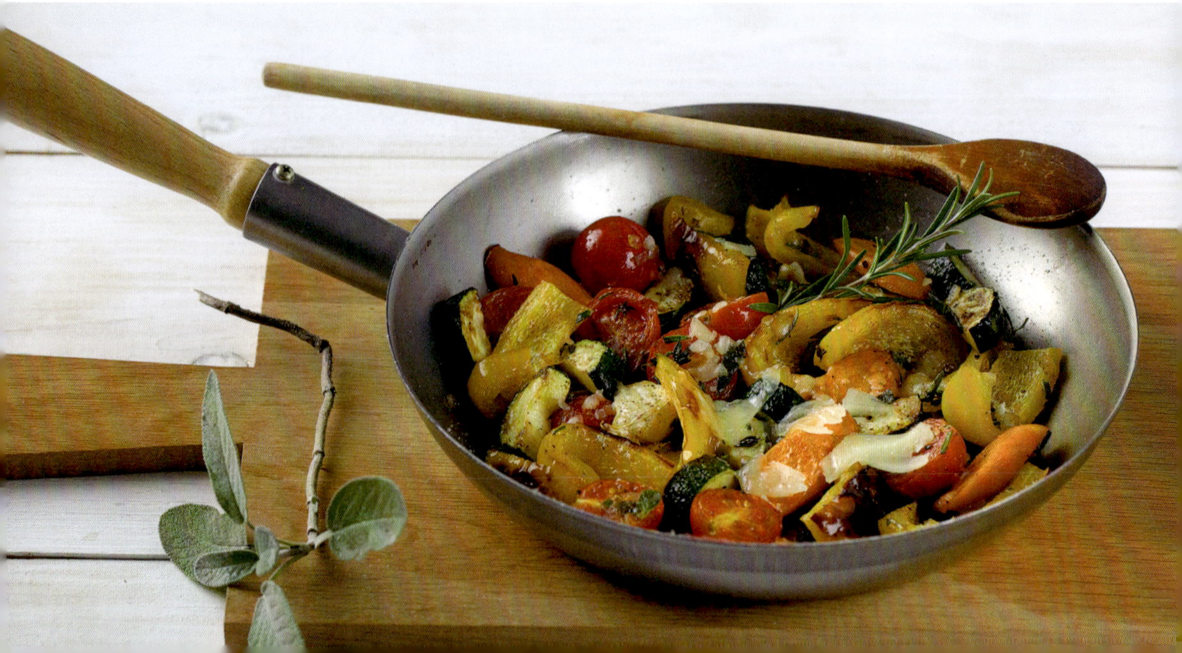

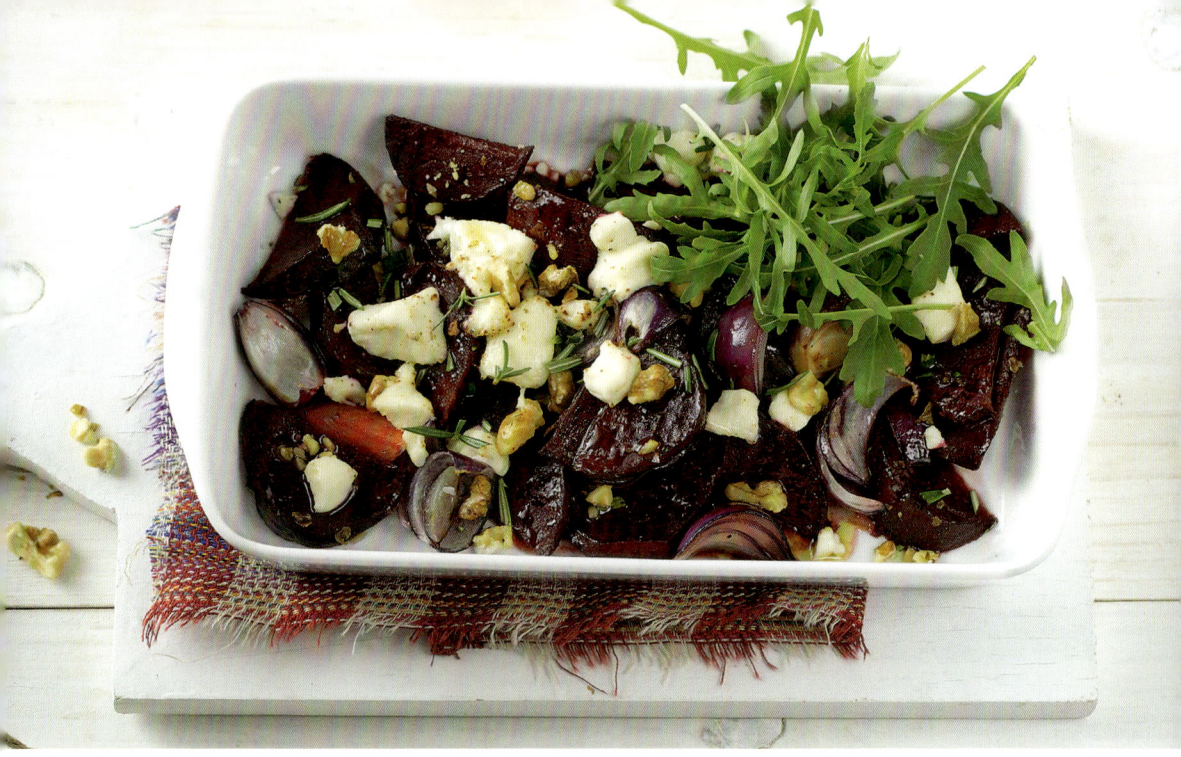

ROTE-BETE-GRATIN
mit Ziegenkäse

ZUTATEN

- 4 Rote Bete (à ca. 125 g)
- 1 rote Zwiebel
- 1 EL Olivenöl
- Salz, Pfeffer
- 75 ml Gemüsebrühe
- 1 TL Honig
- 80 g Ziegenkäse oder
  Feta
- 2 Zweige Rosmarin
- 2 EL fein gehackte
  Walnüsse
- 1 Handvoll Rucola

Für 2 Personen

35 Minuten Zubereitung
Pro Portion: ca. 335 kcal /
22 g KH / 13 g E / 21 g F

ZUBEREITUNG

1 Den Backofen auf 220 °C vorheizen. Die Rote Bete waschen und schälen (dabei am besten Einweghandschuhe tragen). Die Zwiebel schälen. Rote Bete und Zwiebel in dünne Spalten schneiden.

2 Das Olivenöl in einer Pfanne erhitzen und die Rote Bete darin kurz andünsten. Salzen, pfeffern und die Zwiebel zugeben. 1 bis 2 Minuten mitbraten, dann mit Gemüsebrühe ablöschen, den Honig unterrühren und das Gemüse zugedeckt etwa 5 Minuten dünsten.

3 Währenddessen den Ziegenkäse oder Feta in Würfel schneiden. Rosmarin waschen, trocken schütteln, die Nadeln abzupfen und fein hacken.

4 Rote Bete in eine Auflaufform geben, mit Ziegenkäse, gehackten Walnüssen und Rosmarin bestreuen. Im heißen Ofen etwa 10 Minuten backen.

5 Kurz bevor die Form aus dem Ofen kommt, Rucola waschen und trocken schleudern. Mit dem Gemüse anrichten.

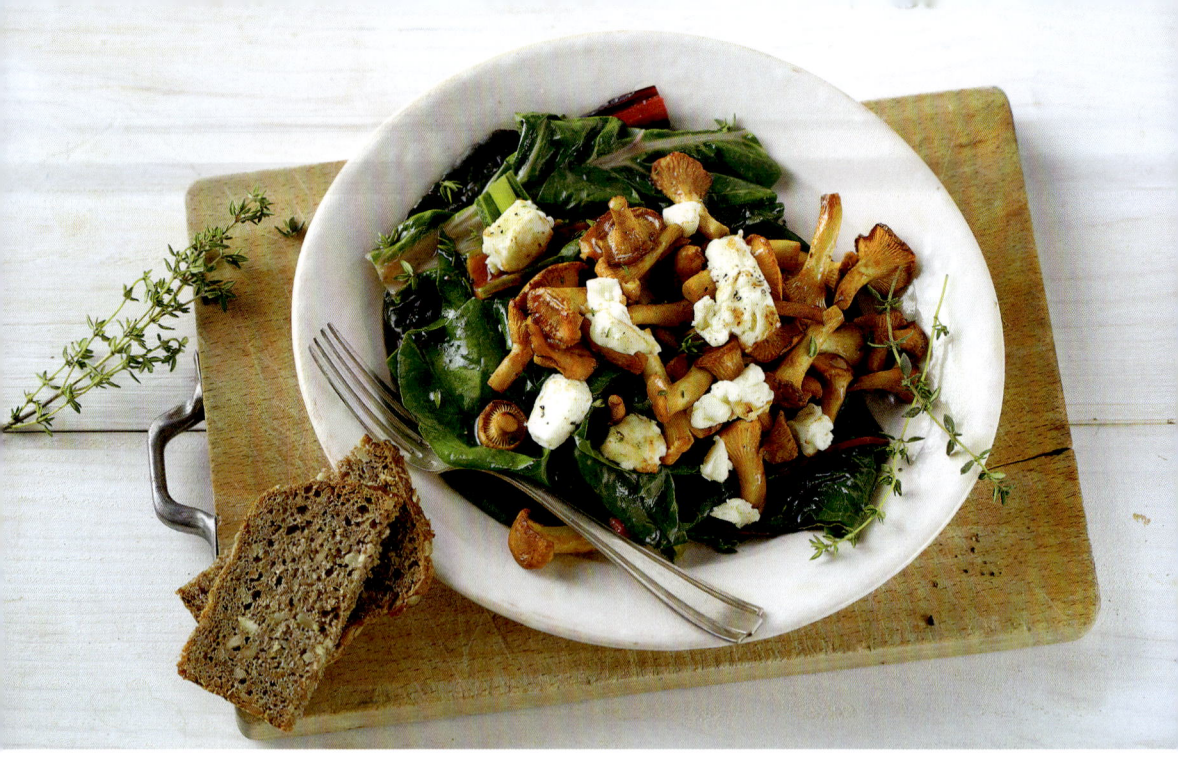

MANGOLD-PFIFFERLING-AUFLAUF
mit Schafskäse

ZUTATEN

- 500 g Mangold
- Salz
- 150 g Pfifferlinge
- 60 g Schafskäse
- 1 Stiel Thymian
- 1–2 Knoblauchzehen
- 2 EL Olivenöl
- ½ Zitrone
- 1 TL flüssiger Honig
- Pfeffer

Für 2 Personen

30 Minuten Zubereitung
Pro Portion: ca. 205 kcal /
4 g KH / 12 g E / 16 g F

ZUBEREITUNG

1 Den Backofen auf 160 °C vorheizen. Mangold waschen und putzen. Die kräftigen Stiele herausschneiden und anderweitig verwenden. Blätter grob zerzupfen.

2 Die Mangoldblätter in kochendem Salzwasser 2 Minuten blanchieren. Abgießen, in eiskaltem Wasser abschrecken und abtropfen lassen. In eine Auflaufform legen.

3 Pfifferlinge gründlich putzen. Feta in Würfel schneiden. Pilze und Käse auf dem Mangold verteilen.

4 Thymian waschen, trocken schwenken und die Blättchen abzupfen. Knoblauch schälen und fein hacken. Beides über den Mangold streuen und alles mit 1 EL Olivenöl beträufeln. Für etwa 10 Minuten in den heißen Ofen schieben, bis der Käse zu schmelzen beginnt.

5 Währenddessen die Zitrone auspressen. 1 EL Zitronensaft mit Honig und restlichem Öl verrühren. Das fertige Gemüse damit beträufeln, salzen und pfeffern.

TIPP Dazu passt je eine Scheibe Vollkornbrot.

ZUCCHINI-SPAGHETTI
mit Kürbissauce

ZUTATEN

- 1 Zucchino
- 2 Frühlingszwiebeln
- ½ Hokkaido-Kürbis (ca. 400 g)
- 200 ml Gemüsebrühe
- Salz, Pfeffer
- 80 g Vollkorn-Spaghetti
- 1 TL Kürbiskernöl
- ½ Beet Kresse

Für 2 Personen
40 Minuten Zubereitung
Pro Portion: ca. 220 kcal / 35 g KH / 10 g E / 3 g F

ZUBEREITUNG

1 Zucchino waschen, putzen und mit einem Spiral- oder Julienneschneider zu Spaghetti schneiden.

2 Frühlingszwiebeln putzen, waschen und in etwa 1 cm breite Ringe schneiden.

3 Mit einem Esslöffel die Kerne und das faserige Innere des Kürbis herausschaben. Anschließend das Fruchtfleisch (mit Schale) in etwa 2 cm große Würfel schneiden.

4 Für die Sauce Gemüsebrühe zum Kochen bringen. Frühlingszwiebelringe und Kürbiswürfel darin bei mittlerer Hitze 6–8 Minuten bissfest garen. Herausnehmen und nach Geschmack mit Salz und Pfeffer würzen.

5 In einem weiteren Topf die Vollkorn-Spaghetti in reichlich Salzwasser nach Packungsanweisung al dente garen. 1 Minute vor Ende der Garzeit die Zucchini dazugeben und kurz mitkochen.

6 Zucchini-Spaghetti abgießen, abtropfen lassen und mit der Kürbissauce mischen. Kürbiskernöl aufträufeln, Kresse vom Beet schneiden und über die Nudeln streuen.

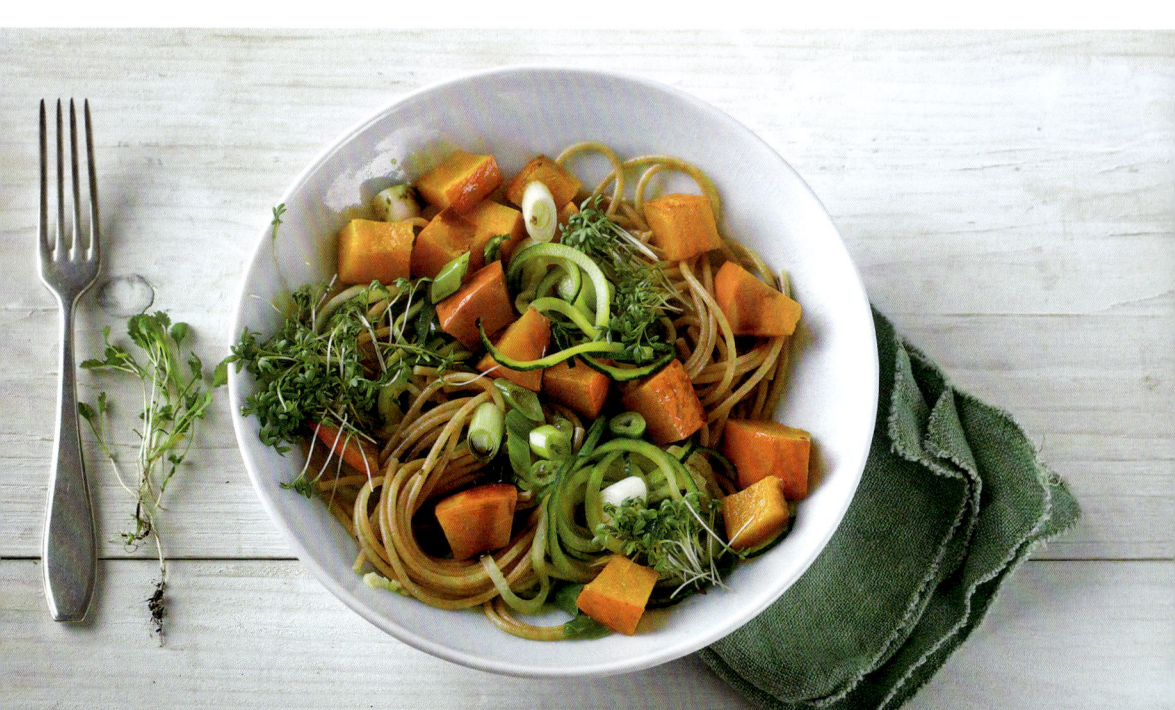

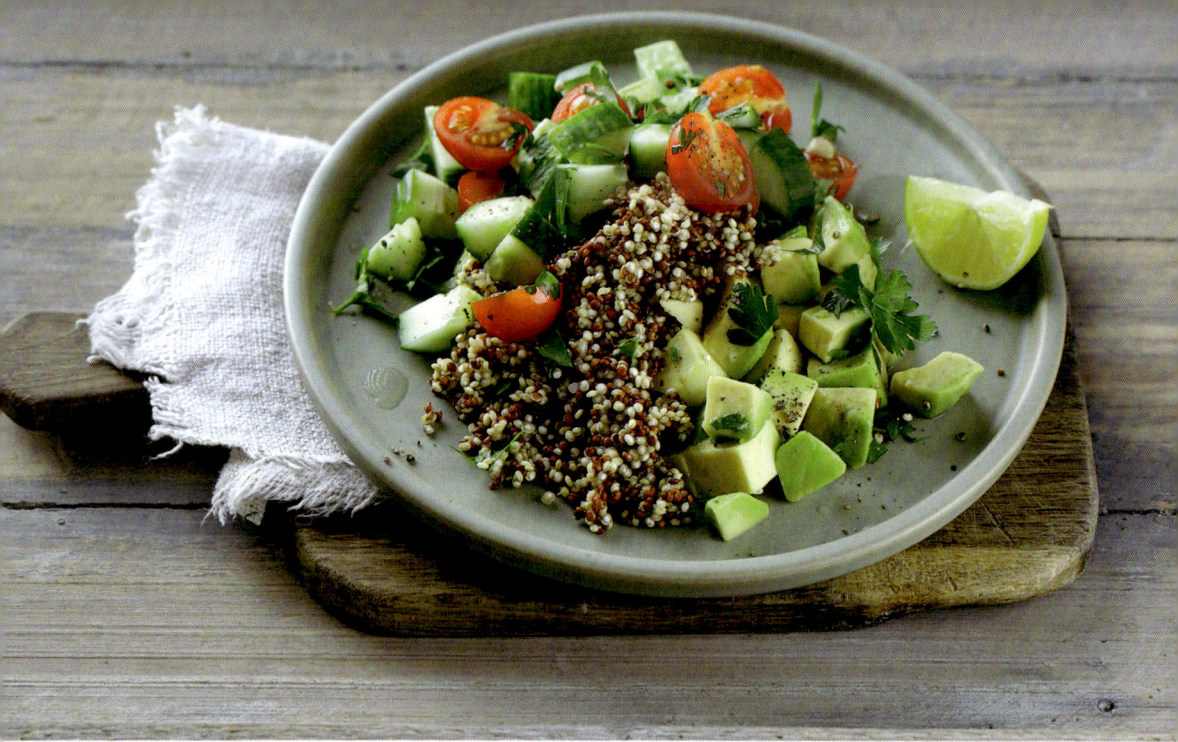

BUNTER QUINOA-SALAT
mit Avocado

ZUTATEN

- 100 g Quinoa (bunt)
- Salz
- 200 ml Gemüsebrühe
- ½ Limette
- 100 g Avocado (ohne Kern)
- 100 g Cocktailtomaten
- 1 Mini-Gurke (ca. 250 g)
- ½ Bund glatte Petersilie
- Pfeffer
- ½ TL gemahlener Koriander

Für 2 Personen

20 Minuten Zubereitung
Pro Portion: ca. 320 kcal /
34 g KH / 9 g E / 15 g F

ZUBEREITUNG

1 Quinoa nach Packungsanweisung in Salzwasser kochen. In ein Sieb abgießen und mit eiskaltem Wasser abspülen.

2 Währenddessen die Limette auspressen. Avocado aus der Schale lösen. Das Fruchtfleisch würfeln und mit etwas Limettensaft beträufeln.

3 Cocktailtomaten waschen und halbieren. Gurke waschen und mit Schale in kleine Würfel schneiden. Petersilie abbrausen, trocken schwenken, die Blättchen abzupfen und fein hacken.

4 Quinoa mit einer Gabel auflockern. Avocadowürfel, Tomaten, Gurkenstückchen und Petersilie dazugeben.

5 Restlichen Limettensaft mit Salz, Pfeffer und gemahlenem Koriander verrühren und über den Quinoa-Salat träufeln.

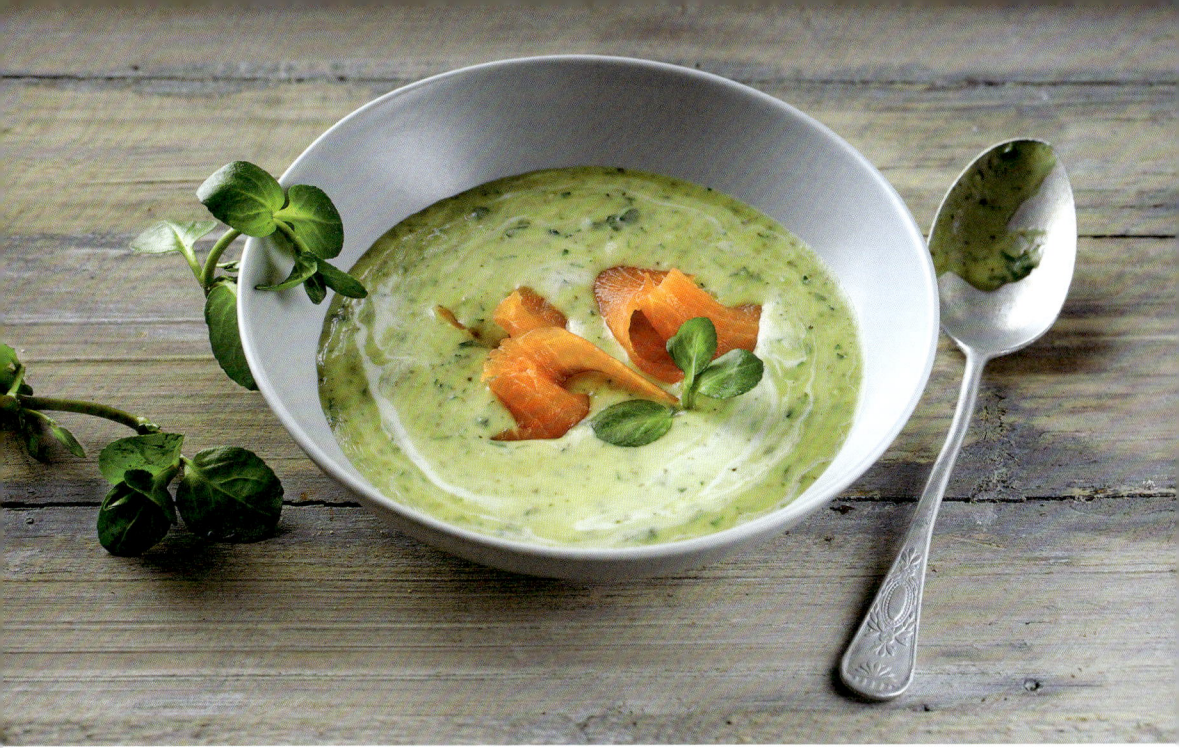

KRESSESUPPE
mit geräuchertem Lachs

ZUTATEN

- 1 rote Zwiebel
- 100 g mehligkochende Kartoffeln
- 1 EL Rapsöl
- 600 ml Gemüsebrühe
- 1 Bund Brunnenkresse
- 100 ml Soja-Sahne
- Salz, Pfeffer
- 100 g geräuchertes Lachsfilet

Für 2 Personen
35 Minuten Zubereitung
Pro Portion: ca. 330 kcal /
10 g KH / 17 g E / 23 g F

ZUBEREITUNG

1 Die Zwiebel schälen und in Würfelchen schneiden. Kartoffeln schälen, waschen, abtropfen und ebenfalls würfeln.

2 In einem Topf das Rapsöl erhitzen. Zwiebeln und Kartoffeln darin etwa 1 Minute andünsten.

3 Gemüsebrühe angießen und einmal aufkochen. Dann die Hitze reduzieren und die Kartoffeln bei geschlossenem Deckel etwa 15 Minuten weich garen.

4 Währenddessen die Brunnenkresse waschen, verlesen, gründlich abtropfen lassen und grob hacken (grobe Stiele wegschneiden).

5 Soja-Sahne und Kresse in die Suppe geben und alles mit dem Stabmixer pürieren. Nochmals aufkochen und mit Salz und Pfeffer abschmecken.

6 Lachsfilet in mundgerechte Stücke schneiden und unmittelbar vor dem Servieren auf die Suppe geben.

GARNELENSPIESSE
mit Chili-Koriander-Vinaigrette

ZUTATEN

- 1 unbehandelte Zitrone
- 1 Knoblauchzehe
- 1 kleine Chilischote
- 1 EL Olivenöl
- 40 ml Gemüsebrühe
- 2 TL frisch gehacktes Koriandergrün
- 1 TL frisch gehackte Minze
- Salz, Pfeffer aus der Mühle
- 250 g Garnelen

- Außerdem: Holzspieße

Für 2 Personen

30 Minuten Zubereitung
Pro Portion: ca. 160 kcal /
0 g KH / 23 g E / 7 g F

ZUBEREITUNG

1 Die Zitrone heiß abbrausen, abtrocknen und von einer Hälfte die Schale abreiben. Dann die Zitrone halbieren und die abgeriebene Hälfte auspressen. Die andere Hälfte in Scheiben schneiden.

2 Den Knoblauch schälen und fein hacken. Die Chilischote waschen und in feine Ringe schneiden. Dabei die kleinen Kernchen entfernen.

3 Olivenöl in einem kleinen Topf erhitzen, Knoblauch und Chiliringe darin anschwitzen. Gemüsebrühe und Zitronensaft angießen, Zitronenschale unterrühren. Abkühlen lassen, dann Koriandergrün und Minze unterrühren und mit Salz und Pfeffer würzen.

4 Garnelen am Rücken der Länge nach einschneiden und den dünnen schwarzen Darm entfernen. Dann kalt abbrausen, trocken tupfen und auf Holzspieße stecken.

5 Eine Grillpfanne erhitzen und die Spieße darin von jeder Seite etwa 2 Minuten grillen. Auf Zitronenscheiben anrichten und mit dem gewürzten Öl servieren.

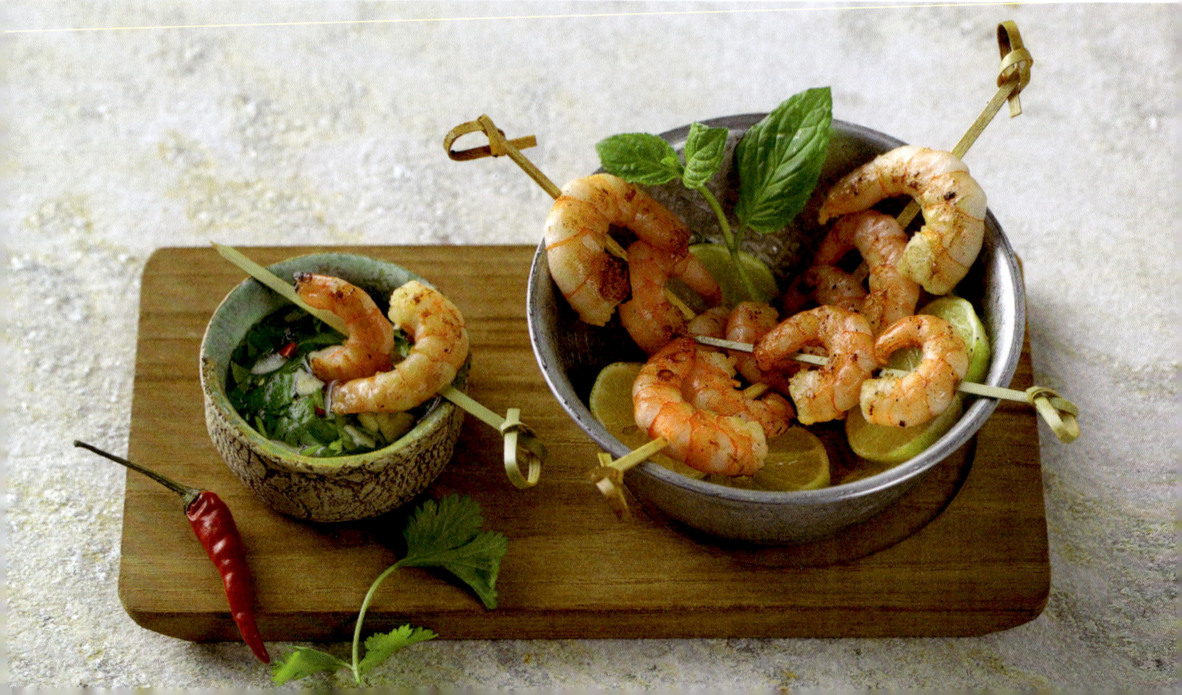

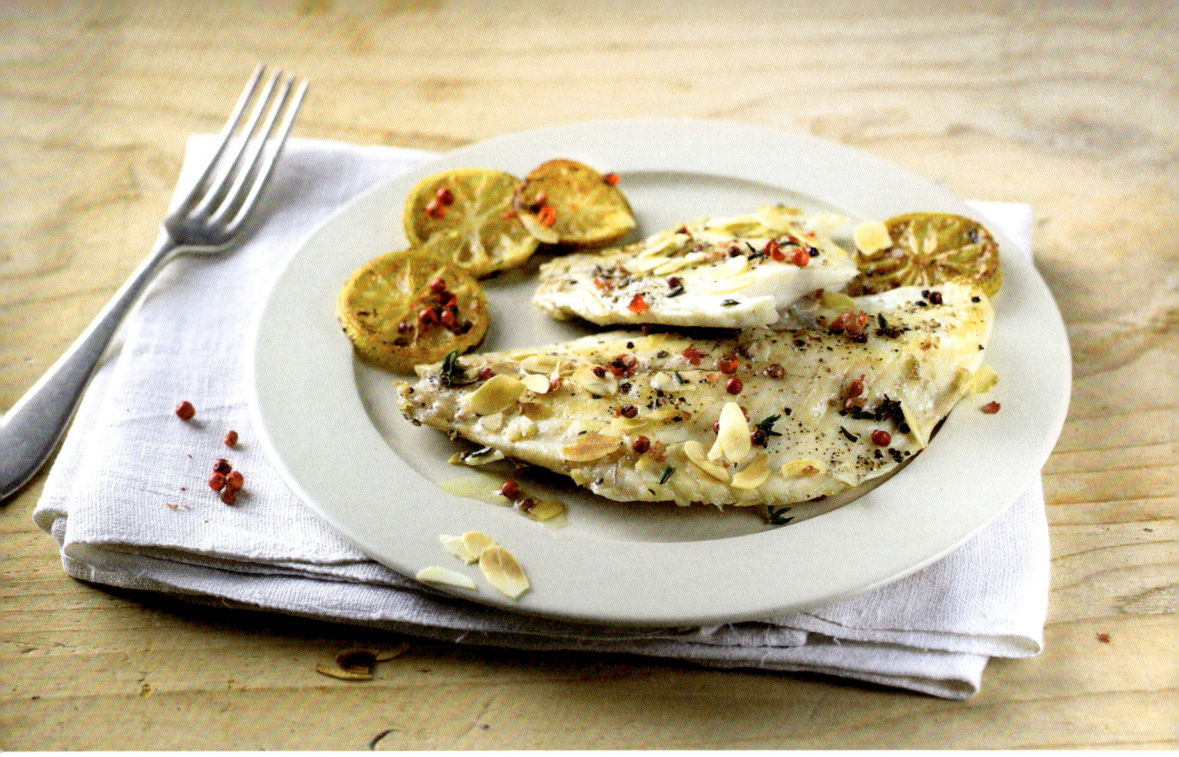

GEBRATENE DORADE

mit Zitronenthymian und Mandelblättchen

ZUTATEN

- 1 unbehandelte Zitrone
- 2 Zweige Zitronenthymian
- 1 EL Mandelblättchen
- 2 Doradenfilets
  (à ca. 300 g)
- Salz, Pfeffer
- 2 EL Olivenöl
- ½ TL Rohrzucker
- 1 EL rosa Pfefferbeeren

Für 2 Personen:

30 Minuten Zubereitung
Pro Portion: ca. 505 kcal /
2 g KH / 61 g E / 28 g F

ZUBEREITUNG

1 Zitrone heiß abwaschen, abtrocknen und in dünne Scheiben schneiden. Thymian waschen und trocken schwenken.

2 Mandelblättchen ohne Fett in einer Pfanne rösten, bis sie duften. Beiseite stellen.

3 Doradenfilets kurz unter kaltem Wasser abbrausen, mit Küchenkrepp trocken tupfen und mit Salz und Pfeffer würzen.

4 In einer großen beschichteten Pfanne das Olivenöl erhitzen und die Doradenfilets darin von einer Seite 5 Minuten braten. Zitronenscheiben, Thymian und Rohrzucker zugeben, Filets wenden und weitere 5 Minuten braten.

5 Fisch auf eine vorgewärmte Platte geben und mit Pfefferbeeren und Mandelblättchen bestreuen.

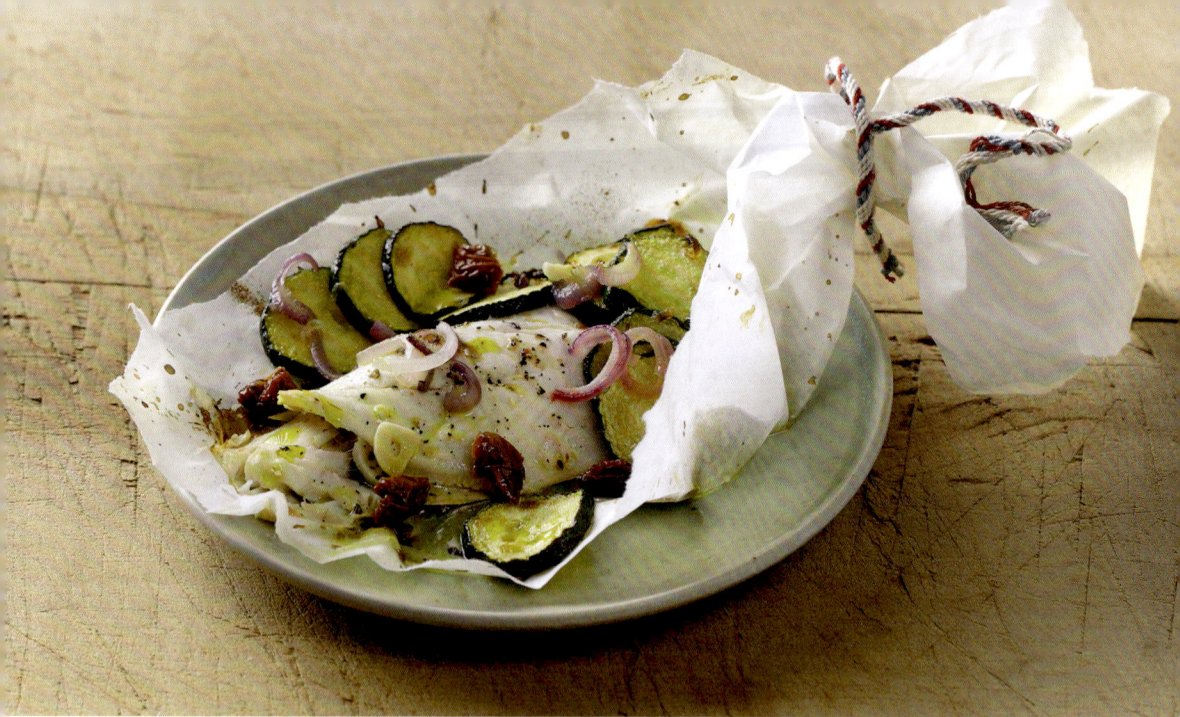

MEDITERRANER ZANDER

in der Folie gedämpft

ZUTATEN

- 1 Zucchino
- 1 kleine rote Zwiebel
- 1 Knoblauchzehe
- 1 ½ EL Olivenöl
- Salz, Pfeffer
- 2 Zanderfilets (à 180 g)
- 40 g getrocknete Tomaten (in Öl)
- ½ Zitrone

- Außerdem: 2 rechteckige Stücke Pergamentpapier

Für 2 Personen

35 Minuten Zubereitung
Pro Portion: ca. 290 kcal /
3 g KH / 37 g E / 13 g F

ZUBEREITUNG

1 Den Ofen auf 220 °C vorheizen. Zucchino waschen, putzen und in Scheiben schneiden. Zwiebel und Knoblauch schälen und in Ringe beziehungsweise Scheiben schneiden.

2 In einer beschichteten Pfanne 1 EL Öl erhitzen. Zucchini, Zwiebel und Knoblauch kurz darin anschwitzen. Mit Salz und Pfeffer würzen und beiseitestellen.

3 Zanderfilets kurz kalt abbrausen, mit Küchenkrepp trockentupfen und von allen Seiten salzen und pfeffern.

4 Je ein Filet auf ein Stück Pergamentpapier legen und das Gemüse darauf verteilen. Die getrockneten Tomaten abtropfen lassen, klein hacken und darüberstreuen. Die Zitrone auspressen und den Saft mit dem restlichen Öl über Gemüse und Fisch träufeln.

5 Das Papier über der »Füllung« zusammenfalten und das Ganze an den Enden wie ein Bonbon mit Küchengarn abbinden. Die Päckchen auf einem Backblech 15–20 Minuten in den heißen Ofen schieben.

TIPP: Dazu passen Rosmarinkartoffeln vom Blech.

LAMMFILET
auf gefüllter Artischocke

ZUTATEN

- 1 EL Pinienkerne
- 2 Tomaten
- 1 kleine rote Zwiebel
- 2 Zweige Rosmarin
- 1 Zweig Thymian
- 3 TL Olivenöl
- 1 TL Aceto balsamico
- Salz, Pfeffer
- 4 Artischockenböden aus dem Glas (à ca. 30 g)
- 1 Knoblauchzehe
- 1 Lammfilet (ca. 75 g)

Für 2 Personen
30 Minuten Zubereitung
Pro Portion: ca. 165 kcal / 6 g KH / 10 g E / 11 g F

ZUBEREITUNG

1 Pinienkerne in einer Pfanne ohne Fett rösten, bis sie duften, und beiseitestellen.

2 Tomaten waschen, am Stielansatz kreuzweise einschneiden, in kochendem Wasser blanchieren, abschrecken, häuten, halbieren, entkernen und klein würfeln.

3 Zwiebel schälen und in Würfelchen schneiden. Rosmarin und Thymian waschen und trocken schwenken. Rosmarinnadeln abzupfen und fein hacken.

4 Tomaten- und Zwiebelwürfel mit Rosmarin, 1 TL Olivenöl und Aceto balsamico vermischen. Salzen und pfeffern.

5 Artischockenböden abtropfen lassen und mit je 1 EL Tomatenmischung füllen.

6 Knoblauch schälen und vierteln. Lammfilet in 4 Scheiben schneiden. Leicht salzen und pfeffern.

7 Restliches Öl mit Knoblauch und Thymian in einer Pfanne erhitzen. Lamm darin von jeder Seite 1–3 Minuten braten.

8 Je 1 Scheibe Lamm auf einen Artischockenboden setzen und mit der restlichen Tomatenmischung und den gerösteten Pinienkernen garnieren.

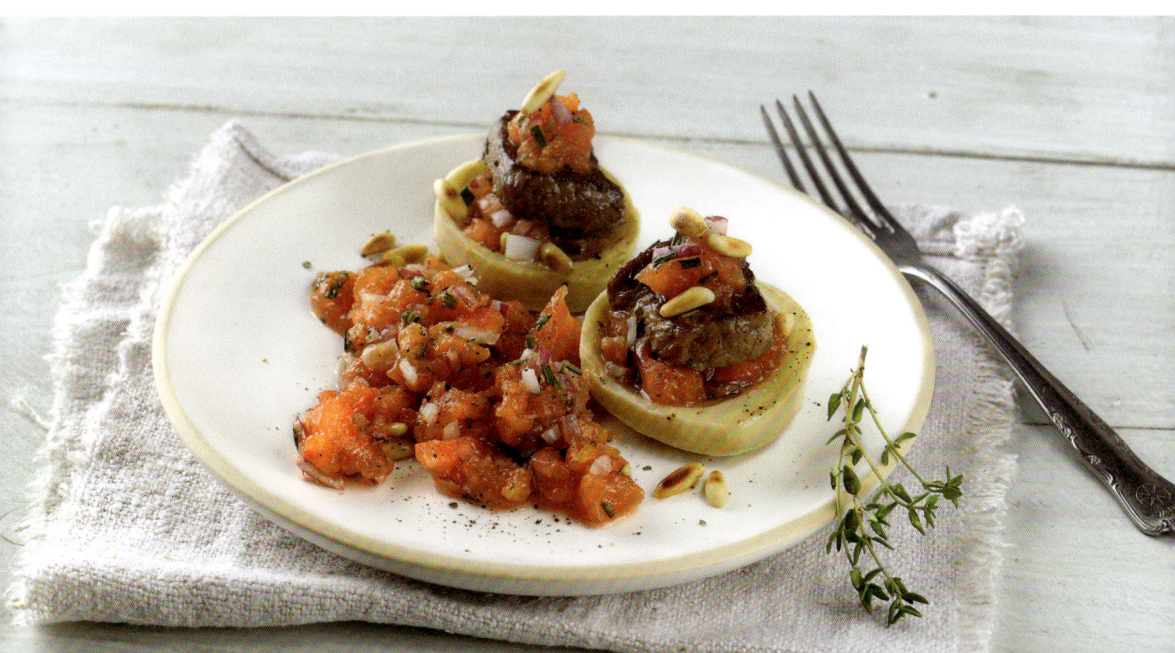

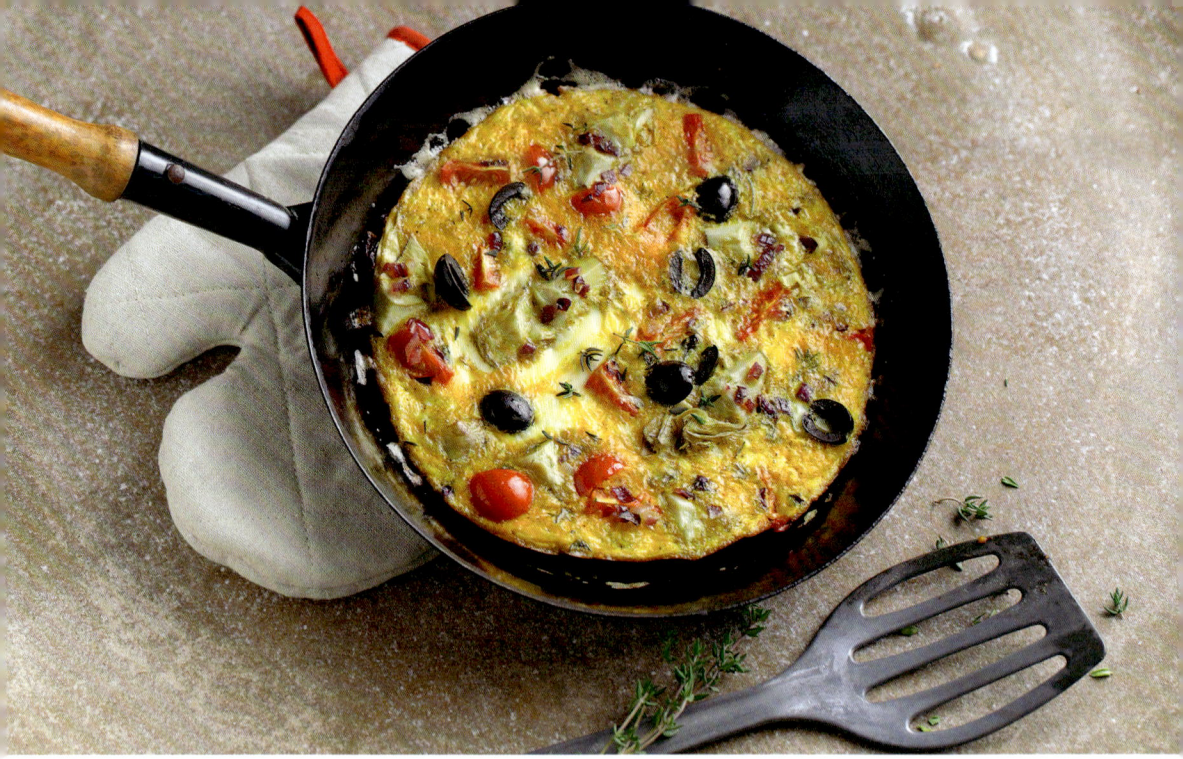

FRANZÖSISCHES GEMÜSE-OMELETT

mit Oliven

ZUTATEN

- 200 g Cocktailtomaten
- 300 g Artischockenherzen
  (Abtropfgewicht 180 g)
- 1 EL Rapsöl
- 1 kleine rote Zwiebel
- 1–2 Knoblauchzehen
- Salz, Pfeffer
- 4 Eier
- 3 EL Milch (1,5 % Fett)
- 2 TL getrocknete Kräuter
  der Provence
- 8 schwarze Oliven

Für 2 Personen

20 Minuten Zubereitung
Pro Portion: ca. 360 kcal /
13 g KH / 20 g E / 25 g F

ZUBEREITUNG

1 Tomaten waschen und vierteln. Artischockenherzen gut abtropfen und in kleine Stücke teilen. Oliven halbieren (eventuell entsteinen).

2 Das Rapsöl in einer Pfanne erhitzen, Cocktailtomaten zugeben und bei mittlerer Hitze 2–3 Minuten anbraten. Gelegentlich umrühren.

3 Währenddessen Zwiebel und Knoblauch schälen und fein würfeln. Zu den Tomaten geben. Artischocken hinzufügen und erwärmen. Kräftig mit Salz und Pfeffer würzen.

4 In einer Schüssel die Eier mit der Milch verquirlen. Kräuter der Provence unterrühren. Die Mischung über das Gemüse geben, Oliven aufstreuen, einen Deckel auf die Pfanne legen und die Eimasse bei mittlerer Hitze 7 Minuten stocken lassen. Heiß servieren.

HÄHNCHENFILET
im Gemüsepäckchen

ZUTATEN

- 1 Zucchino
- Salz
- ½ Fenchel (ca. 125 g)
- 40 g grüne Oliven (ohne Stein)
- 2 TL Olivenöl
- 2 Hähnchenbrustfilets (à ca. 170 g)
- Pfeffer
- 125 ml Weißwein oder Gemüsebrühe

- Außerdem: Alufolie

Für 2 Personen
45 Minuten Zubereitung
Pro Portion: ca. 380 kcal /
5 g KH / 40 g E / 17 g F

ZUBEREITUNG

1 Den Backofen auf 220 °C vorheizen. Zucchino waschen, putzen und der Länge nach in hauchdünne Scheiben hobeln. In einer Schüssel mit etwas Salz bestreuen und 10 Minuten ziehen lassen.

2 Fenchel waschen, putzen, halbieren und in feine Streifen schneiden. Oliven in dünne Ringe schneiden.

3 Alufolie in quadratische Stücke schneiden. Mit jeweils 1 TL Olivenöl bestreichen und die Zucchinischeiben darauf verteilen.

4 Hähnchenbrustfilets abspülen, trocken tupfen und auf die Zucchini legen, kräftig salzen und pfeffern. Oliven und Fenchel auf den Filets verteilen. Nochmals mit Salz und Pfeffer würzen, dann die Folie über der »Füllung« verschließen. Dabei eine kleine Öffnung lassen und durch diese jeweils die Hälfte des Weißweins beziehungsweise der Brühe einfüllen. Dann die Folie fest verschließen.

5 Die Päckchen auf einem Blech im heißen Ofen etwa 30 Minuten garen. Herausnehmen, vorsichtig öffnen (Achtung, der Dampf ist sehr heiß!) und den Inhalt auf die Teller geben.

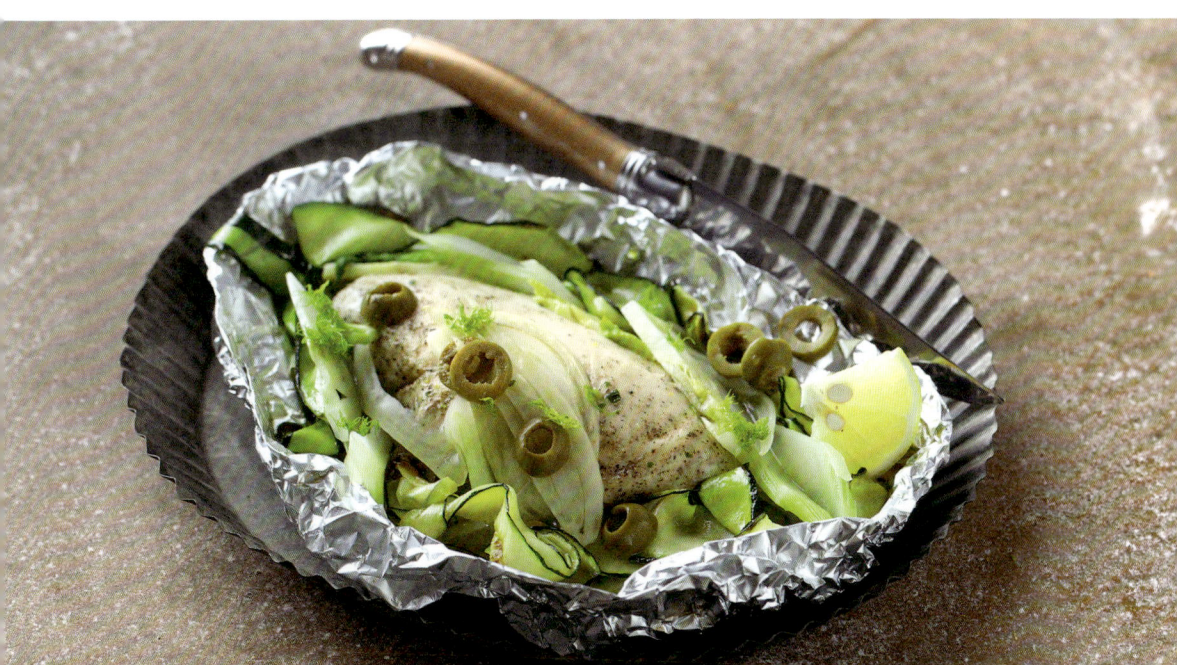

RETTICHROULADEN
mit asiatischem Linsengemüse

ZUTATEN

- 350 g Rettich
- Salz
- 2 Frühlingszwiebeln
- 1 Möhre
- 1 Stück Ingwerwurzel (ca. 10 g)
- 1 rote Chilischote
- 200 ml Gemüsebrühe
- 100 g gelbe Linsen
- 10 g Daikon-Kresse (alternativ Sprossen)
- 2 EL Sojasauce

Für 2 Personen

45 Minuten Zubereitung
Pro Portion: ca. 240 kcal / 40 g KH / 17 g E / 1 g F

ZUBEREITUNG

1 Rettich waschen, schälen und mit einem Gemüsehobel der Länge nach 16 dünne Scheiben abhobeln. Die Scheiben nebeneinander auf ein Backblech legen, salzen und etwa 20 Minuten ziehen lassen. Den restlichen Rettich erst in Scheiben, dann in dünne Streifen schneiden. In einer Schüssel salzen und ebenfalls Saft ziehen lassen.

2 Frühlingszwiebeln waschen, putzen und in schmale Ringe schneiden. Möhre und Ingwer schälen und fein würfeln. Chilischote waschen und in feine Ringe schneiden. Dabei die scharfen Kernchen entfernen.

3 Gemüsebrühe mit Chili, Frühlingszwiebeln, Möhren, Ingwer und Linsen aufkochen und zugedeckt 10 Minuten köcheln lassen. Ohne Deckel weiterkochen, bis alle Flüssigkeit verdampft ist. Abkühlen lassen. Die Rettichstreifen mit den Händen gut ausdrücken und untermischen.

4 Rettichscheiben trocken tupfen. Jeweils etwas Linsengemüse auf ein schmales Ende geben und den Rettich aufrollen.

5 Daikon-Kresse waschen, trockenschütteln und auf die Rettichröllchen streuen. Mit Sojasauce servieren.

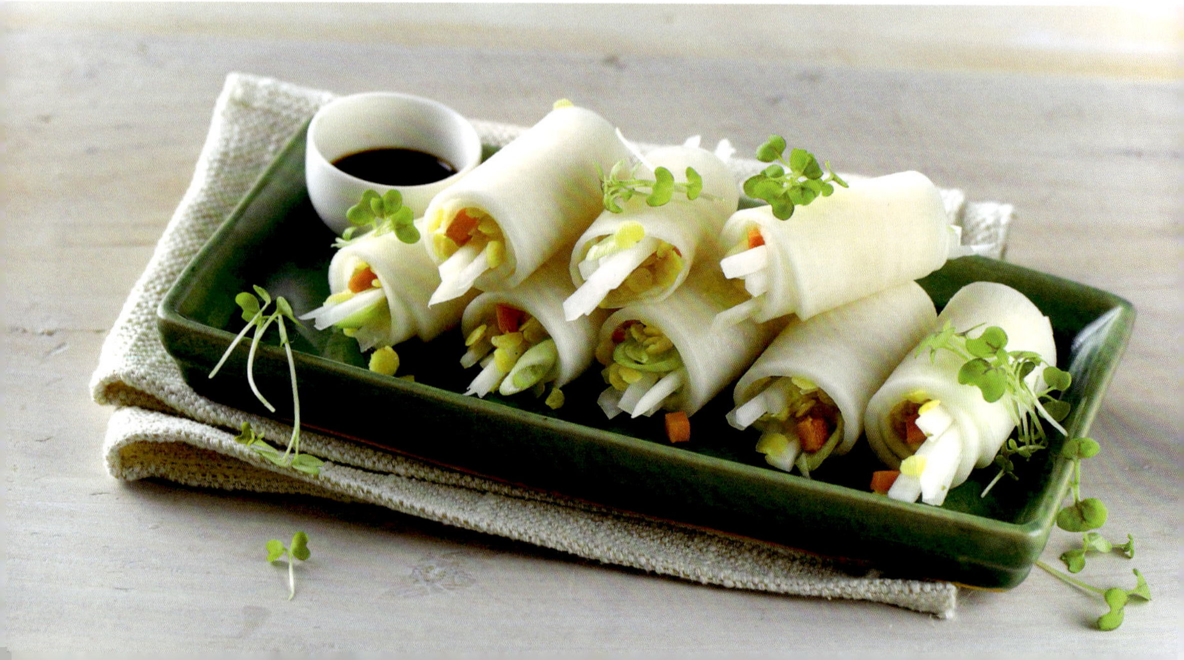

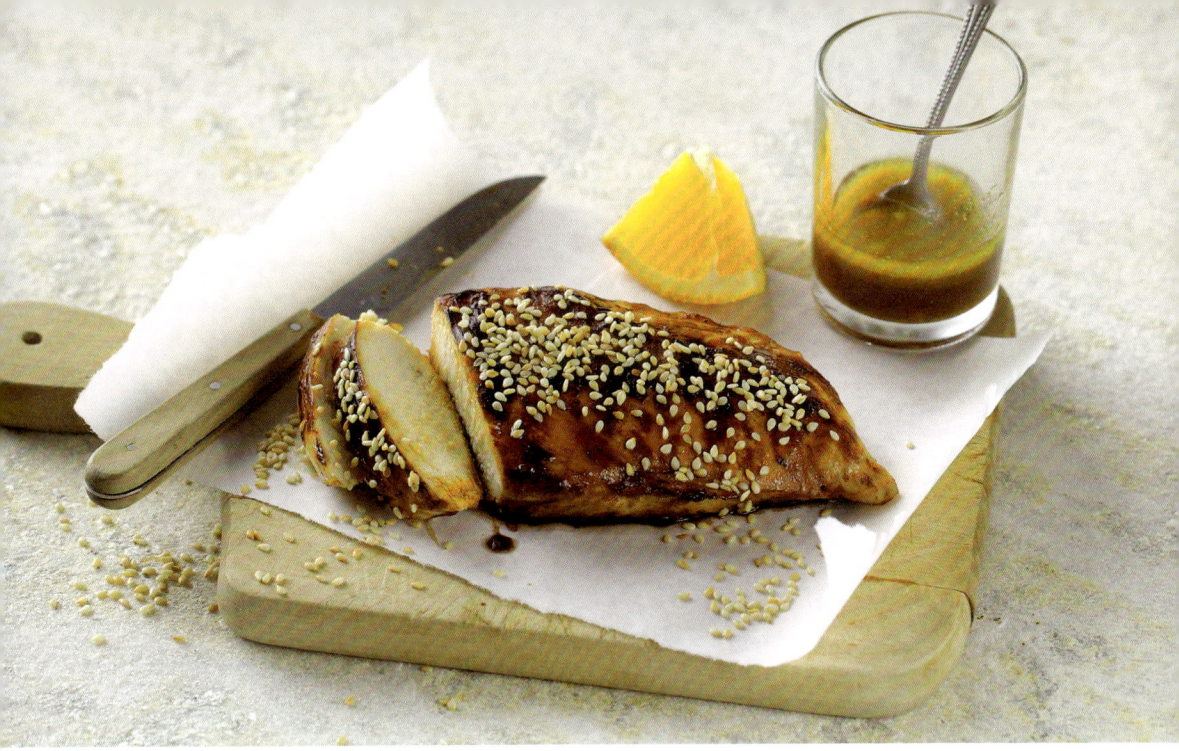

HÄHNCHENBRUST
mit Sweet-Chili-Sauce

ZUTATEN
- 1 Stück Ingwer (ca. 4 g)
- 1 rote Chilischote
- ½ Bio-Orange
- 1 TL Honig
- 2 TL Sesamöl
- 2 EL Sojasauce
- 1 EL Austernsauce
- 2 Hähnchenbrustfilets (à ca. 180 g)
- 1 EL geschälter Sesam

Für 2 Personen
20 Minuten Zubereitung
Pro Portion: ca. 360 kcal / 10 g KH / 42 g E / 16 g F

ZUBEREITUNG
1 Ingwer schälen und fein hacken. Chilischote waschen und in feine Ringe schneiden, dabei die scharfen Kernchen entfernen.

2 Orange heiß waschen und abtrocknen. Erst die Hälfte der Schale fein abreiben, dann den Saft auspressen.

3 Für die Sweet-Chili-Sauce Ingwer, Chili, Orangenschale und -saft, Honig, Sesamöl, Soja- und Austernsauce in einer kleinen Schüssel miteinander verrühren.

4 Hähnchenbrustfilets kurz unter kaltem Wasser abbrausen und mit Küchenpapier trocken tupfen.

5 Grillpfanne heiß werden lassen. Hähnchenbrust mit der Sweet-Chili-Sauce bestreichen und in der heißen Pfanne etwa 12 Minuten grillen, dabei mehrmals wenden und immer wieder mit Sauce bepinseln.

6 Während das Fleisch brät, in einer Pfanne den Sesam ohne Fett rösten, bis er zu springen beginnt.

7 Hähnchenbrustfilets mit geröstetem Sesam bestreuen und mit der restlichen Sauce beträufeln.

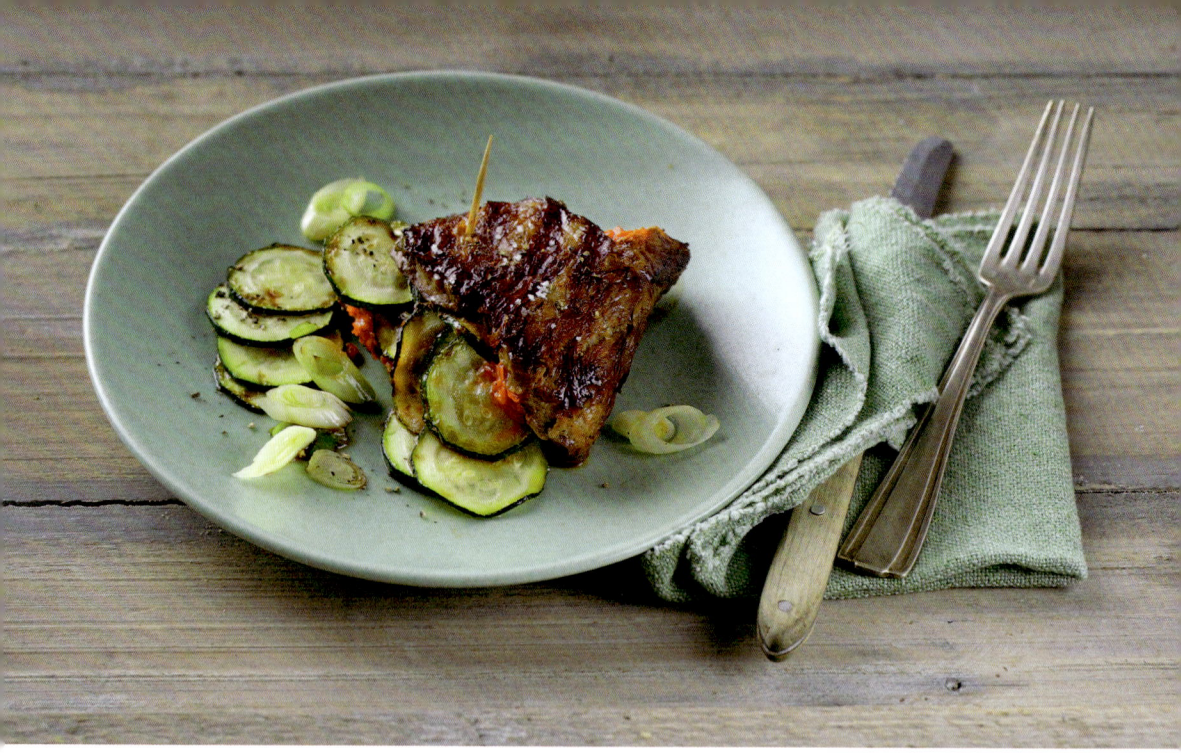

GEFÜLLTE STEAKS
mit Zucchinigemüse

ZUTATEN

- 1 kleiner Zucchino
  Salz
- 1 Frühlingszwiebel
- 1 große Scheibe
  Hüftsteak (300 g)
- Pfeffer
- 1–2 TL mildes Ajvar
- 1–2 TL Rapsöl

- Außerdem: Zahnstocher

Für 2 Personen

40 Minuten Zubereitung
Pro Portion: ca. 325 kcal /
2 g KH / 30 g E / 22 g F

ZUBEREITUNG

1 Zucchino putzen, waschen und in dünne Scheiben schneiden oder hobeln. Auf ein Backblech legen, salzen und 10 Minuten ziehen lassen, dann abtupfen und unter dem heißen Backofengrill 3–4 Minuten grillen.

2 Währenddessen die Frühlingszwiebel putzen, waschen und in feine Ringe schneiden. Mit den gegrillten Zucchinischeiben vermischen.

3 Das Hüftsteak quer halbieren, sodass 2 dünne Scheiben entstehen. Jede davon salzen, pfeffern und auf einer Seite mit Ajvar bestreichen.

4 Einen Teil der Zucchini-Zwiebel-Mischung darauf verteilen, die Fleischstücke zusammenklappen und mit Zahnstochern feststecken. Mit Rapsöl bestreichen und in einer Grillschale auf dem heißen Grill (ersatzweise in einer heißen Grillpfanne) von jeder Seite 8–10 Minuten grillen. Mit dem restlichen Gemüse auf zwei Tellern anrichten.

ASIATISCHE SCHOLLENFILETS
aus der Folie

ZUTATEN

- 2 Schollenfilets (à 150 g)
- 4 Frühlingszwiebeln
- 200 g Zuckerschoten
- 1 mittelgroße Kartoffel
- 1 unbehandelte Limette
- 1 kleine Chilischote
- 2 Stiele Koriander
- 1 TL Rapsöl, Salz, Pfeffer
- 2 Kaffir-Limettenblätter (Asialaden)
- 2 TL Sesam- oder Erdnussöl

- Außerdem: Alufolie

Für 2 Personen

60 Minuten Zubereitung
Pro Portion: ca. 250 kcal /
14 g KH / 31 g E / 8 g F

ZUBEREITUNG

1 Den Backofen auf 220 °C vorheizen. Schollenfilets unter kaltem Wasser abbrausen, trockentupfen und halbieren.

2 Frühlingszwiebeln putzen, waschen und schräg in 5 cm lange Stücke schneiden. Zuckerschoten putzen, waschen und halbieren. Kartoffel schälen, waschen und in dünne Scheiben hobeln.

3 Limette heiß abwaschen, abtrocknen und eine Hälfte in dünne Scheiben schneiden. Die andere Hälfte auspressen. Chilischote waschen und in feine Ringe schneiden. Dabei die scharfen Kernchen entfernen. Koriander waschen, trocken schwenken und die Blättchen abzupfen.

4 Alufolie zu 2 Quadraten schneiden und mit etwas Rapsöl einstreichen. Mittig Kartoffelscheiben und Zuckerschoten darauf verteilen. Je 2 Fischstücke darauf legen, salzen und pfeffern. Limettenscheiben, Frühlingszwiebeln, Chiliringe, Kaffir-Limettenblätter und Koriander darauf verteilen.

5 Mit je 1 TL Sesam- oder Erdnussöl beträufeln. Die Folien fest verschließen, auf ein Backblech geben und im heißen Ofen 25–30 Minuten garen. Mit Limettensaft beträufeln.

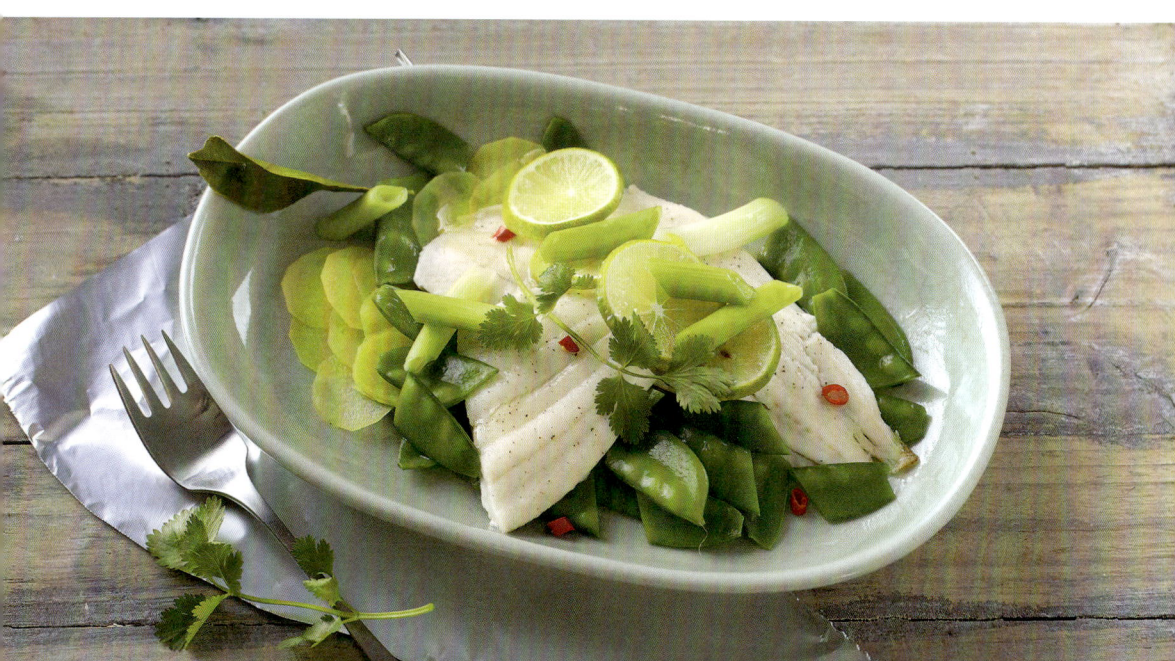

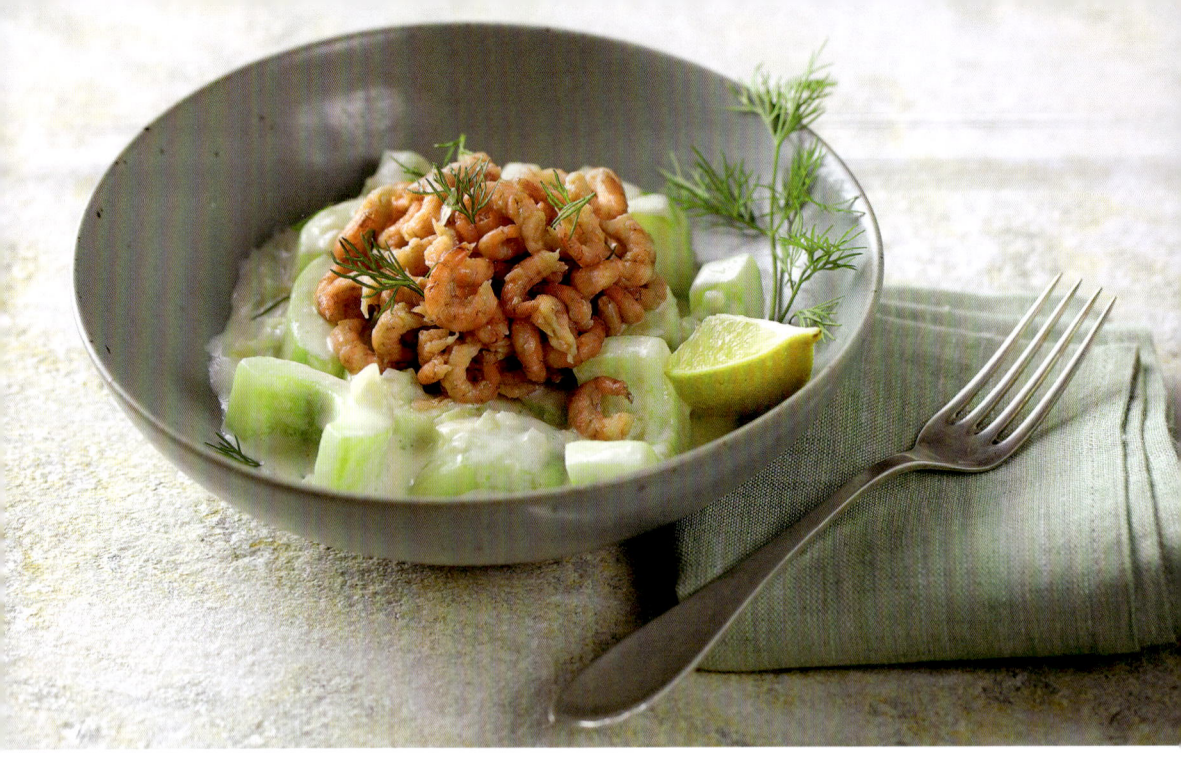

FRISCHE KRABBEN-PFANNE
mit Gurke

ZUTATEN

- 1 Gurke
- 1 Schalotte
- ½ unbehandelte Zitrone
- 1 EL Rapsöl
- Salz, Pfeffer
- 125 ml Gemüsebrühe
- 125 ml Soja-Sahne
- 250 g Krabben
- 3 Stiele Dill

Für 2 Personen

20 Minuten Zubereitung
Pro Portion: ca. 290 kcal /
5 g KH / 26 g E / 18 g F

ZUBEREITUNG

1 Die Gurke waschen, schälen, der Länge nach halbieren und die Kerne mit einem Teelöffel herausschaben. Das Gurkenfleisch in etwa 1,5 cm dicke Scheiben schneiden.

2 Schalotte schälen und fein würfeln. Zitrone heiß waschen und trocken tupfen. Erst die Schale abreiben, dann den Saft auspressen.

3 Rapsöl in einer beschichteten Pfanne erhitzen und die Schalottenwürfelchen kurz darin anschwitzen. Gurken-scheiben zufügen und 2 Minuten mitdünsten. Salzen und pfeffern.

4 Gemüsebrühe und Soja-Sahne angießen, Zitronenschale zufügen. Einmal aufkochen lassen, die Hitze reduzieren und 4 Minuten leise vor sich hin köcheln lassen.

5 Die Krabben in die Sauce geben und kurz erwärmen. Mit Zitronensaft abschmecken. Dill waschen, trocken schwen-ken, die Blättchen abzupfen und über die Krabben streuen.

SALTIMBOCCA

mit Auberginen-Schalotten-Gemüse

ZUTATEN

- 1 kleine Aubergine (ca. 200 g)
- 1 Schalotte
- 4 Salbeiblätter
- 4 kleine dünne Kalbsschnitzel (à ca. 80 g)
- Salz, Pfeffer
- 4 dünne Scheiben Serranoschinken
- ½ unbehandelte Zitrone
- 2 EL Rapsöl
- 50 ml Gemüsebrühe

- Außerdem: Zahnstocher

Für 2 Personen
40 Minuten Zubereitung
Pro Portion: ca. 335 kcal /
3 g KH / 41 g E / 17 g F

ZUBEREITUNG

1 Aubergine waschen, putzen, in ganz dünne Scheiben schneiden und mit Salz bestreuen. 10 Minuten ziehen lassen und trocken tupfen.

2 Die Schalotte schälen und in dünne Spalten schneiden. Salbeiblättchen kalt abbrausen und trocken tupfen.

3 Die Kalbsschnitzel nacheinander in einen Gefrierbeutel legen und mit einem Fleischklopfer etwas flach klopfen. Anschließend von allen Seiten salzen und pfeffern.

4 Jedes Schnitzel mit 1 Scheibe Serranoschinken, 1 Auberginenscheibe und 1 Salbeiblatt belegen und die Schichten mit einem Zahnstocher zusammenhalten.

5 Die Zitrone heiß abspülen und in Scheiben schneiden.

6 Rapsöl in einer beschichteten Pfanne erhitzen. Zitronenscheiben und Schnitzel darin von jeder Seite etwa 2 Minuten scharf anbraten. Auf einen Teller geben und warm stellen.

7 Schalottenspalten und restliche Auberginenscheiben im Bratfett kurz anbraten. Mit Gemüsebrühe ablöschen, einmal aufkochen lassen, salzen und pfeffern. Mit den Schnitzelchen auf Tellern anrichten und servieren.

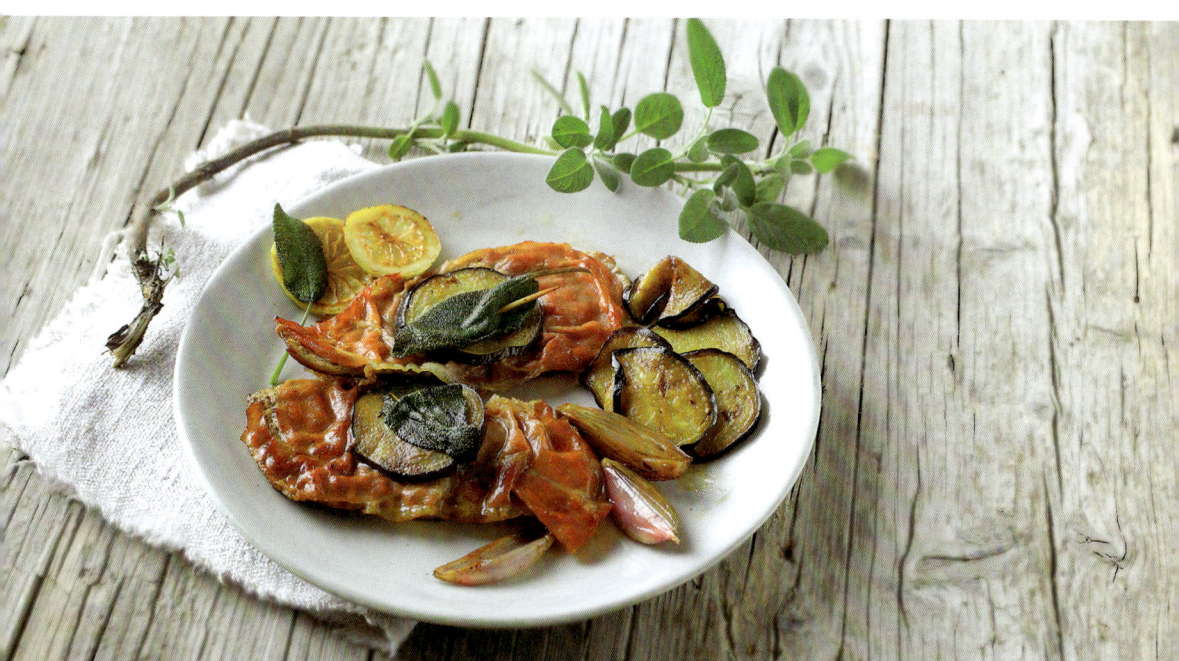

BÜCHER, DIE WEITERHELFEN

Dr. Davis, William: Weizenwampe. Warum Weizen uns krank macht. Goldmann Verlag, München

Prof. Dr. Elmadfa, Ibrahim u. a.: Die große GU-Nährwert-Kalorien-Tabelle. GRÄFE UND UNZER VERLAG, München

Frank, Gunter: Lizenz zum Essen. Piper Verlag, München

Prof. Dr. Froböse, Ingo: Das Anti-Jojo-Prinzip. GRÄFE UND UNZER VERLAG, München

Prof. Dr. Froböse, Ingo: Rücken-Akut-Training. GRÄFE UND UNZER VERLAG, München

Grimm, Hans-Ulrich: Die Ernährungslüge. Knaur, München

Dr. Hainbuch, Friedrich: Progressive Muskelentspannung. GRÄFE UND UNZER VERLAG, München

Hederer, Markus: Laufen statt Diät. GRÄFE UND UNZER VERLAG, München

Dr. Hymann, Mark: Die Metabolic-Diät. Das Kochbuch. Goldmann Verlag, München

Lipton, Bruce: Intelligente Zellen. Wie Erfahrungen unsere Gene steuern. Koha Verlag, Burgrain

Münzig-Ruef, Ingeborg: Kursbuch gesunde Ernährung. Heyne Verlag, München

Raschka, Christoph/Ruf, Stephanie: Sport und Ernährung. Thieme Verlag, Stuttgart

Rehner, Getrud/Daniel, Hannelore: Biochemie der Ernährung. Spektrum Akademischer Verlag, Heidelberg

Schmitt, Gunther: Final Cut! Das Ende aller Diäten. Epubli GmbH, Berlin

Wähnert, Andreas: Iss dich schlank. Books on demand

Weber, Birgit: Das Hashimoto Selbsthilfeprogramm. GRÄFE UND UNZER VERLAG, München

Dr. Worm, Nicolai: Menschenstopfleber. Die verharmloste Volkskrankheit Fettleber. Systemed GmbH, Lünen

ADRESSEN, DIE WEITERHELFEN

Kontakt zum Autor

Prof. Dr. Ingo Froböse
Deutsche Sporthochschule Köln
Am Sportpark Müngersdorf 6
50933 Köln
www.ingo-froboese.de

Weitere Adressen

Bundeszentrale für gesundheitliche Aufklärung (BzgA)
Ostmerheimer Str. 220
51109 Köln
www.bzga.de
Mithilfe der Suchfunktion können Sie sich hier zu vielen aktuellen Ernährungs- und Gesundheitsthemen schlau machen.

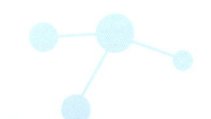

Deutsche Gesellschaft für Ernährung e. V.

Godesberger Allee 18
53175 Bonn
www.dge.de
Viele Tipps und Links zu Ernährung und
Gesundheit sowie Medien zum Bestellen.

Deutsche Gesellschaft für Sportmedizin und Prävention (Deutscher Sportärztebund) e. V.

Königswarter Str. 16
60316 Frankfurt/Main
www.dgsp.de
Hier erfahren Sie unter anderem viel zu
Prävention und dem aktuellen Stand der
Sportmedizin.

Deutscher Turner-Bund e. V.

Otto-Fleck-Schneise 8
60528 Frankfurt am Main
www.dtb-online.de
In der Rubrik »Sportarten« finden Sie Be-
schreibungen und Links zu vielen spannenden Freizeitsportarten.

Moveguard GmbH

Lindenthalgürtel 102
50935 Köln
www.moveguard.de
Eine Initiative der Sporthochschule Köln
zur individuellen Trainingsplanung und
Ernährungsumstellung.

Zentrum für Gesundheit durch Sport und Bewegung der Deutschen Sporthochschule Köln

Am Sportpark Müngersdorf 6
50933 Köln
www.dshs-koeln.de
Zentralwissenschaftliche und interdiszipli-
näre Forschungseinrichtung an der Deutschen Sporthochschule Köln mit Schwerpunkt auf der anwendungsorientierten
Gesundheits- und Rehabilitationsforschung.

Österreich und Schweiz

Österreichische Gesellschaft für Ernährung

c/o AGES Bürotrakt WH
Spargelfeldstraße 191
A-1220 Wien
www.oege.at
Infos zur Ernährung mit Sonderthema
Erkrankungen und Unverträglichkeiten.

Österreichischer Fachverband für Turnen

Schwarzenbergplatz 10
A-1040 Wien
www.austriangymfed.at
Kurse, Vereine, Sportevents und -nachrichten

Schweizerische Gesellschaft für Ernährung

Schwarztorstr. 87
CH-3001 Bern
www.sge-ssn.ch
Ernährungsratgeber und -tests sowie fundier-
te Ernährungsinfos für viele Lebenslagen.

Schweizerischer Turnverband

Bahnhofstr. 38
CH-5001 Aarau
www.stv-fsg.ch
Viele Infos zu Sportarten, Vereinen und
Sportevents.

Internetadressen

www.bmi-rechner.net
Hier können Sie online zuverlässig und
schnell Ihren BMI ausrechnen lassen.
www.eatsmarter.de
Viele gesunde Rezeptideen zum Kochen
und Backen.
www.thera-band.de
Hier können Sie Thera-Bänder, Trainings-
matten, Hanteln, Gymnastikbälle und vieles
mehr bestellen oder einen Händler in Ihrer
Nähe finden.

REGISTER

REZEPTREGISTER

ÜBUNGSREGISTER

© 2014 GRÄFE UND UNZER VERLAG GmbH, München

Alle Rechte vorbehalten. Nachdruck, auch auszugsweise, sowie Verbreitung durch Bild, Funk, Fernsehen und Internet, durch fotomechanische Wiedergabe, Tonträger und Datenverarbeitungssysteme jeder Art nur mit schriftlicher Genehmigung des Verlages.

Projektleitung: Silvia Herzog
Lektorat: Sylvie Hinderberger
Bildredaktion: Julia Fell
Mitarbeit am Text: Ulrike Schöber, Dortmund
Layout & Umschlaggestaltung: independent Medien-Design GmbH, Horst Moser, München
Satz: Christopher Hammond
Herstellung: Petra Roth
Lithos: Longo AG, Bozen
Druck und Bindung: Firmengruppe APPL, aprinta druck, Wemding

ISBN: 978-3-8338-3498-1
5. Auflage 2015

Umwelthinweis

Dieses Buch wurde auf PEFC-zertifiziertem Papier aus nachhaltiger Waldwirtschaft gedruckt.

Die GU-Homepage finden Sie im Internet unter www.gu.de

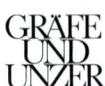

Ein Unternehmen der
GANSKE VERLAGSGRUPPE

Bildnachweis

Fotoproduktionen:
Übungen: Johannes Rodach, München
Rezepte: Fotos mit Geschmack, München
Illustrationen:
Julian Rentzsch, Hamburg

Weitere Fotos:
Agentur Focus/SPL: S. 54; alamy: S. 26, 60, 88, 98; Corbis: S. 6, 18, 62, 102; F1 online: S. 8, 36; F. Stark: S. 72; Fotolia: S. 71, 73, 143, Außenklappe vorne, Innenklappen; Getty Images: Covermotiv; Jalag: S. 10, 17, 81; Mauritius Images: S. 34; Privat: Außenklappe hinten; shutterstock: Struktur/Hintergrund Umschlag und Innenteil.

Syndication:
www.jalag-syndication.de

Wichtiger Hinweis

Die Gedanken, Methoden und Anregungen in diesem Buch stellen die Meinung bzw. Erfahrung des Autors dar. Sie wurden vom Autor nach bestem Wissen erstellt und mit größtmöglicher Sorgfalt geprüft. Sie bieten jedoch keinen Ersatz für persönlichen kompetenten medizinischen Rat. Jede Leserin, jeder Leser ist für das eigene Tun und Lassen auch weiterhin selbst verantwortlich. Weder Autor noch Verlag können für eventuelle Schäden, die aus den im Buch gegebenen praktischen Hinweisen resultieren, eine Haftung übernehmen.

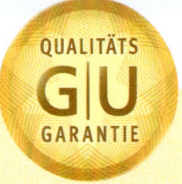

QUALITÄTS
G|U
GARANTIE

Liebe Leserin, lieber Leser,

haben wir Ihre Erwartungen erfüllt? Sind Sie mit diesem Buch zufrieden? Haben Sie weitere Fragen zu diesem Thema? Wir freuen uns auf Ihre Rückmeldung, auf Lob, Kritik und Anregungen, damit wir für Sie immer besser werden können.

GRÄFE UND UNZER Verlag
Leserservice
Postfach 86 03 13
81630 München
E-Mail:
leserservice@graefe-und-unzer.de

Telefon: 00800 / 72 37 33 33*
Telefax: 00800 / 50 12 05 44*
Mo–Do: 8.00–18.00 Uhr
Fr: 8.00–16.00 Uhr
(* gebührenfrei in D, A, CH)

Ihr GRÄFE UND UNZER Verlag
Der erste Ratgeberverlag – seit 1722.

Dank

Ein besonderer Dank des Autors geht an Frau Ulrike Schöber, die wesentlich die textliche Gestaltung des Buches geprägt hat. Meinem Freund Helmut Gote danke ich für die tollen Rezepte und Cornelia Remark für die tatkräftige Unterstützung bei der Ausformulierung der Trainingsprogramme.

f www.facebook.com/gu.verlag